Bruce H. Lipton Ph. D.

# Intelligente Zellen

Bruce H. Lipton Ph. D.

# Intelligente Zellen

## Wie Erfahrungen unsere Gene steuern

Titel der amerikanischen Originalausgabe
»Biology of Beliefs«
Published by: Mountain of Love / Elite Books


 – 13. Auflage: 2014
Aus dem Englischen von Nayoma de Haën
Lektorat: Maryam Beck
Umschlag und Illustrationen: Robert Mueller
Gesamtherstellung: Karin Schnellbach
Druck: CPI, Moravia
ISBN 978-3-936862-88-1

# Inhalt

*FÜR GAIA*
*Unser aller Mutter*
*möge sie uns all unsere Verfehlungen vergeben.*

*Meiner eigenen Mutter Gladys,*
*die mich unaufhörlich ermutigt und unterstützt hat*
*und geduldig die zwanzig Jahre wartete,*
*die dieses Buch für seine Entstehung brauchte.*

*Meinen Töchtern Tanya und Jennifer,*
*diesen wunderbaren Frauen,*
*die immer, auch in schwierigen Situationen, für mich da waren.*

*Und vor allem meinem Liebling Margaret Horton,*
*meiner besten Freundin, meiner Lebenspartnerin, meiner Liebe.*
*Mögen wir weiter frohgemut danach streben,*
*bis an unser Lebensende glücklich zu sein!*

# Danksagung

In dem Zeitraum zwischen meiner wissenschaftlichen Inspiration und der Entstehung dieses Buches ist viel geschehen. In dieser Zeit tiefgreifenden persönlichen Wandels hatte ich das Glück der Begegnung mit zahlreichen geistigen und inkarnierten Musen. Bei der Realisierung dieses Buchprojekts haben besonders viel beigetragen:

*Die Musen der Wissenschaft:* Ich stehe tief in der Schuld großer Forscher und Wissenschaftler, denn ich bin mir voll bewusst, dass mich Kräfte außerhalb meiner selbst dabei geleitet haben, diese Botschaft in die Welt zu bringen. Meine besondere Ehrerbietung gilt meinen Helden der Wissenschaft Jean Baptiste de Lamarck und Albert Einstein für ihre weltverändernden geistigen und naturwissenschaftlichen Beiträge.

*Die Musen der Literatur:* Die Absicht, ein Buch über die Neue Biologie zu schreiben, entstand bereits 1985, doch erst als im Jahre 2003 Patricia A. King in mein Leben trat, konnte dieses Buch Wirklichkeit werden. Patricia ist freie Autorin im Raum San Francisco und war früher Journalistin beim Magazin *Newsweek*, dessen Büro in San Francisco sie jahrelang leitete. Ich werde nie unsere erste Begegnung vergessen, in der ich sie mit einem langen Vortrag über die Neue Wissenschaft konfrontierte und ihr dann eine ganze Wagenladung halbfertiger Manuskripte, Entwürfe für unzählige Artikel sowie Kisten voller Videovorträge mitgab.

Erst als sie abgefahren war, dämmerte mir, was für eine arbeitsreiche Aufgabe ich ihr da übertragen hatte. Doch auch ohne akademisches Studium der Zellbiologie und Physik schaffte Patricia es auf wundersame Weise, die Neue Wissenschaft zu begreifen und zu verinnerlichen. In sehr kurzer Zeit verstand sie nicht nur die Neue Biologie, sondern war auch in der Lage, einzelne Themen anschaulich und verständlich darzustellen. Ihre erstaunlichen Fähigkeiten zur Integration und Synthese von Fakten und Themen kamen der Klarheit dieses Buches voll zugute.

Patricia arbeitet an Buchprojekten, Zeitungs- und Magazinartikeln zum Thema Gesundheit, dabei vor allem über die Zusammenhänge zwischen Geist und Körper und zwischen Stress und Krankheit. Sie stammt aus Boston und lebt heute mit ihrem Mann Harold und ihrer Tochter Anna in Marin. Ich bin voller Anerkennung für ihre Arbeit und freue mich schon darauf, ein weiteres Buch mit ihr zu schreiben.

*Die Musen der Künste:* Im Jahr 1980 verließ ich die akademische Welt und ging mit der Lichtshow *The Laser Symphony* auf Tournee. Herz und Gehirn unserer großartigen Laserlicht-Produktion war Robert Mueller, ein visionärer Künstler und genialer Computergrafiker. Zuerst als mein Schüler und später als mein »geistiger Sohn« vertiefte er sich in die Neue Wissenschaft, an der ich arbeitete, mit mehr Weisheit, als man bei seinen jungen Jahren hätte erwarten können. Und schon vor vielen Jahren bot er an, das Titelbild für dieses Buch zu gestalten, falls es jemals erscheinen sollte. Ich nahm das Angebot an.

Robert Mueller ist der Mitbegründer und Kreativdirektor von LightSpeed Design. Mit seiner Agentur hat er in aller Welt für wissenschaftliche Museen und Planetarien preisgekrönte dreidimensionale Licht- und Klang-Shows entwickelt. Seine »Edutainment-Show« über die empfindliche Ökologie unserer Ozeane wurde auf der Weltausstellung in Lissabon im Jahr 1998 täglich von 16.000 Besuchern bewundert. Ein Überblick über seine neuesten kreativen Unternehmungen findet sich unter www.lightspeeddesign.com.

Roberts von den Naturwissenschaften und vom Licht inspirierte Arbeiten sind tiefgründig und wunderschön. Sein Beitrag, das Cover zu diesem Buch, ist mir eine Ehre. Mit diesem Bild wird sich das neue Bewusstsein der Welt vorstellen.

*Die Musen der Musik:* Von der ersten Idee bis zur Abgabe dieses Manuskripts schöpfte ich immer wieder Mut und Energie durch die Musik der Gruppe Yes, besonders durch die Texte ihres Sängers Jon Anderson. Die Musik und die Botschaft in den Songtexten von Yes offenbaren ein tiefes Verständnis für die neue Wissenschaft und die Tatsache, dass wir alle mit dem Licht verbunden sind. Ihre Texte zeigen, wie unsere Erfahrungen, unser Glaube und unsere Träume unser Leben gestalten und das Leben unserer Kinder beeinflussen. Was ich auf vielen Seiten erkläre, kann Yes in wenigen Zeilen auf den Punkt bringen – die Jungs sind einfach toll!

Was die Veröffentlichung dieses Buches betrifft, möchte ich den alteingesessenen New Yorker Verlagen herzlich dafür danken, dass sie das Manuskript abgelehnt haben, denn das hat mir ermöglicht, mein Buch genauso herauszubringen, wie ich es mir vorgestellt habe. Ich schulde Mountain of Love Productions Dank für die Zeit und den Aufwand, die sie in die Veröffentlichung dieses Buches gesteckt haben. Besonders möchte ich den Mitarbeitern der Dawson Church of Author's Publishing Cooperative danken. Durch sie bekamen wir von beiden Arten des Büchermachens das Beste: die persönliche Note einer privaten Veröffentlichung und die Marketing-Erfahrung eines großen Verlages. Ich danke Geralyn Gendreau für ihre Unterstützung und den Kontakt zu Dawson Church. Meine gute Freundin und Agentin Shelley Keller hat sich großzügigerweise viel Zeit genommen, um das Buch professionell zu lektorieren.

Ich danke auch allen Studenten und Teilnehmern meiner Kurse und Vorträge, die immer wieder gefragt haben: Wann schreiben Sie endlich ein Buch darüber? Nun, hier ist es! Eure ständige Ermutigung war für mich sehr hilfreich.

Ich möchte auch ein paar wichtige Lehrer ehren, die mich in meiner wissenschaftlichen Karriere begleitet haben. Als Erstes möchte ich meinem Vater Eli danken, der mir ein Gefühl für die Sinnhaftigkeit des Lebens vermittelt hat und mir beibrachte, nicht in Schubladen zu denken. Danke, Papa.

David Banglesdorf war der Grundschullehrer, der mich mit der Welt der Zellen bekannt gemacht hat und meine Leidenschaft für die Wissenschaft entfachte. Der brillante Irwin R. Konigsberg nahm mich unter seine Fittiche und stand mir bei meiner Doktorarbeit stets mit seinem Rat zur Seite. Unsere gemeinsamen Heureka-Momente und unsere Begeisterung für die Wissenschaft werden mir immer unvergesslich bleiben.

Mein Dank gilt auch Professor Theodore Hollis, Ph.D. (Penn State University) und Klaus Bensch, M.D., Chairman of Pathology (Stanford University). Sie waren die ersten »echten« Wissenschaftler, die meine ketzerischen Ideen verstanden. Diese anerkannten Forscher ermutigten und unterstützten meine Untersuchungen, indem sie mir in ihren Laboratorien ermöglichten, meine Ideen, die in dem vorliegenden Buch dargestellt werden, experimentell zu erforschen.

Im Jahr 1995 lud mich Gerald Clum, D.C., Präsident des Life College of Chiropractic West, ein, bei ihm Fraktale Biologie zu lehren, meinen ersten eigenen Kurs über die Neue Wissenschaft. Ich danke Gerry sehr für seine Unterstützung, denn durch ihn lernte ich den ganzheitlichen Ansatz der Chiropraktik und der komplementären Medizin kennen.

Bei der ersten öffentlichen Präsentation meines Materials im Jahr 1985 traf ich Lee Pulos, der früher wissenschaftlicher Assistent im Fachbereich Psychologie der Universität von British Columbia war. Im Laufe der Jahre wurde mir Lee eine große Hilfe, und er hat viel dazu beigetragen, die Neue Biologie zu entwickeln, die in diesem Buch vorgestellt wird.

Ich danke auch meinem Partner und hochgeschätzten Kollegen Rob Williams, dem Entwickler von PSYCH-K. Er hat zu diesem Buchprojekt beigetragen, indem er mir dabei half, eine Brücke zwischen der Wissenschaft von den Zellen und den Mechanismen der menschlichen Psychologie zu bauen.

Die Gespräche über die Wissenschaften und ihre Rolle für die Zivilisation mit meinem Freund Curt Rexroth, einem wahren Philosophie-Genie, haben mir viele neue Erkenntnisse gebracht und große Freude bereitet, und auch die Zusammenarbeit mit Theodore Hall schenkte mir tiefe Einsichten in die Geschichte der Evolution der Zelle und der menschlichen Zivilisation.

Von Herzen möchte ich auch Gregg Braden für seine beeindruckenden wissenschaftlichen Erkenntnisse und seine Ratschläge bezüglich der Veröffentlichung danken. Der einprägsame Untertitel der amerikanischen Ausgabe *Unleashing the Power of Consciousness, Matter and Miracles* (Die Freisetzung der Macht des Bewusstseins, der Materie und des Wunderbaren) war sein Vorschlag.

Jeder der folgenden guten Freunde hat dieses Buch gelesen und mir mit seiner Kritik weitergeholfen. Ich möchte jedem von ihnen persönlich danken: Terry Bugno, M.D., David Chamberlain, Ph.D., Barbara Findeisen, MFT, Shelly Keller, Mary Kovacs, Alan Mande, Nancy Marie, Michael Mendizza, Ted Morrison, Robert und Susan

Mueller, Lee Pulos, Ph.D., Curt Rexroth, D.C., Christine Rogers, Will Smith, Diana Sutter, Thomas Verney, M.D., Rob und Lanita Williams und Donna Wonder.

Meiner Schwester Marsha und meinem Bruder David danke ich für ihre Liebe und ihre Unterstützung. Ich bin besonders stolz auf Davids Einsatz bei dem, was er humorvoll den »Kreislauf der Gewalt durchbrechen« nennt. Er wird für seinen Sohn Alex ein wunderbarer Vater sein.

Doug Parks von Spirit 2000 danke ich für seine unschätzbare Unterstützung dieses Projekts. Nachdem er von der Neuen Biologie erfahren hatte, setzte sich Doug mit ganzer Energie dafür ein, diese Botschaft in die Welt zu bringen. Er hat Video-Vorträge produziert und Workshops organisiert, die das öffentliche Bewusstsein für dieses Thema gestärkt und vielen einen Weg des spirituellen Wachstums ermöglicht haben. Danke, lieber Bruder!

Diese Danksagung wäre unvollständig ohne meinen ganz besonderen Dank an dich, Margaret Horton. Margaret war die treibende Kraft hinter meinem Schreiben und der Realisierung dieses Buchprojekts. Was immer ich schreibe und sage – es geschieht in Liebe zu dir!

# Prolog

»Wenn du sein könntest, wer du willst – wer möchtest du dann sein?« Über diese Frage habe ich früher unendlich viel nachgedacht. Ich war wie besessen von der Idee, meine Identität verändern zu können, weil ich alles sein wollte – nur nicht ich selbst. Ich hatte als Zellbiologe und Medizinprofessor gut Karriere gemacht, aber mein persönliches Leben war ein Scherbenhaufen. Je mehr ich mich anstrengte, Glück und Zufriedenheit zu finden, desto unglücklicher und unzufriedener wurde ich. In Augenblicken des Nachdenkens neigte ich dazu, mich einfach in mein Unglück zu ergeben. Das Schicksal hatte mir eben schlechte Karten ausgeteilt, und mir blieb nichts anderes übrig, als das Beste daraus zu machen. Ein Opfer des Lebens. Qué será, será.

Meine depressive, fatalistische Haltung änderte sich in einem schicksalhaften Augenblick im Herbst 1985. Ich hatte meine sichere Stelle an der Universität von Wisconsin aufgegeben und lehrte an einer medizinischen Hochschule in der Karibik. Da ich dort von allen gewohnten akademischen Strukturen meilenweit entfernt war, fing ich an, über die rigiden Parameter hinauszudenken, die in der konventionellen Wissenschaft vorherrschen. Weit weg von den Elfenbeintürmen der Universitäten, auf einer einsamen, smaragdgrünen Insel im tiefblauen karibischen Ozean, erfuhr ich eine wissenschaftliche Offenbarung, die alle meine Überzeugungen über die Entstehung und Entwicklung des Lebens über den Haufen warf.

Mein lebensverändernder Augenblick trat ein bei der Erforschung der Mechanismen, mit denen Zellen ihre Physiologie und ihr Verhalten steuern. Plötzlich erkannte ich, dass das Leben einer Zelle durch ihre physische und energetische Umgebung bestimmt wird, und nicht etwa durch ihre Gene. Gene sind nichts weiter als die molekulare »Blaupause«, der Entwurf, der dem Aufbau von Zellen, Gewebe und Organen zugrunde liegt. Die Umgebung ist sozusagen der »Bauleiter«, der diesen genetischen Entwurf liest, sich damit auseinandersetzt und letztendlich für die Art und Weise des Lebens dieser Zelle verantwortlich ist. In jeder einzelnen Zelle werden die Mechanismen des Lebens von der »Wahrnehmung« ihrer Umgebung in Gang gesetzt, und nicht durch ihre Gene.

Als Zellbiologe wusste ich, dass meine Erkenntnisse weitreichende Auswirkungen auf mein Leben und das Leben aller Menschen haben würden. Mir wurde zum ersten Mal deutlich bewusst, dass jedes menschliche Wesen aus ungefähr fünfzig Billionen Zellen besteht. Ich hatte mein ganzes Berufsleben dem Studium der einzelnen Zellen gewidmet, denn ich wusste schon damals, dass uns ein besseres Verständnis der einzelnen Zellen helfen kann, jene Gemeinschaft von Zellen zu verstehen, aus denen der menschliche Körper besteht. Ich wusste, wenn einzelne Zellen dadurch bestimmt werden, wie sie ihre Umgebung wahrnehmen, dann gilt das auch für uns Menschen als Billionen-Zellen-Wesen. Genauso wie bei der einzelnen Zelle wird unser Leben nicht von unseren Genen bestimmt, sondern durch unsere Reaktion auf die Umweltreize, die das Leben antreiben.

Einerseits war mein neues Verständnis vom Leben ein Schock. Nahezu zwei Jahrzehnte lang hatte ich das zentrale Dogma der Biologie, dass das Leben durch die Gene bestimmt wird, in die Köpfe meiner Studenten eingehämmert. Auf der intuitiven Ebene kam meine Erkenntnis jedoch nicht völlig überraschend. Der genetische Determinismus hatte in mir zwar schon immer leise Zweifel hervorgerufen, und manche dieser Zweifel wurden in meiner achtzehnjährigen Forschung an geklonten Stammzellen bestärkt. Aber ich musste erst die akademischen Hochburgen verlassen, um die Wahrheit ganz zu erkennen. Doch meine Forschungsergebnisse boten unwiderlegbare Beweise dafür, dass der oberste Grundsatz der Biologen, der genetische Determinismus, grundsätzlich nicht stimmig ist.

Mein neues Verständnis vom Wesen des Lebens bestätigte nicht nur meine Forschungsergebnisse, sondern widersprach auch einer anderen Überzeugung der allgemeinen Wissenschaft, die ich meinen Studenten lange Zeit vorgebetet hatte – der Überzeugung, dass die allopathische Medizin (Schulmedizin) die einzige Medizin ist, die es verdient, an der Hochschule unterrichtet zu werden. Indem ich der äußeren Umgebung und ihrer energetischen Wirkung auf die Zelle endlich die gebührende Aufmerksamkeit schenkte, schuf ich durch mein neues Verständnis vom Wesen des Lebens ein geistiges Fundament, auf dem einerseits die wissenschaftlichen und philosophischen Konzepte der Komplementärmedizin und die überlieferten spirituellen Weisheiten unserer Vorfahren sowie andererseits auch die allopathische Medizin und die Überzeugungen heutiger Zeiten stehen konnten.

Auf der persönlichen Ebene erkannte ich in jenem Augenblick, dass ich mich festgefahren hatte, weil ich fälschlicherweise annahm, ein dramatisch erfolgloses Privatleben sei nun mal mein Schicksal. Zweifellos neigen die Menschen leicht dazu, leidenschaftlich und zäh an falschen Überzeugungen festzuhalten, und auch hyperrationale Wissenschaftler sind davor nicht gefeit. Unser von einem großen Gehirn gesteuertes, hochentwickeltes Nervensystem hat eine etwas komplexere Wahrnehmung als eine einzelne Zelle, und wenn unser einzigartiger menschlicher Verstand sich einschaltet, dann können wir unsere Umgebung aus einer Vielzahl von Perspektiven betrachten, während die Wahrnehmung der einzelnen Zelle eher reflexiv ist.

Ich war begeistert von der Erkenntnis, dass ich mein Leben verändern konnte, indem ich meine Überzeugungen änderte. Eine Welle von Energie durchflutete mich, denn mir war klar, dass es einen wissenschaftlich fundierten Weg gab, der mich von meinem Job als Dauer-Opfer zu einer neuen Aufgabe als Mitgestalter meines Schicksals »umschulte«.

Seit dieser magischen Nacht in der Karibik sind jetzt zwanzig Jahre vergangen. In diesen Jahren hat die biologische Forschung meine damaligen Erkenntnisse immer weiter bestätigt. Wir leben in aufregenden Zeiten, denn die Wissenschaft ist dabei, alte Mythen zu zerstören und ein grundlegend neues Verständnis der menschlichen Zivilisation zu entwickeln. Die Überzeugung, wir seien störanfällige biochemische Maschinen, die durch unsere Gene gesteuert werden, weicht der Erkenntnis, dass wir machtvolle »Erschaffer« unseres eigenen Lebens und unserer Welt sind.

Ich habe jetzt zwei Jahrzehnte lang diese bahnbrechenden wissenschaftlichen Erkenntnisse in den USA, in Kanada, Australien und Neuseeland an Hunderte von Menschen weitergegeben. Es hat mir viel Freude gemacht, zu sehen, wie viele Menschen dieses Wissen genau wie ich dazu genutzt haben, das Drehbuch ihres Lebens umzuschreiben. Wir alle haben begriffen, Wissen ist Macht – das Wissen über uns selbst verleiht uns daher auch Macht über uns selbst. In diesem Buch gebe ich dieses Wissen jetzt an Sie weiter. Ich hoffe zutiefst, auch Sie werden erkennen, dass viele der Überzeugungen, die Ihr Leben bestimmen, falsch und einengend sind. Dieses Buch wird Sie dazu inspirieren, diese Überzeugungen zu ändern. Sie können das Steuer Ihres Lebens wieder selbst übernehmen und sich auf den Weg machen zu Gesundheit und Erfüllung.

Dieses Wissen ist machtvoll. Ich weiß das. Das Leben, das ich mir mit Hilfe dieser Erkenntnis erschaffen habe, ist viel reicher und zufriedener. Ich frage mich nicht mehr, wer ich gerne sein möchte, denn die Antwort ist selbstverständlich geworden: Ich will ich selbst sein!

# Einführung

## Die Magie der Zellen

Ich war sieben Jahre alt und in der zweiten Klasse, als ich bei unserer Lehrerin, Frau Novak, im Unterricht auf eine Kiste stieg, um durch ein Mikroskop schauen zu können. Zuerst ging ich vor lauter Aufregung zu dicht ran und erkannte nur einen Lichtfleck. Doch schließlich legte sich meine Aufregung so weit, dass ich den Anweisungen der Lehrerin folgen konnte und mich mit dem Auge etwas weiter vom Okular wegbewegte. Und dann geschah etwas, das den Rest meines Lebens bestimmen sollte: Ein Pantoffeltierchen schwamm in mein Blickfeld. Ich war restlos fasziniert. Das lärmende Getöse meiner Mitschüler trat ebenso in den Hintergrund wie der Geruch der frisch gespitzten Bleistifte und der Plastikkistchen mit Buntstiften. Ich war vollkommen gebannt von dieser fremden Welt der Zelle, die mir viel aufregender erschien als die fantastischen Welten heutiger Kinofilme gespickt mit Computeranimationen und Special Effects.

In meinem kindlichen Verständnis sah ich diesen Organismus nicht als Zelle, sondern als mikroskopisch kleine Person, als denkendes, empfindsames Wesen. Dieser winzige einzellige Organismus schien mir nicht planlos im Wasser umherzutreiben, sondern ein Ziel zu haben, das mir jedoch unbekannt war. Ich sah dem Pantoffeltierchen regungslos zu, während es sich geschäftig über ein Algenblatt hermachte. Und wie ich das Pantoffeltierchen so beobachtete, schob sich auch noch das große Scheinfüßchen einer heranfließenden, lang gestreckten Amöbe in mein Blickfeld.

In diesem Augenblick wurde mein Besuch in dieser Lilliput-Welt rüde unterbrochen, weil Glenn, der Klassenstärkste, mich von der Kiste stieß, um als Nächster durch das Mikroskop zu schauen. Ich versuchte, von der Lehrerin noch eine kleine Verlängerung meines

Blicks durch das Mikroskop zu erwirken, aber es war kurz vor der Mittagspause, und auch die anderen Kinder wollten noch drankommen. Nach der Schule rannte ich nach Hause und erzählte meiner Mutter aufgeregt von meinem Abenteuer. Mit der Überredungskunst eines begeisterten Zweitklässlers bat und bettelte ich so lange, bis mir meine Mutter schließlich ein Mikroskop kaufte. Ich verbrachte Stunden damit, diese fremde Welt zu bestaunen, zu der ich mir durch das Wunder der Optik Zugang verschaffen konnte.

In der Hochschule eröffneten sich mir neue Möglichkeiten mit dem Elektronenmikroskop, das tausendfach stärker ist als ein gewöhnliches Mikroskop. Der Unterschied lässt sich vergleichen mit dem zwischen den Fernrohren an touristischen Aussichtspunkten und dem Hubble-Teleskop, das uns Bilder aus den Tiefen des Weltraums übermittelt.

Der Zutritt zum Elektronenmikroskop-Bereich eines Labors hat für den angehenden Biologen beinahe etwas Rituelles. Man geht durch eine schwarze Drehtür, ähnlich der Tür vor der Dunkelkammer eines Fotolabors. Ich erinnere mich an das erste Mal, als ich diese Drehtür betrat und sie vorwärts schob. Ich befand mich in der Dunkelheit zwischen zwei Welten – zwischen meinem Leben als Student und meinem zukünftigen Leben als Wissenschaftler. Die Tür öffnete sich in einen großen, dunklen Raum, der von einigen Infrarotlampen spärlich erhellt wurde. Als sich meine Augen an die Dunkelheit gewöhnten, erkannte ich langsam, was vor mir stand. Das rote Licht spiegelte sich auf gespenstische Weise in dem Chrom einer dicken, massiven, mit elektromagnetischen Linsen bestückten Stahlsäule, die sich in der Mitte des Raums bis zur Decke erhob. Ausgehend von der Säule erstreckte sich eine große Steuerungskonsole in den Raum. Sie erinnerte mich an das Instrumentenboard einer Boing 747, voller Hebel, beleuchteter Messgeräte und vielfarbiger Anzeigelämpchen. Wie Tentakel schlängelten sich vom Fuß des Mikroskops aus dicke Stränge von Elektrokabeln, Wasser- und Vakuumschläuchen in alle Richtungen. Das Ganze ähnelte den knorrigen Wurzeln einer alten Eiche. Im Hintergrund klapperten die Vakuumpumpen und summten die Kühlwassergeräte. Ich hatte ein Gefühl, als hätte man mich geradewegs an Bord von Raumschiff Enterprise gebeamt. Aber offensichtlich hatte Captain Kirk gerade seinen freien Tag, denn an der Konsole saß einer meiner Professoren und konzentrierte sich darauf, eine Gewebeprobe in die Vakuumkammer im Zentrum der Stahlsäule einzulegen.

Während ich dort ein paar Minuten so wartete, hatte ich ein ähnliches Gefühl wie damals in der zweiten Klasse, als ich zum ersten Mal eine Zelle sah. Endlich erschien ein grün leuchtendes Bild auf dem Monitor. Die dunkel eingefärbten Zellen waren bei der 30fachen Vergrößerung kaum zu erkennen. Dann wurde die Vergrößerung Schritt um Schritt erhöht, zuerst um das 100fache, dann das 1000fache, dann das 10.000fache. Als wir schließlich in den Warp-Antrieb schalteten, waren die Zellen 100.000fach vergrößert. Es war wirklich wie in *Star Trek*, nur dass wir nicht die Tiefen des Weltalls, des äußeren Raums, erkundeten, sondern in die unbekannten Tiefen des inneren Raums vorstießen, »die nie zuvor ein Mensch betreten hat«. Eben hatte ich noch eine winzige Zelle gesehen, und Sekunden später befand ich mich tief in ihrer molekularen Struktur.

Ich verspürte Ehrfurcht vor diesem Wunder der Wissenschaft und empfand es als große Ehre, als ich zum Kopiloten ernannt wurde. Ich legte meine Hände auf die Instrumente und flog selbst über diese fremde, zelluläre Landschaft. Als mein Reiseführer wies mich mein Professor auf besondere Merkmale hin: »Da ist ein Mitochondrium, da ist der Golgi-Apparat, da drüben ist eine Kernpore, und hier ist ein Kollagen-Molekül. Das hier ist ein Ribosom.«

Ich fühlte mich wie ein Pionier, der bislang unerforschtes Gebiet erkundet. Das Lichtmikroskop hatte mir die Zellen als empfindsame Wesen gezeigt – das Elektronenmikroskop brachte mich in direkten Kontakt mit den Molekülen, den Grundbausteinen des Lebens. Ich wusste, dass tief in der Zytostruktur Hinweise auf das Geheimnis des Lebens lagen.

Für einen kurzen Augenblick wurden die Linsen des Mikroskops zur Kristallkugel – in dem gespenstisch grünen Leuchten des Bildschirms sah ich meine Zukunft. Ich wusste, ich würde Zellbiologe werden, um Einblicke in die Geheimnisse zellulären Lebens zu gewinnen. Im bisherigen Studium war mir schon früh bewusst geworden, dass *Struktur* und *Funktion* von biologischen Organismen eng miteinander verwoben sind. Ich war mir sicher, dass ich Einblick in das Wesen der Natur gewinnen würde, wenn ich die mikroskopische Anatomie der Zelle mit ihrem Verhalten in Verbindung brachte. Und so verbrachte ich während meines ganzen Studiums, meiner Doktorandenzeit und noch in meiner Zeit als Professor an der medizinischen Fakultät viele Stunden mit der Erforschung der molekularen Anatomie der Zelle, denn in der Struktur der Zelle verbergen sich die Geheimnisse ihrer Funktion.

Um die »Geheimnisse des Lebens« zu ergründen, widmete ich mich der Erforschung geklonter Stammzellen in Gewebekulturen. Zehn Jahre nach meiner ersten Begegnung mit einem Elektronenmikroskop lehrte ich an der angesehenen medizinischen Fakultät der Universität von Wisconsin. Meine Forschungen über geklonte Stammzellen waren international anerkannt und meine Seminare gut besucht. Ich arbeitete jetzt an noch stärkeren Elektronenmikroskopen, mit denen ich dreidimensionale, computertomographie-ähnliche Fahrten durch Organismen unternehmen konnte, bei denen ich den Molekülen, die die Grundlage des Lebens bilden, von Angesicht zu Angesicht gegenüberstand. Meine Instrumente hatten sich zwar weiterentwickelt, aber meine Haltung blieb unverändert. Ich verlor nie die Überzeugung des Siebenjährigen, dass das Leben der Zellen, die ich untersuchte, einen Sinn hatte.

Leider war ich nicht davon überzeugt, dass mein eigenes Leben einen Sinn hatte. Ich glaubte nicht an Gott, obwohl ich zugeben muss, manchmal grübelte ich verzweifelt darüber nach, ob es nicht doch einen Gott gibt, der diese Welt mit einem ausgeprägten Sinn für schwarzen Humor regiert. Schließlich war ich ein traditionell rational und naturwissenschaftlich denkender Biologe, für den die Frage nach Gott überflüssig ist: Das Leben ist eine Konsequenz reinen Zufalls, ein zufällig gemischtes Kartenspiel oder ein genetisches Würfeln. Seit Darwins Zeiten lautet das Motto unserer Zunft: Gott? Wir brauchen keinen Gott!

Darwin hat die Existenz Gottes nicht geleugnet. Er meinte lediglich, das Leben auf der Erde sei nicht durch göttliche Intervention, sondern durch den Zufall entstanden. In seinem Buch *Der Ursprung der Arten* von 1859 erklärte Darwin, dass die individuellen Anlagen von den Eltern an die Kinder weitervererbt werden. Seiner Ansicht nach steuern diese »Erbfaktoren« die Eigenschaften unseres individuellen Lebens. Diese Erkenntnis führte in der Wissenschaft zu intensiver Forschung, die darauf abzielte, das Leben bis in seine molekularen Einzelheiten zu zerlegen, denn in den Strukturen der Zellen vermutete man den Erbmechanismus, der das Leben bestimmt.

Vor fünfzig Jahren fand diese Suche einen bemerkenswerten Abschluss, als James Watson und Francis Crick die Struktur und Funktion der DNS-Doppelhelix beschrieben, aus der die Gene bestehen. Endlich hatten die Wissenschaftler das Wesen der »Erbfaktoren« entschlüsselt, über die Darwin im neunzehnten Jahrhundert geschrieben hatte. Die Tagespresse prophezeite eine »schöne neue Welt der genetischen Manipulation« mit Designer-Babies und Wunderheilungen. Ich erinnere mich noch lebhaft an die Schlagzeilen jenes Tages im Jahr 1953: »DAS GEHEIMNIS DES LEBENS IST ENTDECKT!«

Auch die Biologen sprangen auf diesen Zug auf. Der Mechanismus, mit dem die DNS das biologische Leben steuert, wurde zum zentralen Dogma der Molekularbiologie und in zahllosen Büchern breitgetreten. Der lange Streit »Natur oder Kultur?« (d.h. zwischen Veranlagung oder Konditionierung, zwischen Angeborenem und Erworbenem) schien zugunsten der Natur auszugehen. Zuerst hielt man die DNS nur für die Ursache unserer körperlichen Merkmale, aber dann glaubte man zunehmend, dass die Gene auch unsere Emotionen und unser Verhalten bestimmen. Wurde man also mit einem angeknacksten Glücks-Gen geboren, dann erwartete einen eben ein unglückliches Leben.

Leider glaubte ich, zu den Leuten zu gehören, bei denen das Glücks-Gen vergessen worden oder mutiert war. Ich taumelte unter einem unablässigen Bombardement von Schicksalsschlägen dahin. Mein Vater war gerade nach einem langen, leidvollen Kampf gegen den Krebs gestorben. Die letzten vier Monate hatte ich damit verbracht, alle drei bis vier Tage zwischen meiner Arbeit in Wisconsin und seinem Zuhause in New York hin und her zu fliegen. Wenn ich nicht gerade an seinem Sterbebett saß, dann versuchte ich, mein Forschungsprogramm weiterzuführen, meine Seminare und Vorlesungen zu halten und einen neuen Förderantrag für das National Institute of Health auszuarbeiten. Um mein Stressniveau noch ein wenig zu erhöhen, steckte ich mitten in einem emotional äußerst belastenden und finanziell verheerenden Scheidungsprozess. Die Kosten dafür fraßen meine gesamten finanziellen Ressourcen auf. Finanziell angeschlagen und ohne festen Wohnsitz fand ich in einem schrecklichen »Garten-Apartmentkomplex« Unterschlupf. Die meisten meiner Nachbarn hofften darauf, einen Platz auf einem Wohnwagenpark zu finden und dadurch ihre Situation zu verbessern. Ich fürchtete mich besonders vor meinen direkten Nachbarn. Bereits in der ersten Woche, in der ich dort lebte, wurde bei mir eingebrochen und meine neue Stereoanlage geklaut. Eine Woche später klopfte ein Hüne von einem Mann mit einer Dose Bier in der Hand an meine Tür, pulte sich mit einem Nagel in den Zähnen und fragte mich nach der Gebrauchsanleitung für das Kassettendeck.

Mein Tiefpunkt war der Tag, an dem ich in meinem Zimmer im Institut das Telefon durch die Tür mit dem Schild mit: »Bruce Lipton, Ph.D., Assistenz-Professor für Anatomie« schleuderte, und dabei schrie: »Ich will hier raus!« Meinem Zusammenbruch war ein Telefongespräch mit einem Banker vorausgegangen, der höflich, aber bestimmt meinen Antrag auf eine Hypothek abgelehnt hatte. Es war wie in dieser Szene aus *Zeit der Zärtlichkeit*, in der Debra Winger den Wunsch ihres Mannes nach Grundbesitz und einem eigenen Haus nur mit den düsteren Worten kommentiert: »Wir haben schon jetzt nicht genug Geld, um die Rechnungen zu bezahlen. Eine Hypothek bedeutet nur, dass wir ein Leben lang nicht genug Geld haben werden!«

## Die Magie der Zellen – ein Déjà-vu

Zum Glück fand ich einen Ausweg. Ich begab mich für ein Semester an eine medizinische Hochschule in der Karibik. Mir war bewusst, dass meine Probleme dort nicht verschwinden würden, aber als das Flugzeug die dichte graue Wolkendecke über Chicago durchbrochen hatte, fühlte es sich trotzdem so an. Ich musste mir auf die Lippen beißen, damit mein Grinsen nicht zu einem lauten Lachen wurde, und ich war so glücklich wie damals mit sieben Jahren, als ich die Leidenschaft meines Lebens gefunden hatte. Meine Stimmung stieg noch weiter, als ich in das sechssitzige kleine Flugzeug stieg, das mich nach Montserrat brachte, einem etwa sechs mal fünfzehn Kilometer großen Eiland – einem kleinen Pünktchen inmitten der Karibischen See. Sollte es je einen Garten Eden gegeben haben, dann hat er bestimmt so ähnlich ausgesehen wie mein neues Zuhause auf dieser Insel, die sich wie ein riesiger, herrlich geschliffener Smaragd aus dem glitzernden, aquamarinblauen Meer erhob. Als wir landeten, wurden wir vom Duft der Gardenien begrüßt, der uns über den Asphalt der Landebahn hinweg entgegenwehte.

Es war dort üblich, die Zeit des Sonnenuntergangs in stiller Kontemplation zu verbringen, und ich passte mich dieser Sitte schnell an. Wenn der Tag zur Neige ging, freute ich mich schon auf das himmlische Lichtspektakel. Mein Haus stand auf einer Klippe fünfzehn Meter über dem Meer, genau Richtung Westen. Ein gewundener Pfad führte durch eine farnreiche Grotte hinunter zum Wasser. Durch eine Hecke aus Jasminbüschen betrat ich einen kleinen, geschützten Strand, wo ich das Sonnenuntergangsritual mit ein paar Schwimmrunden in dem warmen, glasklaren Wasser einleitete. Nach dem Baden formte ich mir aus dem Sand einen bequemen Sitz, lehnte mich zurück und schaute zu, wie die Sonne langsam im Meer versank.

Auf dieser abgelegenen Insel war ich von allem weit genug weg, um die Welt ohne die Scheuklappen der dogmatischen Überzeugungen unserer Zivilisation zu sehen. Am Anfang lief vor meinem inneren Auge ständig das Debakel meines Lebens ab. Doch bald ließen meine ständigen Selbstvorwürfe und schlimmen Erinnerungen an die letzten vierzig Jahre meines Lebens nach, und ich begann wieder mehr im Augenblick und für den Augenblick zu leben. Ich erlebte Empfindungen, wie ich sie zuletzt als sorgloses Kind erlebt hatte – und genoss es einfach, am Leben zu sein.

In diesem Insel-Paradies wurde ich langsam menschlicher. Ich wurde auch zu einem besseren Zellbiologen. Fast meine gesamte Ausbildung hatte in sterilen, lebensfeindlichen Klassenzimmern, Hörsälen und Laboratorien stattgefunden. Doch nachdem ich in das reichhaltige Ökosystem der Karibik eingetaucht war, konnte ich die Biologie wieder mehr als ein lebendiges, atmendes, integriertes System empfinden, statt sie als eine Ansammlung individueller Arten zu betrachten, die sich ein Stückchen Erde teilen.

Und wenn ich in dem gartenähnlichen Dschungelparadies dieser Insel saß oder durch die wundervollen Korallenriffe schnorchelte, dann sah ich mit tiefer Bewunderung, wie erstaunlich gut die Pflanzen und Tiere dort an ihre natürliche Umgebung angepasst waren. Sie alle leben in einem empfindsamen, dynamischen Gleichgewicht, und zwar sowohl mit den anderen Arten als auch mit ihrer physischen Umgebung. Es war nicht der Überlebenskampf, sondern die Harmonie des Lebens, die zu mir sang, während ich in diesem Garten Eden lebte. Mir fiel auf, dass die moderne Biologie die wichtige Rolle der Kooperation viel zu wenig beachtet, weil sie aufgrund ihrer darwinischen Wurzeln die Konkurrenz so sehr betont.

Bei meiner Rückkehr nach Wisconsin war ich zum Kummer meiner Kollegen wild entschlossen, die heiligen Grundlagen der Biologie zu erschüttern. Ich begann, offen an Charles Darwin und an der Stimmigkeit seiner Evolutionstheorie Kritik zu üben. In den Augen der meisten anderen Biologen entsprach mein Verhalten dem eines Priesters, der in den Vatikan stürmt, um zu verkünden, der Papst sei ein Scharlatan.

Man kann es meinen Kollegen nicht verdenken, dass sie glaubten, mir sei eine Kokosnuss auf den Kopf gefallen, als ich meine feste Stellung aufgab und mir den Traum erfüllte, in einer Rock'n Roll-Band mitzuspielen. Ich entdeckte Yanni, der später sehr berühmt wurde, und produzierte mit ihm eine Lasershow. Mir wurde jedoch bald klar, dass meine Begabungen eher auf dem Gebiet von Lehre und Forschung als in der Produktion von Rock'n Roll-Shows lagen. Ich überwand meine Midlife-Crisis – das werde ich später noch ausführlicher erzählen – und kehrte in die Karibik zurück, um wieder Zellbiologie zu lehren.

Meine letzte Station in der anerkannten Welt der Wissenschaften war die medizinische Fakultät der Stanford University. Zu jener Zeit war ich bereits ein eifriger Verfechter der »Neuen Biologie«. Ich hatte nicht nur Darwins »Hund-frisst-Hund«-Version der Evolution in

Frage gestellt, sondern auch das zentrale Dogma der Biologie, dass die Gene unser Leben bestimmen. Diese wissenschaftliche Behauptung hat einen grundlegenden Fehler: Gene können sich nicht selbstständig an- oder abschalten. Wissenschaftlicher ausgedrückt: Gene sind nicht »selbst-emergent«; ihre Aktivität muss durch ihre Umgebung ausgelöst werden. Obwohl diese Tatsache schon länger bekannt war, rückten die konventionellen Wissenschaftler keinen Deut von ihrem genetischen Dogma ab und ignorierten die neuen Erkenntnisse. Meine Kritik an diesem zentralen Dogma der Biologie stempelte mich noch mehr zum wissenschaftlichen Häretiker. Mir drohte nicht nur die Exkommunizierung, mir drohte der Scheiterhaufen!

In meiner Probevorlesung im Rahmen meiner Bewerbung für die Stanford University beschuldigte ich die versammelte Fakultät – darunter viele international anerkannte Genetiker –, sie seien nicht viel besser als religiöse Fundamentalisten, wenn sie sich an ein Dogma klammerten, obwohl es Beweise für das Gegenteil gäbe. Nach meinen ketzerischen Behauptungen brach das Publikum in lautes Schimpfen aus, und ich dachte, das sei das Ende meiner Bewerbung. Doch meine Erkenntnisse über die Mechanismen der Neuen Biologie waren wohl provokativ und interessant genug, um mir die Stelle zu verschaffen. Einige der ehrenwerten Wissenschaftler von Stanford, darunter besonders der Leiter der Pathologie Dr. Klaus Bensch, unterstützten und ermutigten mich, meine Ideen an geklonten Humanzellen zu überprüfen. Zur allgemeinen Überraschung bestätigten die Experimente genau diese alternative Sicht der Biologie, die ich postuliert hatte. 1991 und 1992 veröffentlichte ich zwei Artikel über meine Forschungsergebnisse und verließ die Universität – diesmal für immer.

Ich ging, weil ich trotz der Unterstützung, die ich in Stanford erhielt, das Gefühl hatte, dass meine Botschaft auf taube Ohren stieß. Seitdem hat die Forschung meine Zweifel an dem zentralen Dogma und dem Primat der Gene immer weiter bestätigt. Die Epigenetik, die Wissenschaft von den molekularen Mechanismen, mit denen die Umgebung die Genaktivität steuert, ist heutzutage einer der aktivsten Bereiche der Forschung. Genau dies, die Rolle der Umgebung bei der Steuerung der Genaktivität, war damals vor fünfundzwanzig Jahren das Thema meiner Zellforschung gewesen, lange bevor das

Fachgebiet der Epigenetik begründet wurde. Nun mag das für mich zwar intellektuell befriedigend sein, doch ich weiß, würde ich heute wieder an einer medizinischen Fakultät lehren, dann würden meine Kollegen noch immer sogleich an die Kokosnuss denken, denn in den letzten zehn Jahren habe ich im Verhältnis zur allgemein anerkannten Wissenschaft noch radikalere Standpunkte entwickelt. Meine Beschäftigung mit der Neuen Biologie ist für mich mehr als intellektuelle Gymnastik. Ich glaube, die Zellen lehren uns nicht nur etwas über die Mechanismen des Lebens, sondern zeigen uns auch, wie wir ein reiches, erfülltes Leben führen können.

Im Elfenbeinturm der Wissenschaft würde ich für diese Denkungsart wahrscheinlich den Dr.-Dolittle-Preis für Anthropomorphismus oder, genauer gesagt, für »Cytomorphismus« bekommen – nämlich dafür, dass ich in der Sprache der Zellen denke –, doch für mich sind diese Erkenntnisse das kleine Einmaleins der Biologie. Sie halten sich vielleicht für ein Individuum, aber als Zellbiologe kann ich Ihnen versichern, dass Sie eigentlich eine kooperative Gemeinschaft aus ungefähr 50 Billionen einzelligen Mitgliedern bilden. Nahezu alle Zellen Ihres Körpers sind amöbenartige, individuelle Organismen, die für ihr gemeinsames Überleben eine kooperative Strategie entwickelt haben. Wenn man diesen Vergleich auf die Spitze treiben will, könnte man sagen, dass menschliche Wesen einfach das Ergebnis eines »kollektiven Amöben-Bewusstseins« sind. So wie eine Nation den Charakter ihrer Landsleute widerspiegelt, so spiegelt unser Menschsein die grundlegenden Charakteristika der zellulären Gemeinschaft wider.

## Was uns die Zellen lehren

Als ich mir dieses Modell genauer betrachtete, das mir die Gemeinschaft der Zellen vor Augen führte, kam ich zu dem Schluss, dass wir nicht die Opfer unserer Gene, sondern die Meister unseres Schicksals sind. Wir können unser Leben so gestalten, dass es voller Frieden, Glück und Liebe ist. Ich überprüfte diese Hypothese an meinem eigenen Leben, nachdem mein Publikum wiederholt nachgefragt hatte, warum denn meine Erkenntnisse mich selbst nicht glücklicher gemacht hätten. Und sie hatten Recht: Ich musste meine neuen biologischen Erkenntnisse in mein eigenes Alltagsleben integrieren. Und als mich an einem schönen Sonntagmorgen eine Kellnerin im Big Easy (einem berühmten Café in New Orleans, Anm. d. Übers.) mit den Worten ansprach: »Schätzchen, du bist der glücklichste Mensch, den ich je gesehen hab. Sag Mama mal, warum du so glücklich bist?«, da wusste ich, dass ich es geschafft hatte. Ihre Frage überraschte mich, aber meine spontane Antwort war: »Weil ich im Himmel bin!« Die Kellnerin wiegte den Kopf hin und her und murmelte »Ach je«, dann nahm sie meine Bestellung auf. Aber es war keine Täuschung, sondern Realität: Ich war glücklich – glücklicher, als ich es je zuvor in meinem Leben gewesen war.

Etliche meiner kritischen Leser stehen meiner Aussage, die Erde sei der Himmel, vielleicht etwas skeptisch gegenüber. Definitionsgemäß ist der Himmel die Wohnstatt Gottes und der Seelen unserer Verstorbenen. Meinte ich also wirklich, New Orleans oder irgendeine andere Großstadt sei Teil des Himmels? In den Hauseingängen dieser Städte kauern zerlumpte, obdachlose Frauen und Kinder, die Luft ist so verschmutzt, dass man nicht sicher sagen kann, ob es noch Sterne gibt, und die Flüsse und Seen sind so vergiftet, dass darin nur noch unvorstellbar gruselige Lebensformen existieren können. Und diese Erde soll der Himmel sein? Hier soll also das Göttliche wohnen? Und ich will diesem Göttlichen hier begegnet sein? Die Antwort auf diese Zweifel ist ein eindeutiges Ja – ja, ich bin davon überzeugt. Zugegeben, ich kenne nicht alle Formen des Göttlichen persönlich, denn ich kenne ja auch nicht alle von Ihnen. Schließlich gibt es mehr als sechs Milliarden Individuen auf dieser Erde. Und um noch ehrlicher zu sein: Ich kenne auch nicht alle Mitglieder des Tier- und Pflanzenreichs, obwohl ich glaube, dass auch sie das Göttliche bilden.

Manche werden jetzt denken: Will er damit etwa sagen, dass die Menschen Gott sind? Ja, das will ich damit sagen. Natürlich bin ich nicht der Erste, der das behauptet. Es steht schon im Buch Genesis, dass wir nach dem Bilde Gottes erschaffen wurden. Hilfe, jetzt zitiert dieser einstige Weißkittel und Rationalist sogar noch die Bibel und Jesus, Buddha und Rumi! Ich habe also eine volle Kehrtwendung gemacht, vom reduzierten, rein wissenschaftlichen Ansatz zum spirituellen Blick auf das Leben. Wir wurden nach dem Bilde Gottes erschaffen, und wir müssen unseren Geist wieder in die Gleichung mit einbringen, wenn wir unsere physische und psychische Gesundheit verbessern wollen.

Wir sind keine ohnmächtigen biochemischen Maschinen, und sich jedes Mal, wenn wir mental oder körperlich nicht so gut drauf sind, eine Pille einzuwerfen, ist auch nicht die Lösung. Medikamente und Operationen sind sehr hilfreiche Instrumente, wenn sie angemessen eingesetzt werden, aber die Vorstellung, dass man alles einfach mit ein paar Pillen wieder hinkriegen kann, ist grundsätzlich verkehrt. Jedes Mal, wenn dem Körper ein Medikament zugeführt wird, um eine Funktion A zu korrigieren, gerät Funktion B, C oder D aus dem Gleichgewicht. Nicht die gen-gesteuerten Hormone und Neurotransmitter kontrollieren unseren Körper und unseren Verstand – unser Glaube und unsere Überzeugungen kontrollieren unseren Körper, unser Denken und damit unser Leben.

## Das Licht außerhalb der Schublade

In diesem Buch will ich die sprichwörtliche Grenzlinie ziehen: Auf der einen Seite steht die Welt des Neo-Darwinismus, die das Leben als eine endlose Schlacht zwischen biochemischen Robotern sieht. Und auf der anderen Seite steht die »Neue Biologie«, die das Leben als kooperative Reise starker Einzelwesen betrachtet, die sich darauf programmieren können, freudvolles Leben zu erschaffen. Wenn wir diese Grenze überschreiten und die Neue Biologie wirklich verstehen, dann streiten wir uns nicht mehr um Vererbung versus Konditionierung, um Natur versus Kultur, um angeboren oder erworben, sondern wir erkennen, dass der voll bewusste Geist beides übertrumpft. Ich glaube, der dadurch bewirkte Paradigmenwechsel wird die Welt ebenso erschüttern wie damals, als einer Zivilisation, die sich auf einer flachen Scheibe wähnte, die Idee von der Erdkugel vorgestellt wurde.

Wer jetzt fürchtet, dass dieses Buch nur aus unverständlichen wissenschaftlichen Ausführungen besteht, der sei beruhigt. Als ich noch in Forschung und Lehre tätig war, litt ich zwar auch unter dem unbequemen Anzug, dem würgenden Schlips und den endlosen Sitzungen, aber ich liebte es, vor meinen Studenten zu lehren. In meinem post-akademischen Leben habe ich meine Lehrerfahrungen erweitert, indem ich überall auf der Welt den Menschen die Prinzipien der Neuen Biologie nahegebracht habe. In diesen Vorträgen habe ich meine wissenschaftlichen Ausführungen immer häufiger in leicht verständliche farbige Schaubilder verpackt, von denen einige auch in diesem Buch abgedruckt sind.

Im ersten Kapitel geht es darum, warum und wie diese »klugen« Zellen uns so viel über unseren Geist und unseren Körper beibringen können. Im zweiten Kapitel erörtere ich die wissenschaftlichen Beweise dafür, dass nicht die Gene die Biologie steuern. Ich stelle darin auch die aufregenden Entdeckungen der Epigenetik vor, einem neuen Bereich der Biologie, der sich damit befasst, wie die Umgebung (also die Natur) das Verhalten von Zellen beeinflusst, ohne deren genetischen Code zu verändern. Die Epigenetik eröffnet ganz neue Zusammenhänge im Bereich der Krankheiten, unter anderem auch von Krebs und Schizophrenie.

Im dritten Kapitel geht es um die Zellmembran, die »Haut« der Zelle. Zweifellos haben Sie bisher mehr über den Zellkern gehört als über die Zellmembran, doch die neuesten Erkenntnisse der Wissenschaft offenbaren in immer feineren Details, was mir schon vor zwanzig Jahren klar wurde, nämlich dass die Zellmembran das eigentliche Gehirn der Zellfunktionen ist. Im vierten Kapitel befassen wir uns mit den unglaublichen Entdeckungen der Quantenphysik. Deren Erkenntnisse haben tiefgreifende Konsequenzen für unser Verständnis von Krankheiten und deren Behandlung. Die Schulmedizin hat die Quantenphysik jedoch leider noch nicht in ihre Forschung oder die Medizinerausbildung aufgenommen – mit tragischen Folgen.

Im fünften Kapitel erkläre ich, warum dieses Buch im Original »The Biology of Belief«, frei übersetzt: »Die Biologie gespeicherter Überzeugungen, heißt«. Positive Gedanken haben eine mächtige Wirkung auf das Verhalten und die Gene, aber *nur* wenn sie mit der jeweiligen unterbewussten Programmierung übereinstimmen. Und negative Gedanken sind ebenso mächtig. Wenn wir uns klar machen, wie diese positiven und negativen Überzeugungen unsere Lebensprozesse steuern, können wir dieses Wissen nutzen, um uns ein mit Gesundheit und Freude erfülltes Leben zu schaffen. Im sechsten Kapitel wird deutlich, warum Zellen und Menschen wachsen müssen und wie Angst dieses Wachstum behindert und Schutzreaktionen hervorruft.

Das siebte Kapitel befasst sich mit bewusster Elternschaft. Als Eltern müssen wir verstehen, welche Rolle wir bei der Programmierung der Überzeugungen unserer Kinder spielen und welche Auswirkungen das auf ihr Leben hat. Dieses Kapitel ist wichtig, ganz gleich ob Sie Kinder haben oder nicht, denn als »ehemaliges« Kind ist dieser Einblick in unsere Programmierung ebenfalls interessant. Im Epilog geht es dann darum, wie mein Verständnis der Neuen Biologie mir zu der Erkenntnis verhalf, dass Spiritualität und Wissenschaft integriert werden müssen – ein radikaler Bruch mit meinem Werdegang als agnostischer Wissenschaftler.

Sind Sie bereit, Ihren bewussten Verstand einzusetzen, um sich ein Leben voller Gesundheit, Freude und Liebe »zu erschaffen«, ohne dafür Gentechniker oder Drogen und Medikamente zu brauchen? Sind Sie bereit, sich eine alternative Wirklichkeit vorzustellen, die den Körper nicht mehr nur als eine biochemische Maschine sieht? Ich will Ihnen nichts verkaufen und Sie brauchen nichts zu unterschreiben. Es geht nur darum, althergebrachte Überzeugungen, die Ihnen die Wissenschaften und Medien vermittelt haben, einen Augenblick lang hintanzustellen und sich für eine aufregend neue Wahrnehmung zu öffnen.

# 1

# Ein Loblied auf kluge Zellen und kluge Studenten

## Ärger im Paradies

An meinem zweiten Tag in der Karibik stand ich vor über hundert offensichtlich erwartungsvollen Studenten, und mir wurde klar, dass diese Insel nicht für jeden ein wunderbarer Ort zum Entspannen ist. Für diese nervösen Studenten war Montserrat kein Ferienparadies, sondern ihre letzte Chance, ihren Traum vom Arztberuf zu verwirklichen.

Mein Kurs bestand zum größten Teil aus Ostküsten-Amerikanern aller Rassen und Altersgruppen, bis hin zu einem siebenundsechzig Jahre alten Rentner, der mehr aus seinem Leben machen wollte. Auch der persönliche Hintergrund war breit gestreut – es gab frühere Lehrer, Buchhalter, Musiker, eine Nonne und sogar einen Drogenschmuggler. Trotz all ihrer Unterschiedlichkeit waren ihnen zwei Dinge gemeinsam. Zum einen waren sie in dem beinharten Konkurrenzkampf auf der Strecke geblieben, mit dem die begrenzten Ausbildungsplätze an den medizinischen Fakultäten der Vereinigten Staaten vergeben werden. Zum anderen waren sie »Streber« in dem Sinne, dass sie wild entschlossen waren, ihre Qualifikation unter Beweis zu stellen. Die meisten hatten für diese Ausbildung ihre gesamten Ersparnisse hingelegt oder sich hoch verschuldet. Viele waren zum ersten Mal in ihrem Leben völlig allein, ohne Familie und Freunde. Sie lebten auf dem Campus unter höchst spartanischen

Bedingungen. Doch trotz all der Schwierigkeiten und Hindernisse ließen sie sich nicht davon abbringen, sich um ihren medizinischen Abschluss zu bemühen.

Nun, das galt zumindest bis zu unserer ersten Kursstunde. Vor meiner Ankunft hatten die Studenten bereits drei verschiedene Professoren für Histologie genossen. Der erste Dozent hatte die Studenten nach drei Wochen wegen einer persönlichen Angelegenheit Knall auf Fall verlassen. Die Schule fand schnell einen angemessenen Ersatz, der jedoch ebenfalls drei Wochen später ausschied, weil er krank wurde. In den vorangegangenen Wochen hatte ein Mitglied eines anderen Fachbereichs der Fakultät den Studenten aus einem Lehrbuch vorgelesen. Das hatte die Studenten natürlich zu Tode gelangweilt, aber damit erfüllte die Schule zumindest die Vorgabe, eine bestimmte Anzahl von Stunden pro Thema anzubieten.

Jetzt stand also zum vierten Mal in diesem Semester ein neuer Professor vor diesen Studenten. Ich sprach kurz über meinen Hintergrund und meine Erwartungen an diesen Kurs. Ich stellte klar, dass ich von ihnen das Gleiche erwarte wie von meinen Studenten in Wisconsin und dass das gut für sie sei, denn schließlich müssten sie ja auch die gleiche Prüfung bestehen. Dann zog ich einen Stapel Fragebögen hervor und teilte den Studenten mit, dass wir nun eine kleine Überprüfung ihres Wissenstands durchführen würden. Schließlich war schon das halbe Semester herum, und ich erwartete, dass ihnen die Hälfte des Stoffs für diesen Kurs vertraut sei. Der Test bestand aus zwanzig Fragen, die in Wisconsin bei den Halbsemester-Prüfungen gestellt werden. Die ersten zehn Minuten der Prüfung herrschte Grabesstille. Dann fing einer nach dem anderen an, nervös herumzurutschen. Als die angesetzten zwanzig Minuten herum waren, herrschte allgemeine Panik. Als ich »Stop« sagte, brach die nervöse Anspannung in hundert aufgeregte Gespräche aus. Ich beruhigte die Studenten wieder und begann, die Antworten vorzulesen. Die ersten fünf bis sechs Antworten riefen unterdrückte Seufzer hervor. Nach der zehnten Antwort kam noch gequältes Stöhnen. Der beste Student hatte zehn der zwanzig Fragen richtig beantwortet, ein paar weitere hatten sieben richtig, und die meisten hatten sich durchgeraten, aber zumindest ein oder zwei Antworten richtig.

Als ich von den Fragebögen wieder aufsah, blickten mir schreckensstarre Gesichter entgegen. Die »Streber« fühlten sich auf verlorenem Posten. Das halbe Semester war vorbei und sie mussten offensichtlich mit dem Stoff ganz von vorne anfangen.

Sie verfielen in Trübsinn, denn die meisten hatten ohnehin schon große Mühe mit ihren anderen anspruchsvollen Kursen. Dieser Trübsinn steigerte sich rasch zur reinen Verzweiflung. Es wurde totenstill, ich sah die Studenten an und sie mich. Ihre aussichtslose Lage versetzte mir einen Stich – die Studenten vor mir erinnerten mich an die Greenpeace-Bilder von jungen Seehunden mit großen Kulleraugen, die gleich darauf von brutalen Pelzhändlern mit Knüppeln erschlagen werden.

Ihre Not ging mir zu Herzen. Und vielleicht machten mich ja auch die salzige Luft und die herrlichen Blumendüfte großmütiger. Jedenfalls versicherte ich ihnen, ich würde mich persönlich dafür einsetzen, dass jeder der Studenten die Abschlussprüfung schaffen würde, vorausgesetzt, sie setzten sich ebenfalls entsprechend ein. Als sie erkannten, dass mir ihr Erfolg wirklich am Herzen lag, fingen ihre schreckgeweiteten Augen wieder an zu funkeln. Plötzlich fühlte ich mich wie ein kampfbereiter Mannschaftstrainer, der sein Team auf ein großes Spiel vorbereitet. Ich erklärte ihnen, sie seien meiner Meinung nach genauso intelligent wie meine Studenten in den Staaten. Jene seien nur ein bisschen geschickter im Auswendiglernen und hätten es deswegen bei den Aufnahmeprüfungen leichter. Ich versuchte sie auch davon zu überzeugen, dass Histologie und Zellbiologie keine intellektuell schwierigen Fächer sind, da sich die Natur in ihrer ganzen wundervollen Harmonie an sehr einfache Muster hält. Mir gehe es nicht so sehr darum, dass sie Fakten auswendig lernten, sondern ich wolle ihnen durch einfache Prinzipien ein echtes Verständnis für die Zellen vermitteln. Außerdem bot ich ihnen zusätzliche Abendvorträge an, die ihre Ausdauer nach den langen Seminar- und Labortagen auf die Probe stellen würden. Nach meiner zehnminütigen Ansprache waren alle wieder hellwach. Als die Vorlesung beendet war, stürmten sie mit Feuereifer aus dem Saal, wild entschlossen, sich von diesem System nicht unterkriegen zu lassen.

Als die Studenten draußen waren, dämmerte mir, worauf ich mich da eingelassen hatte, und mir kamen ernste Zweifel. Ich wusste, dass eine gewisse Anzahl dieser Studenten keine wirkliche Eignung für ein Medizinstudium mitbrachte. Andere waren zwar gute Studenten, aber ihr persönlicher Werdegang hatte sie nicht auf diese Herausforderung vorbereitet. Ich fürchtete, meine Inselidylle könnte zu einer hektischen, zeitaufwändigen akademischen Hauruck-Aktion werden, die sowohl für die Studenten als auch für mich in einer Niederlage enden könnte. Ich dachte an meine Arbeit in Wisconsin zurück, die mir auf einmal einfach erschien. Dort gab ich nur acht von den rund fünfzig Vorlesungen unseres Fachbereichs. Wir teilten uns die Arbeit in der Anatomie-Abteilung unter fünf Kollegen auf. Natürlich musste ich mit dem gesamten Stoff vertraut sein, um die Studenten in ihren Laborstunden fachlich begleiten und alle Fragen beantworten zu können, aber den Stoff zu kennen und ihn in Vorlesungen zu präsentieren sind immer noch zwei verschiedene Dinge!

Ich hatte ein drei Tage langes Wochenende, um mit der Situation fertig zu werden, in die ich mich gebracht hatte. Zuhause hätte mich solch eine Situation wahrscheinlich fix und fertig gemacht. Doch als ich hier am Pool saß und dem karibischen Sonnenuntergang zusah, verwandelte sich meine potenzielle Angst und Nervosität in die angespannte Erwartung vor einem Abenteuer. Ich konnte mich immer mehr dafür begeistern, dass ich zum ersten Mal in meiner Karriere als Lehrer die Gelegenheit hatte, einen solchen gesamten Kurs ganz allein zu gestalten, ohne dabei auf andere Kollegen Rücksicht nehmen zu müssen.

## Die Zellen als Mini-Menschen

Dieser Histologiekurs entpuppte sich als die aufregendste und intellektuell sehr inspirierende Periode meiner akademischen Karriere. Da ich frei wählen konnte, wie ich diesen Kurs lehren wollte, ließ ich mich auf einen Ansatz ein, den ich schon ein paar Jahre lang im Sinn hatte. Mich faszinierte die Idee, dass es einfacher sei, die Physiologie und das Verhalten von Zellen zu verstehen, wenn man sie als »Mini-Menschen« betrachtet. Während ich mir eine neue Strukturierung des Stoffs für den Kurs überlegte, packte mich zunehmend

Begeisterung. Die Idee, Zellbiologie und Humanbiologie miteinander zu verknüpfen, inspirierte mich wieder so sehr für die Wissenschaft wie damals als Kind. Auch in meiner Laborforschung hatte ich diese Begeisterung empfunden, allerdings verließ sie mich sofort, sobald ich mich mit dem Verwaltungskram einer akademischen Fakultät herumplagen musste und mich in endlosen Sitzungen oder auf den für mich quälenden Fakultätspartys langweilte.

Der Gedanke, mir Zellen als Mini-Menschen vorzustellen, hatte sich aus meiner jahrelangen Tätigkeit hinter Mikroskopen, in der ich immer wieder von der Komplexität und Kraft dieser unscheinbaren, beweglichen Teilchen beeindruckt war, ergeben In der Schule lernt man zwar die grundlegenden Komponenten der Zelle kennen: den Zellkern mit dem genetischen Material, die energieproduzierenden Mitochondrien, das Zytoplasma dazwischen und die schützende Membran als Außenhaut . Aber in diesen anatomisch simpel anmutenden Zellen liegt eine komplexe Welt verborgen. Die Zellen, intelligent und klug wie sie sind, haben Technologien entwickelt, von denen unsere Ingenieure nur träumen können. Die meisten Biologen würden meine Betrachtungsweise von Zellen als Mini-Menschen für »unwissenschaftlich« halten. Wenn jemand etwas Nicht-Menschliches aus der Natur durch etwas aus dem menschlichen Bereich erklärt, nennt man das Anthropomorphismus. »Echte« Wissenschaftler halten Anthropomorphismus für eine Art Todsünde und verachten Kollegen, die so einen Aspekt wissentlich in ihre Arbeit einbringen.

Ich glaubte jedoch, aus gutem Grund diese unorthodoxen Wege zu gehen. Die Biologen versuchen, durch Beobachtungen der Natur und die Entwicklung von Hypothesen zu einem wissenschaftlichen Verständnis darüber zu kommen, wie die Dinge funktionieren. Dann führen sie Experimente durch, um ihre Ideen zu überprüfen. Dabei erfordert die Entwicklung der Hypothese und die Gestaltung von Experimenten notwendigerweise, dass der Wissenschaftler eine Vorstellung davon hat, wie eine Zelle oder ein anderer Organismus das eigene Leben »bewältigt«. Für diese von Menschen erdachten Lösungen oder diesen menschlichen Blick auf die biologischen Rätsel müssten auch diese Wissenschaftler des Anthropomorphismus bezichtigt werden. Man kann es drehen und wenden wie man will

– die biologische Wissenschaft beruht immer zu einem gewissen Teil auf einer vermenschlichten Sicht der Dinge.

Ohnehin halte ich das ungeschriebene Verbot des Anthropomorphismus für ein unnötiges Überbleibsel aus mittelalterlichen Zeiten, in denen die religiösen Autoritäten jede direkte Verwandtschaft zwischen dem Menschen und anderen Geschöpfen leugneten. Dieser Ansatz erscheint mir nur sinnvoll, wenn jemand versucht, eine Glühbirne oder ein Taschenmesser zu »vermenschlichen«, doch wenn es um lebendige Organismen geht, halte ich diese Kritik für nicht gerechtfertigt. Menschen sind multizelluläre Wesen – folglich gibt es mit Sicherheit grundlegende Verhaltensmuster, die wir mit unseren Zellen gemeinsam haben. Es ist mir jedoch durchaus bewusst, dass diese Sicht einen gewissen Perspektivwechsel erfordert. Unser jüdisch-christlich geprägter Glaube hat uns die längste Zeit weismachen wollen, wir seien intelligente Geschöpfe, die ganz anders erschaffen wurden als alle Pflanzen und Tiere. Diese Sichtweise hat uns gegenüber nicht-intelligenten Geschöpfen hochnäsig werden lassen, vor allem gegenüber Organismen auf den unteren evolutionären Stufen des Lebens.

Doch nichts liegt ferner von der Wahrheit. Wenn wir andere Menschen als Individuen oder uns selbst als individuellen Organismus im Spiegel betrachten, dann haben wir in gewisser Hinsicht Recht, jedenfalls von unserer menschlichen Beobachtungsebene aus. Doch wenn Sie Ihren Körper aus der Perspektive einer einzelnen Zelle sehen könnten, so wäre Ihre Sicht auf die Welt eine ganz andere. Aus dieser Perspektive würden Sie sich selbst nicht als Einzelwesen sehen, sondern als eine äußerst geschäftige und effizient organisierte Gemeinschaft aus über 50 Billionen Einzelzellen.

Während ich für meinen Histologiekurs mit diesen Ideen herumspielte, kam mir immer wieder ein Bild aus einer Enzyklopädie in den Sinn, die ich als Kind verwendet hatte. Dort gab es eine Abbildung des menschlichen Körpers, die aus sieben transparenten Blättern bestand. Auf der ersten Seite war das Bild eines nackten Menschen zu sehen, auf der nächsten Seite war die Haut weggelassen und man sah die gesamte Muskulatur, und jedes weitere Blatt enthüllte mehr vom Innenleben des Körpers. So lernte man das Skelett kennen, das Nervensystem mit dem Gehirn, die Blutgefäße und die Organe.

Für meinen Kurs in der Karibik fertigte ich ebensolche Transparente für die einzelnen Zellstrukturen an. Die meisten dieser Zellstrukturen werden Organellen genannt, weil sie wie »Mini-Organe« in dem gallertartigen Zytoplasma angesiedelt sind. Organellen entsprechen in ihrer Funktion dem Gewebe und den Organen unseres menschlichen Körpers. Zu ihnen gehört der Nukleus als größte Organelle, die Mitochondrien, der Golgi-Apparat und die Vakuolen. Beim herkömmlichen Medizinstudium wird dieser Kurs so gelehrt, dass man zunächst diese Zellstrukturen vorstellt und anschließend zu den Geweben und Organen des menschlichen Körpers übergeht. Ich vermischte jedoch beides, um die Überlappungen zwischen dem menschlichen Körper und den einzelnen Zellen sichtbar zu machen.

Ich lehrte meine Studenten, dass die biochemischen Mechanismen einer Zell-Organelle im Wesentlichen die gleichen sind wie die unserer menschlichen Organe. Obwohl der Mensch aus Billionen von Zellen besteht, gibt es in unserem Körper keine einzige Funktion, die nicht bereits in der Einzelzelle angelegt ist. Jede Eukaryote (Zelle mit Zellkern) besitzt ein funktionales Äquivalent zu unserem Nervensystem, Verdauungssystem, Atmungssystem, Ausscheidungssystem, Drüsensystem, Muskel- und Skelettsystem, Kreislauf- und Fortpflanzungssystem, sogar ein primitives Immunsystem, in dem antikörperartige Ubiquitin-Proteine eingesetzt werden.

Ich erklärte den Studenten auch, dass jede Zelle ein intelligentes Wesen ist, das allein überleben kann – wie uns die Wissenschaftler ständig demonstrieren, indem sie einzelne Zellen aus dem Körper entfernen und in Kulturen vermehren. Wie ich als Kind bereits ahnte, sind diese klugen Zellen ganz durchdrungen von ihrem Sinn und Zweck. Sie streben aktiv nach einer Umgebung, die ihr Überleben fördert, und meiden giftige oder lebensfeindliche Situationen. Wie die Menschen registrieren auch einzelne Zellen Tausende von Reizen aus ihrer Umgebung. Nach einer Analyse dieser Daten wählt die Zelle angemessene Verhaltensreaktionen, um ihr Überleben zu sichern.

Einzelne Zellen sind auch in der Lage, durch die Erfahrungen mit ihrer Umgebung zu lernen, zelluläre Erinnerungen zu speichern und diese an ihre Nachkommen weiterzugeben. Wenn sich zum Beispiel ein Kind mit dem Masernvirus ansteckt, dann muss eine unreife Immunzelle einen schützenden Protein-Antikörper gegen dieses Virus entwickeln. Dazu muss diese Zelle ein neues Gen bilden, das ihr anschließend als Vorlage dazu dient, das Masern-Antikörper-Protein zu erzeugen.

Der erste Schritt dazu erfolgt im Zellkern der unreifen Immunzellen. Unter ihren Genen gibt es viele DNS-Segmente, die besonders geformte Abschnitte von Proteinen enthalten. Indem die Immunzellen diese DNS-Segmente zufällig kombinieren und zusammenfügen, erzeugen sie eine enorme Anzahl verschiedener Gene, und jedes davon bildet ein einzigartiges Antikörper-Protein. Wenn dann also eine dieser unreifen Immunzellen ein Antikörper-Protein erzeugt, das dem angreifenden Masernvirus ungefähr entspricht, so wird diese Zelle aktiviert.

Aktivierte Zellen besitzen einen erstaunlichen Mechanismus namens *affinity maturation* (übersetzbar etwa mit: Ähnlichkeits-Reifung), mit dessen Hilfe die Zellen ihr Antikörper-Protein so verfeinern können, dass daraus ein perfektes Gegenstück zu dem Masernvirus wird [Li et al., 2003; Adams et al., 2003]. Durch einen Prozess namens *somatische Hypermutation* kann die Zelle dann ihr ursprüngliches Antikörper-Gen hundertfach kopieren. Doch jede neue Version des Gens weist eine geringfügige Mutation auf, so dass ein leicht abgewandeltes Antikörper-Gen gebildet wird. Die Zelle sucht dann daraus den passendsten Antikörper aus. Diese ausgewählte Version des Gens durchläuft wiederum mehrere Runden der somatischen Hypermutation, um den Antikörper gegen das Masernvirus immer weiter zu vervollkommnen [Wu et al., 2003; Blanden und Steele 1998; Diaz und Casali 2002; Gearhart 2002].

Der so ausgebildete Antikörper dockt dann an dem Virus an, inaktiviert den Angreifer und markiert ihn für die Zerstörung. So wird der Körper des Kindes vor der ungehinderten Vermehrung der Masernviren geschützt. Die Zellen bewahren die genetische »Erinnerung« an diesen Antikörper, so dass sie, sollte dieser Mensch noch einmal dem Masernvirus begegnen, sofort die schützende Immunabwehr einleiten können. Die neuen Antikörper-Gene können auch an alle Nachkommen dieser Zelle weitergegeben werden. Auf diese Weise hat die Zelle nicht nur etwas über das Masernvirus »gelernt«, sondern auch eine »Erinnerung« daran entwickelt, die sich weiter vererbt. Diese erstaunliche genetische Fähigkeit ist höchst bedeutsam, denn sie offenbart einen den Zellen innewohnenden »intelligenten« Mechanismus [Steele et al., 1998].

## Die Ursprünge des Lebens: Kluge Zellen werden klüger

Es sollte uns nicht überraschen, dass Zellen so klug sind. Schließlich waren die ersten Lebensformen auf unserem Planeten Einzeller. Durch Fossilien wissen wir, dass sie 600 Millionen Jahre nach dem Entstehen der Erde auftraten. Während der danach folgenden 2,75 Milliarden Jahre gab es nur frei bewegliche, einzellige Organismen – Bakterien, Algen und amöbenartige Protozäen – bevölkerten die Welt.

Vor etwa 750 Millionen Jahren fanden diese klugen Zellen heraus, wie sie noch klüger werden konnten. Die ersten Mehrzeller – Pflanzen und Tiere – entstanden. Mehrzeller waren zunächst lose Zellverbände oder »Zellkolonien« von zehn bis ein paar hundert Einzellern. Doch der evolutionäre Vorteil des Lebens in Gemeinschaft führte schnell zu Verbänden von Millionen, Milliarden und Billionen von sozial interaktiven Zellen. Jede einzelne Zelle ist zwar mikroskopisch klein, doch die Größe der Mehrzeller-Verbände kann vom kaum Sichtbaren bis zum Gigantischen reichen. Die Biologen haben diese organisierten Gemeinschaften nach den Strukturen klassifiziert, die sich mit dem menschliche Auge wahrnehmen lassen. Doch auch wenn sie dem bloßen Auge als Einzelwesen erscheinen mögen – eine Maus, ein Hund, ein Mensch – sind sie alle tatsächlich hochorganisierte Verbände von Milliarden und Billionen von Zellen.

Der evolutionäre Druck, immer größere Gemeinschaften zu bilden, spiegelt den biologischen Imperativ des Überlebens wider: Je besser ein Organismus seine Umgebung wahrnimmt, desto größer sind seine Überlebenschancen. Wenn sich Zellen zusammenschließen, erhöht sich ihre Wahrnehmung exponentiell. Wenn wir also jeder

Zelle einen willkürlich gewählten Wahrnehmungsfaktor X zuordnen, dann hat jeder Zellverband eine potenzielle Wahrnehmung von mindestens X-Mal der Anzahl ihrer Zellen.

Um in solchen großen Zusammenballungen zu überleben, entwickelten die Zellverbände strukturierte Umgebungen – Gemeinschaften, in denen sie die anfallenden Aufgaben effektiver und exakter verteilen konnten, als es das Organigramm eines Großbetriebs je vermag. Es bewährte sich, einzelnen Zellen bestimmte Aufgaben zuzuordnen. In der Entwicklung von Tieren und Pflanzen beginnt diese zytologische Spezialisierung bereits beim Embryo und ermöglicht damit den Zellen, bestimmte Gewebe und Organe zu bilden. Im Laufe der Zeit wurde diese hochdifferenzierte Arbeitsteilung in die Gene jeder Zelle einprogrammiert, was die Effizienz und Überlebensfähigkeit des Organismus erheblich verbesserte.

In größeren Organismen befasst sich zum Beispiel nur noch ein kleiner Anteil der Zellen damit, die Umgebung wahrzunehmen und auf sie zu reagieren. Diese Aufgabe hat eine Gruppe von Zellen übernommen, welche die Gewebe und Organe des Nervensystems bilden. Das Nervensystem dient dazu, die Umgebung wahrzunehmen und das Verhalten der anderen Zellen in der riesigen Gemeinschaft zu koordinieren.

Die Arbeitsteilung verlieh der Zellgemeinschaft noch einen weiteren Vorteil. Ihre Effizienz ermöglichte es, dass mehr Zellen von weniger leben konnten. Man kann das mit dem Unterschied zwischen den Baukosten für ein kleines Haus mit einem Schlafzimmer und den anteiligen Kosten für eine Wohnung mit einem Schlafzimmer in einem zehnstöckigen Mietshaus vergleichen. Um zu überleben, muss jede Zelle einen gewissen Anteil von Energie einsetzen. Die durch die Gemeinschaft eingesparte Energie verbessert die Überlebenschancen und die Lebensqualität. Im amerikanischen Kapitalismus erkannte Henry Ford den Vorteil einer differenzierten Gemeinschaftsarbeit und wandte ihn auf seine Fahrzeugproduktion an. Vor Fords Idee brauchte eine kleine Gruppe von sehr vielseitigen Mechanikern ein bis zwei Wochen, um ein Auto zusammenzubauen. Ford organisierte seinen Betrieb so, dass jeder Arbeiter nur noch eine ganz bestimmte Aufgabe hatte. Er stellte viele dieser spezialisierten Kräfte in einer

Reihe hintereinander auf und schuf damit die Fließbandarbeit. Jeder Monteur gab das zukünftige Auto nach Erledigung seiner Handgriffe und Aufgaben an den nächsten weiter. Durch diese Spezialisierung konnte Ford ein Auto in 90 Minuten zusammenbauen lassen statt in ein bis zwei Wochen.

Leider haben wir bequemerweise die für die Evolution notwendige Kooperation vergessen, als Charles Darwin seine radikale Theorie über die Entstehung des Lebens vorbrachte. Vor 150 Jahren erklärte er, lebende Organismen befänden sich in einem ständigen »Kampf ums Überleben«. Für Darwin waren Kampf und Gewalt nicht einfach nur Teil der tierischen (menschlichen) Natur, sondern die dem evolutionären Fortschritt zugrunde liegenden Kräfte. Im Schlusskapitel seines Hauptwerkes *Der Ursprung der Arten* schrieb Darwin von einem unausweichlichen »Kampf ums Überleben« und dass die Evolution durch den »Kampf der Natur gegen Hunger und Tod« vorangetrieben werde. Zusammen mit seiner Annahme, die Evolution werde durch den Zufall bestimmt, ergibt das eine Welt, der Alfred Lord Tennyson in poetischer Manier »blutige Zähne und Klauen« zuschrieb – das Leben als eine endlose Abfolge sinnloser, grausamer Schlachten ums Überleben.

## Evolution ohne »blutige Klauen«

Obwohl Darwin der bei weitem berühmteste Evolutionstheoretiker ist, gebührt dem französischen Biologen Jean-Baptiste de Lamarck die Ehre, als Erster die Evolution als wissenschaftliche Tatsache eingeführt zu haben [Lamarck 1809, 1914, 1963]. Selbst Ernst Mayr, der führende Vertreter des »Neo-Darwinismus«, einer modernen Version von Darwins Theorie, die auch die Molekulargenetik des zwanzigsten Jahrhunderts mit einbezieht, hält Lamarck für den eigentlichen Pionier. In seinem Klassiker *Evolution and the Diversity of Life* [Mayr 1976] schrieb er: »Es scheint so, als habe Lamarck sehr viel mehr Anrecht darauf, als Begründer der Evolutionstheorie bezeichnet zu werden, wie es auch einige französische Historiker bereits getan haben [...] Er war der erste Autor, welcher der Präsentation einer Theorie der organischen Evolution ein ganzes Buch gewidmet hat. Er war der Erste, der das ganze Tierreich als ein Ergebnis der Evolution darstellte.«

Lamarck hat seine Theorie nicht nur fünfzig Jahre vor Darwin veröffentlicht, sondern auch Mechanismen der Evolution aufgezeigt, die keineswegs derart unerbittlich und hart waren. Seine Theorie ging davon aus, dass die Evolution auf einer »instruktiven«, kooperativen Interaktion zwischen Organismen und ihrer Umgebung beruht, die es den Lebensformen ermöglicht, zu überleben und sich in einer dynamischen Welt zu entwickeln. Er ahnte, dass Organismen Formen der Anpassung hervorbringen und weitergeben und dass diese dann das Überleben dieser Organismen in einer sich verändernden Umgebung sichern. Interessanterweise passen Lamarcks Hypothesen zu den neuen Erkenntnissen der modernen Zellbiologie darüber, wie Immunsysteme sich an ihre Umgebung anpassen.

Die Kirche nahm Lamarcks Theorie von Anfang an unter Beschuss. Die Annahme, der Mensch habe sich aus niederen Lebensformen entwickelt, galt als Gotteslästerung. Auch von seinen Fachkollegen, die noch unerschütterlich vom Kreationismus überzeugt waren, wurde Lamarck ausgelacht. Ein deutscher Entwicklungsbiologe namens August Weismann versuchte Lamarck lächerlich zu machen, indem er seine Theorie, dass Organismen überlebensorientierte, erworbene Eigenschaften weitervererben, durch Experimente überprüfte. In einem seiner Experimente schnitt er männlichen und weiblichen Mäusen die Schwänze ab und ließ sie sich fortpflanzen. Weismann meinte, wenn Lamarcks Theorie zuträfe, müssten die Eltern ihre Schwanzlosigkeit an ihre Kinder weitergeben. Die erste Generation von Mäusen wurde mit Schwänzen geboren. Weismann wiederholte das Experiment 21 Generationen lang, ohne dass eine schwanzlose Maus geboren wurde. Daraus schloss Weismann, dass Lamarcks Annahme falsch sei.

Doch Weismanns Experiment war kein echter Test für Lamarcks Theorie. Lamarck setzte für solche Prozesse nämlich »sehr lange Zeitperioden« voraus, wie sein Biograph L. J. Jordanova zitiert. 1984 schrieb Jordanova, Lamarcks Theorie setze eine Anzahl von Vorbedingungen voraus, darunter: »... die Gesetze der Lebewesen haben im Laufe sehr langer Zeitperioden immer komplexere Formen herausgebildet.« [Jordanova 1984, Seite 71] Weismanns fünfjähriges Experiment dauerte eindeutig nicht lange genug, um die Theorie zu prüfen. Ein noch grundsätzlicherer Fehler bei Weismanns Experiment bestand darin, dass Lamarck nie behauptet hatte, jede Veränderung an einem Organismus würde sich erblich festsetzen. Lamarck meinte, dass Organismen an Merkmalen (wie zum Beispiel Schwänzen) festhalten, wenn sie für ihr Überleben notwendig sind. Vielleicht hielt Weismann die Schwänze der Mäuse nicht für überlebensnotwendig, aber hat jemand mal die Mäuse gefragt? Trotz all dieser Schwächen reichte die Studie über die schwanzlosen Mäuse aus, um Lamarcks wissenschaftliche Reputation zu untergraben. Und tatsächlich wurden Lamarcks Theorien seither ignoriert und verunglimpft. C.H. Waddington, Evolutions-Wissenschaftler an der Cornell University, schrieb in *The Evolution of an Evolutionist* [Waddington 1975, Seite 38]: »Lamarck ist die einzige bedeutende Persönlichkeit der Geschichte der Biologie, deren Namen mit Absicht in den Schmutz gezogen wurde. Die Beiträge der meisten Wissenschaftler waren irgendwann durch die neuere Forschung einfach überholt, aber nur wenige Werke werden noch zwei Jahrhunderte später mit solcher Vehemenz zurückgewiesen, dass man geneigt ist, zu vermuten, dahinter verberge sich ein schlechtes Gewissen. Tatsächlich bin ich der Meinung, dass Lamarck Unrecht getan wurde.«

Diese weitsichtigen Worte schrieb Waddington vor dreißig Jahren. Heutzutage werden Lamarcks Theorien wieder in Betracht gezogen, denn vor dem Hintergrund neuer wissenschaftlicher Erkenntnisse scheint es so, als hätte der oft geschmähte Biologe nicht ganz Unrecht und der hochgelobte Darwin nicht ganz Recht gehabt. Der Titel eines Artikels in dem angesehenen Magazin *Science* aus dem Jahr 2000 deutet auf eine gewisse Rehabilitierung hin: »Was Lamarck Just a Little Bit Right?« [Balter 2000]

Ein Grund dafür, dass manche Wissenschaftler sich wieder mit Lamarck befassen, ist, dass die Evolutionsforscher uns an die unschätzbare Bedeutung erinnern, die Kooperation bei der Erhaltung des Lebens in der Biosphäre spielt. Schon seit langem haben die Wissenschaftler in der Natur symbiotische Beziehungen entdeckt. In seinem Buch *Darwins Blind Spot* [Ryan 2002, Seite 16] zählt der britische Arzt Frank Ryan eine Reihe solcher Beziehungen auf, darunter eine Krabbe, die Nahrung sammelt, während ihr Partner, der Gobi-Fisch, sie vor Feinden schützt. Ein Einsiedlerkrebs trägt auf seinem Rücken eine rosa Seeanemone. »Fische und Tintenfische fressen gerne Einsiedlerkrebse, doch wenn sie sich dieser Art nähern, schießt die Seeanemone aus ihren bunt gefärbten Tentakeln mikroskopisch kleine giftige Pfeile ab, die den Räuber stechen und dazu veranlassen, sich woanders nach Nahrung umzusehen.« Die kriegerische Seeanemone hat natürlich auch etwas von dieser Beziehung – sie ernährt sich von den Überresten der Beute des Einsiedlerkrebses.

Das heutige Verständnis von Kooperation in der Natur geht jedoch weit über diese offensichtlichen Beispiele hinaus. »Die Biologen erkennen immer mehr, dass sich die Tiere gemeinsam entwickelt haben und weiterhin gemeinsam mit diversen Zusammenschlüssen von Mikroorganismen existieren, die sie für eine normale Gesundheit und Entwicklung brauchen«, berichtet ein Artikel in *Science* mit dem Titel »We Get By With A Little Help From Our (Little) Friends« [Ruby et al., 2004]. Die Untersuchung dieser Beziehungen ist das Thema eines rasch wachsenden Forschungsgebiets namens »System-Biologie«.

Leider wurde uns in der Vergangenheit beigebracht, gegen die Mikroorganismen mit allem Möglichen von antibakterieller Seife bis hin zu Antibiotika zu Felde zu ziehen. Dabei wird jedoch völlig außer Acht gelassen, dass wir zur Aufrechterhaltung unserer Gesundheit viele Bakterien brauchen. Das klassische Beispiel dafür sind die Bakterien in unserem Verdauungssystem, die für uns überlebensnotwendig sind. Sie helfen uns, die Nahrung in unserem Magen und Darm zu verdauen und lebenswichtige Vitamine aufzunehmen. Diese Zusammenarbeit zwischen Mensch und Mikrobe wird durch den übertriebenen Einsatz von Antibiotika zerstört. Antibiotika sind Killer ohne Unterscheidungsvermögen – sie töten unsere überlebenswichtigen Bakterien genauso effektiv wie die schädlichen.

Die neuen Fortschritte in der Genforschung haben einen weiteren Kooperationsmechanismus zwischen den Arten aufgezeigt. Lebende Organismen scheinen ihre Zellverbände dadurch zu integrieren, dass sie ihre Gene austauschen. Man dachte lange, Gene könnten nur an die direkten Nachkommen eines Organismus weitergegeben werden. Jetzt erkennen die Wissenschaftler, dass das nicht nur bei Mitgliedern der gleichen Art, sondern auch mit Mitgliedern anderer Arten der Fall ist. Der Austausch von genetischen Informationen durch Gen-Transfer beschleunigt die Evolution, da die Organismen auf diese Weise »erlernte« Erfahrungen von anderen übernehmen können [Nitz et al., 2004; Pennisi 2004; Boucher et al., 2003; Dutta et al., 2002; Gogarten 2003]. Vor dem Hintergrund dieses Gen-Austauschs können Organismen nicht mehr als völlig voneinander getrennte Wesen betrachtet werden, die Arten sind nicht durch unsichtbare Wände voneinander getrennt. Daniel Drell, Leiter des mikrobiellen Genomprogramms im US-Energieministerium stellte im Jahre 2001 in *Science* fest: »... wir können nicht mehr mit Sicherheit behaupten, was eine Art ist.« [Pennisi 2001]

Dieser Austausch von Informationen ist kein Zufall, sondern eine Methode der Natur, das Überleben der Biosphäre zu sichern. Wie bereits erwähnt, sind die Gene die physische Erinnerung an das, was ein Organismus einmal gelernt hat. Der kürzlich entdeckte Austausch von Genen unter Einzelwesen verbreitet diese Erinnerungen und beeinflusst damit das Überleben aller Organismen. Jetzt, da uns dieser Gen-Transfer zwischen den Arten bewusst ist, werden die Gefahren der Gentechnologie noch offensichtlicher. Das Herumspielen an den Genen einer Tomatensorte hört nicht unbedingt bei der Tomate auf, sondern kann die ganze Biosphäre auf eine Weise verändern, die wir gar nicht abschätzen können. Es gibt bereits eine Studie am Menschen, die zeigt, dass die Gene von gentechnisch veränderter Nahrung durch den Verdauungsprozess in die nützlichen Darmbakterien geraten und sie verändern [Heritage 2004; Netherwood et al., 2004]. Auf die gleiche Weise hat der Gen-Austausch zwischen genetisch veränderten Ackerfrüchten und natürlichen Arten der Umgebung zur Entwicklung von hochresistenten, so genannten Super-Unkräutern geführt [Milius 2003; Haygood et al., 2003; Desplanque et al., 2002; Spencer and Snow 2001]. Gentechniker haben den Gen-Austausch nie wirklich in Betracht gezogen, als sie ihre gentechnisch veränderten Produkte in die Umwelt entließen. Jetzt fangen wir an, die harten Konsequenzen dieser Unachtsamkeit zu spüren, denn die veränderten Gene verbreiten sich und verändern unsere Umwelt [Watrud et al., 2004].

Evolutionsforscher warnen vor den drohenden Gefahren für die Menschheit, wenn wir nicht begreifen, dass wir ein gemeinsames genetisches Schicksal haben und wie wichtig die Kooperation aller Lebewesen untereinander ist. Wir müssen über Darwins Theorien mit ihrer Betonung des Individuums hinausdenken und die Bedeutung der Gemeinschaft stärker berücksichtigen. Der britische Wissenschaftler Timothy Lenton hat Beweise dafür erbracht, dass die Evolution stärker vom Zusammenwirken der Arten untereinander abhängt als von dem Zusammenwirken der Individuen innerhalb einer Art. Die Evolution wird damit eher zu einer Frage des Überlebens der stärksten Gruppen als dem der stärksten Individuen. 1998 schreibt Lenton in einem Artikel in *Nature*: »Wir müssen die Gesamtheit der Organismen und ihre materielle Umgebung berücksichtigen, um ganz zu verstehen, welche Eigenschaften überdauern und dominieren werden.« [Lenton 1998]

Lenton hält sich an James Lovelocks Gaia-Hypothese, die davon ausgeht, dass die Erde und alle ihre Arten einen gemeinsamen, interaktiven, lebendigen Organismus bilden. Die Anhänger dieser Hypothese argumentieren, dass jede Einmischung in das Gleichgewicht dieses Super-Organismus namens Gaia – sei es durch die Zerstörung des Regenwaldes, die Schwächung der Ozonschicht oder die genetische Veränderung von Organismen – sein Überleben und damit das unsrige gefährdet.

Jüngste Untersuchungen des britischen Natural Environment Research Council unterstützen diese Bedenken [Thomas et al., 2004; Stevens et al., 2004]. Wir wissen von fünf massiven Katastrophen der Vernichtung von Arten auf unserem Planeten. Sie alle wurden durch außerirdische Einflüsse ausgelöst, zum Beispiel indem ein Komet auf die Erde stürzte. Eine neue Studie kommt zu dem Ergebnis, dass »die Natur derzeit die sechste große Artenvernichtung ihrer Geschichte durchlebt« [Lovell 2004]. Diesmal ist die Ursache allerdings nicht außerirdischer Herkunft. Jeremy Thomas, einer der Autoren der Studie, meint: »Soweit wir das beurteilen können, ist dieses Mal ein einziger Tierorganismus dafür verantwortlich – der Mensch.«

## Die Umsetzung der Lehre der Zellen

In den Jahren, die ich an medizinischen Hochschulen gelehrt habe, machte ich die Erfahrung, dass Medizinstudenten untereinander konkurrierender und bissiger sind als eine ganze Wagenladung Anwälte. Sie leben einen geradezu darwinistischen Überlebenskampf aus, um nach vier zermürbenden Jahren unter den Stärksten und Besten zu sein, die sich zur Abschlussprüfung schleppen. Das zielstrebige Erringen von Auszeichnungen ohne Rücksicht auf die Umgebung entspricht zweifellos dem darwinistischen Modell – für angehende mitfühlende Heiler erschien mir dieses Konzept allerdings schon immer etwas merkwürdig.

Doch während meines Inselaufenthalts in der Karibik musste ich meine Vorbehalte gegenüber Medizinstudenten fallen lassen. Nachdem ich sie aufgerüttelt hatte, hörte meine Truppe von Außenseitern auf, sich wie »normale« Medizinstudenten zu verhalten. Sie gaben ihren individuellen Überlebenskampf auf und verschmolzen zu einem Team, das dieses Semester gemeinsam überleben wollte. Die stärkeren Studenten halfen den schwächeren, und dadurch wurden alle stärker. Ihre Harmonie kam für mich überraschend und war berührend zu beobachten.

Und am Ende gab es auch noch ein Happy End. Ich setzte den Studenten genau das gleiche Abschlussexamen vor, das meine Studenten in Wisconsin absolvieren mussten, und dennoch bestand im Ergebnis praktisch kein Unterschied zwischen diesen zu einem normalen Studium nicht zugelassenen, »untauglichen« Studenten und ihren privilegierten Kolleginnen und Kollegen in den Staaten. Später erfuhr ich, dass viele von ihnen bei ihrer Heimkehr mit anderen Medizin-Studenten von amerikanischen Universitäten zusammentrafen und stolz feststellten, dass sie selbst ein tieferes Verständnis vom Leben der Zellen und Organismen besaßen als die anderen.

Ich war natürlich stolz darauf, dass meine Studenten ein akademisches Wunder bewerkstelligt hatten, aber erst Jahre später begriff ich, wie sie das geschafft hatten. Damals hielt ich noch den Zuschnitt des Kurses für den entscheidenden Punkt, und ich glaube noch immer, dass sich die entsprechenden Inhalte besser präsentieren lassen, wenn man Zell- und Humanbiologie zueinander in Beziehung setzt. Doch nachdem ich mich inzwischen schon so weit in ein Terrain vorgewagt habe, das manche, wie schon gesagt, für Dr.-Dolittle-Land halten, führe ich einen Teil des Erfolgs meiner Studenten darauf zurück, dass sie sich nicht wie normale amerikanische Medizinstudenten, das heißt, wie Einzelkämpfer verhielten, sondern sich am Verhalten der intelligenten Zellen orientierten, die sich zusammenschließen, um noch intelligenter zu werden. Und es ist keineswegs so, dass ich meinen Studenten etwa dazu geraten hätte, denn ich selbst war damals dem herkömmlichen wissenschaftlichen Denken noch zu tief verhaftet. Ich glaube eher, dass sie diese Richtung ganz intuitiv einschlugen, nachdem sie gehört hatten, mit welcher Bewunderung ich von den Zellen sprach, die sich kooperativ zusammenschließen, um komplexere und damit erfolgreichere Organismen zu bilden.

Heute meine ich noch einen weiteren Grund für den Erfolg meiner Studenten zu kennen. Ich hörte damals mit meinem Lobpreis nicht bei den Zellen auf – ich pries auch die Studenten. Sie mussten hören, dass ich sie für erstklassige Studenten hielt, um selbst glauben zu können, dass sie tatsächlich die Leistungen von erstklassigen Studenten erbringen konnten. Wie ich in den folgenden Kapiteln zeigen werde, führen viele von uns ihr eingeschränktes Leben nicht aufgrund eines Mangels an Möglichkeiten, sondern weil sie meinen, das müsse so sein. Aber ich will nicht vorgreifen. An dieser Stelle genügt es, festzuhalten, dass ich mich nach meinen vier Monaten im Paradies, in denen ich meinen Kurs in Zellbiologie so lehrte, dass ich mir dabei gleichzeitig über meine neue Sicht auf die Zellen und auf die daraus folgenden Lehren für die Menschen klar wurde, auf dem besten Weg zum Verständnis der Neuen Biologie befand. Denn diese lässt sowohl die fatalistische Auffassung von der genetischen und elterlichen Programmierung hinter sich als auch Darwins These vom Überleben des Stärkeren.

# 2

## Auf die Umwelt kommt's an!

Nie werde ich den klugen Rat vergessen, den ich 1967 als Doktorand beim Erlernen des Klonens von Stammzellen erhielt. Erst Jahrzehnte später konnte ich diesen scheinbar simplen Tipp in seiner ganzen Tiefe ermessen. Mein Professor und Mentor war Irv Konigsberg, ein überragender Wissenschaftler, der als einer der Ersten die Kunst des Klonens von Stammzellen gemeistert hat. Er sagte mir, wenn deine Zellkulturen vor sich hin kümmern, dann suche die Ursache zuerst in der Umgebung der Zellen, nicht bei den Zellen selbst.

Mein Professor war nicht so derb in seiner Ausdrucksweise wie Bill Clintons Wahlkampfleiter James Carville, der einst den Spruch »It's the economy, stupid – Auf die Ökonomie kommt's an, Dummkopf« prägte, der dann zum Mantra des Präsidentschaftswahlkampfes von 1992 wurde. Doch die Zellbiologen hätten gut daran getan, sich auch so ein Schild mit dem Spruch »Auf die Umwelt kommt's an, Dummkopf« auf ihre Schreibtische zu stellen. Im Laufe der Zeit erkannte ich, dass der Rat meines Professors der Schlüssel zum Verständnis des Lebens war. Und immer wieder fand ich Irvs Rat bestätigt: Wenn ich meinen Zellen eine gesunde Umgebung anbot, dann gediehen sie; war die Umgebung nicht optimal, dann kümmerten sie vor sich hin. Doch sobald ich ihre Umgebung dann verbesserte, erholten sich die Zellen.

Doch die meisten Zellbiologen besaßen nicht diese höheren Weihen im Umgang mit Zellkulturen. Und nach Watsons und Cricks

Entschlüsselung des DNS-Codes ließen die Wissenschaftler jede Berücksichtigung von Umwelteinflüssen völlig außer Acht. Doch selbst Charles Darwin räumte am Ende seines Lebens ein, in seiner Evolutionstheorie sei die Rolle der Umgebung zu kurz gekommen. In einem Brief an Moritz Wagner schrieb er im Jahr 1876 [Darwin, F 1888]:

»Meiner Meinung nach war der größte Fehler, der mir unterlaufen ist, dass ich neben der natürlichen Auslese dem Einfluss der Umgebung, z.B. Nahrung, Klima etc., nicht genug Beachtung geschenkt habe. [...] Als ich die *Entstehung der Arten* schrieb und auch noch einige Jahre später, fand ich nur dürftige Hinweise auf den direkten Einfluss der Umgebung, aber mittlerweile gibt es zahlreiche Belege dafür.«

Die Wissenschaftler, die Darwins Theorie folgten, machten den gleichen Fehler. Das Problem bei der mangelnden Beachtung der Umgebung besteht darin, dass sie zu einer Überbetonung der »Natur«, zu genetischem Determinismus führt – zu der Überzeugung, dass die Gene die Biologie »steuern«. Diese Überzeugung hat nicht nur viele Forschungsmittel in eine falsche Richtung gelenkt, wie ich später noch ausführen werde, sondern auch die Art, wie wir über unser Leben denken, verändert. Wenn Sie glauben, dass die Gene Ihr Leben bestimmen, und Sie wissen, dass Sie keinen Einfluss darauf hatten, welche Gene Sie bei Ihrer Empfängnis mitbekommen haben, dann haben Sie allen Grund, sich als Opfer der Vererbung zu fühlen. »Ich kann nichts dafür, dass ich so langsam arbeite, dass ich Termine nie einhalten kann – ich bin eben erblich so veranlagt!«

Seit dem Anbruch des genetischen Zeitalters wurde uns eingetrichtert, dass wir der Macht unserer Gene unterliegen. Die Welt ist voller Menschen, die in der Angst leben, dass sich ihre Gene eines Tages ohne jede Vorwarnung gegen sie wenden werden. Wie viele Menschen leben in dem Gefühl, wandelnde Zeitbomben zu sein – sie warten nur darauf, dass der Krebs in ihr Leben hereinplatzt, so wie er in das Leben ihrer Mutter, Schwester oder Tante hereingebrochen ist. Millionen von Menschen halten ihre schwache Gesundheit nicht für das Ergebnis einer Kombination von mentalen, physischen, emotionalen und spirituellen Gründen, sondern führen sie auf eine Unzulänglichkeit in der Biochemie ihres Körpers zurück. Sind Ihre Kinder ungezogen? Immer mehr Eltern greifen zuerst zu Medikamenten, um ein »chemisches Ungleichgewicht« zu therapieren, statt sich die Mühe zu machen, herauszufinden, was im Körper, im Geist und in der Seele ihres Kindes los ist. Zweifellos können manche Krankheiten wie die Huntington-Krankheit, Thalassämie major und Mukoviszidose auf einen genetischen Defekt zurückgeführt werden. Doch von solchen Krankheiten sind weniger als zwei Prozent der Bevölkerung betroffen. Der weitaus größte Teil der Menschen kommt mit Genen auf die Welt, die ihnen ein gesundes, glückliches Leben ermöglichen könnten. Die Plagen der heutigen Zeit – Diabetes, Herzkrankheiten und Krebs – torpedieren ein glückliches, gesundes Leben. Doch diese Krankheiten lassen sich nicht auf ein einzelnes Gen zurückführen, sondern auf komplexe Interaktionen zwischen verschiedenen Genen und Umweltfaktoren.

Immer wieder gibt es Schlagzeilen, in denen verkündet wird, man habe das Gen für alles Mögliche, von Depression bis Schizophrenie, gefunden. Wenn man die Artikel dann jedoch etwas sorgfältiger liest, stellt man fest, dass hinter der reißerischen Überschrift die nüchterne Wahrheit steht, die Wissenschaftler hätten zwar eine Verbindung zwischen vielen Genen mit verschiedenen Krankheiten gefunden, aber es handle sich sehr selten nur um ein einzelnes Gen, das direkt zu einem Problem oder einer Krankheit führe.

Die Verwirrung entsteht, wenn die Medien nicht genau zwischen den Worten Zusammenhang und Ursache unterscheiden. Es ist eine Sache, wenn etwas mit einer bestimmten Krankheit in Zusammenhang steht, aber eine andere, diese Krankheit zu verursachen. Wenn ich Ihnen meine Autoschlüssel zeige und behaupte, ich könnte damit meinen Wagen »kontrollieren«, dann macht das ja vielleicht noch Sinn, denn schließlich muss man den Schlüssel ins Zündschloss stecken, um loszufahren. Aber wenn die Schlüssel tatsächlich die Kontrolle über das Auto hätten, dürfte man sie nicht im Auto stecken lassen, denn sie könnten auf die Idee kommen, mal schnell allein einen Ausflug zu machen. In der Tat stehen die Schlüssel in Zusammenhang mit der Kontrolle des Wagens, doch die eigentliche Kontrolle liegt bei der Person, die den Schlüssel umdreht. So gibt es auch

Gene, die mit dem Verhalten und den Eigenschaften einer Person in Zusammenhang stehen, doch sie bleiben inaktiv, bis sie durch irgendetwas ausgelöst werden.

Was aktiviert Gene? Die Antwort wurde 1990 in einem Artikel von H.F. Nijhout unter dem Titel »Metaphors and the Role of Genes und Development« [Nijhout 1990] schlüssig dargestellt. Nijhout stellte fest, die Annahme, die Gene steuerten die Lebensvorgänge, sei so lange und so oft wiederholt worden, dass die Wissenschaftler vergessen hätten, dass es sich dabei um eine Hypothese und nicht um eine Tatsache handelte. Diese Hypothese wurde jedoch nie bewiesen und lässt sich von den neuesten wissenschaftlichen Erkenntnissen eher widerlegen. Doch die genetische Steuerung ist in unserer Gesellschaft schon zu einer Art Metapher geworden, meint Nijhout. Wir wollen glauben, dass die Gentechniker die neuen medizinischen Zauberer sind, die alle Krankheiten heilen und ganz nebenbei noch ein paar neue Einsteins und Mozarts erschaffen können. Doch eine Metapher ist noch keine wissenschaftliche Wahrheit. Nijhout folgert aus seinen Erkenntnissen: »Wird eine Gen-Wirkung benötigt, so wird dieses Gen durch ein Signal aus der Umgebung und nicht aus dem Gen selbst heraus aktiviert.« Mit anderen Worten: Auf die Umwelt kommt's an, Dummkopf!

## Proteine: Der Stoff, aus dem das Leben ist

Es liegt nahe, dass die Steuerung des Lebens durch die Gene zu einer Metapher wurde, da die Wissenschaftler ihre Forschung mit immer größerem Eifer auf die Mechanismen der DNS konzentrierten. In der organischen Chemie entdeckte man, dass Zellen aus vier Typen sehr großer Moleküle bestehen: aus Polysacchariden (komplexen Zuckern), Lipiden (Fetten), Nukleinsäuren (DNS/RNS) und Proteinen. Die Zellen brauchen alle vier, doch die Proteine sind die Hauptkomponenten lebender Organismen. Da unsere Zellen im Wesentlichen eine Ansammlung von Protein-Bausteinen sind, könnten Sie Ihren Körper mit seinen Billionen von Zellen als eine Art Protein-Maschine betrachten. Doch inzwischen haben Sie sicher erkannt, dass wir mehr sind als Maschinen. Zum Beispiel braucht unser Körper über 100.000 verschiedene Proteine, um zu funktionieren. Und wie werden diese hochkomplexen Stoffe in unserem Körper zusammengesetzt?

Jedes Protein besteht aus einem langen Strang miteinander verbundener Aminosäuremoleküle, die sich mit einer Stöpselperlenkette vergleichen lassen, wie kleine Kinder sie manchmal haben (siehe Abbildung). Jede Perle steht für eines der zwanzig Aminosäuremoleküle, die von den Zellen verwendet werden. Ich mag zwar den Perlenkettenvergleich, aber er hinkt ein wenig, da jede Aminosäure eine etwas andere Form hat. Stellen Sie sich also eine Stöpselperlenkette vor, mit leicht unterschiedlichen Perlen.

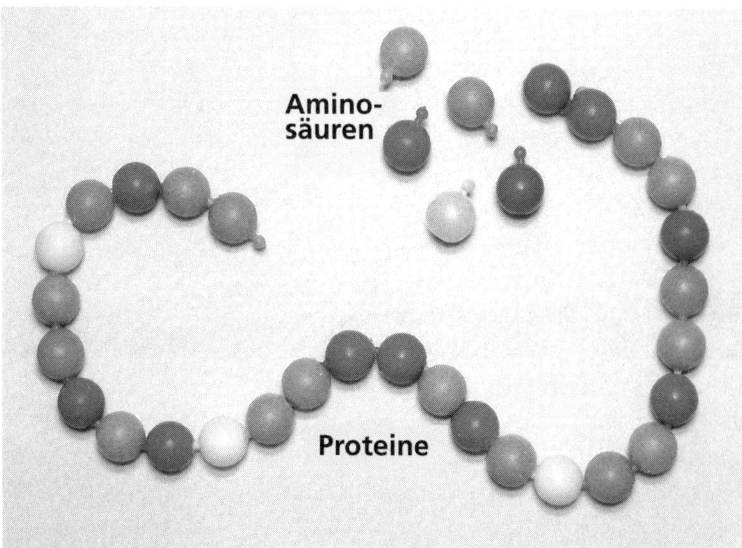


Genauer gesagt ist die Aminosäurekette, die das Rückgrat der Zellproteine darstellt, sehr viel beweglicher als eine Stöpselperlenkette, die ja auseinander bricht, wenn man sie zu stark biegt. Struktur und Verhalten der miteinander verbundenen Aminosäuren gleichen eher der Wirbelsäule einer Schlange. Dort ermöglichen es die vielen, untereinander verbundenen Wirbel, dass sich die Schlange zu vielerlei Formen biegen kann, von einer gestreckten »Stange« bis zu einem engen »Knoten«.

Die flexiblen Verbindungen (Peptidbindungen) zwischen den Aminosäuren im »Rückgrat« des Proteins ermöglichen es diesen Riesenmolekülen, eine Vielzahl von Formen zu bilden. Durch Drehung und Biegung ihrer Aminosäure-»Wirbel« ähneln die Protein-Moleküle mit ihren Windungen winzigen Schlangen.

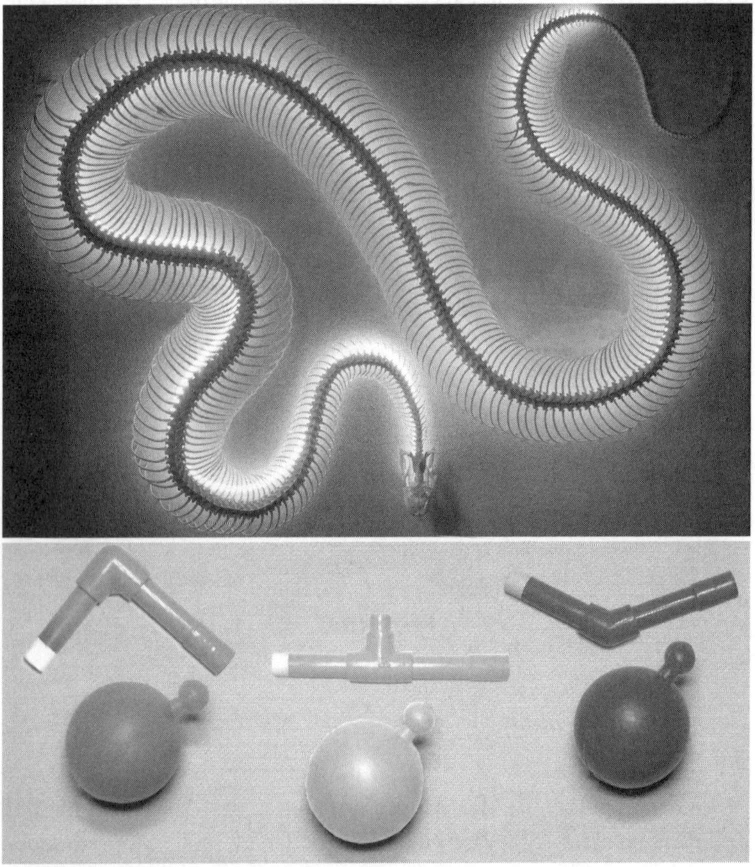

**Im Gegensatz zu den gleich geformten Stöpselperlen hat jede der zwanzig Aminosäuren des »Protein-Rückgrats« eine eigene Gestalt. Das entspricht ungefähr dem Unterschied zwischen einer Kettenverbindung aus identischen Stöpselperlen und einer Steckverbindung aus verschieden geformten Rohrstücken.**

Es gibt zwei wesentliche Faktoren, welche die Gestalt eines Protein-Rückgrats bestimmen. Der eine Faktor ist das physische Muster, das durch die Sequenz der unterschiedlich geformten Aminosäuren zustande kommt. Im Gegensatz zu gleich gestalteten Stöpselperlen hat jede der zwanzig Aminosäuren eine spezifische Form. Sie können sich das so ähnlich wie eine Steckverbindung unterschiedlich gebogener Rohre vorstellen (siehe Abbildung). Der zweite Faktor betrifft die elektromagnetische Anziehung zwischen den einzelnen Aminosäuren. Die meisten von ihnen haben eine positive oder eine negative Ladung und funktionieren wie Magnete: Gleiche Ladungen stoßen sich ab, gegensätzliche Ladungen ziehen sich an. Wie unten dargestellt, biegt sich das flexible Rückgrat eines Proteins, je nach den positiven und negativen Ladungen seiner Aminosäuren, in eine bevorzugte Form.

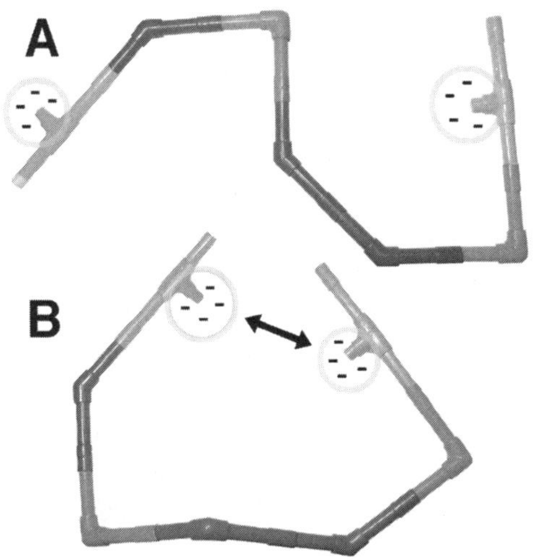


Die Protein-Rückgrate in A und B bestehen aus genau den gleichen Aminosäuresequenzen, haben aber unterschiedliche Formen, die aus der Verdrehung an den Verbindungspunkten herrühren. Wie bei Rohrverbindungen winden sich auch die unterschiedlich geformten Aminosäuren an ihren Peptidbindungen wie eine Schlange. So können Proteine ihre Gestalt verändern, obwohl sie zwei bis drei bestimmte Formen bevorzugen. Welche der beiden Anordnungen A und B würde unser hypothetisches Protein bevorzugen? Die Antwort ergibt sich daraus, dass die beiden End-Aminosäuren eine negative Ladung haben. Da sich gleiche Ladungen abstoßen, sind sie umso stabiler, je weiter sie voneinander entfernt sind. Also wäre die Anordnung A günstiger, weil die negativen Ladungen weiter voneinander entfernt sind.

Bei manchen Proteinen ist das Rückgrat so lang, dass sie für ihren Faltungsprozess die Unterstützung spezieller Hilfs-Proteine brauchen, so genannter Chaperone. Nicht korrekt gefaltete Proteine sind nicht in der Lage, optimal zu funktionieren, vergleichbar mit unangemessen verkrümmten Wirbelsäulen beim Menschen. Solche fehlerhaften Proteine werden von der Zelle zerstört. Ihre Aminosäuren werden auseinandergebaut und bei der Synthese neuer Proteine verwendet.

## Wie Proteine Leben erzeugen

Lebendige Organismen unterscheiden sich von leblosen Gebilden dadurch, dass sie sich bewegen. Die Triebkraft hinter ihren Bewegungen verrichtet die für lebendige Systeme charakteristische »Arbeit«, zum Beispiel Atmung, Verdauung und Muskelkontraktionen. Um das Wesen des Lebens zu begreifen, muss man zuerst verstehen, wie sich »Protein-Maschinen« bewegen können.

Die genaue räumliche Anordnung der Atome oder *Konformation* eines Protein-Moleküls, wie der Biologe sagt, spiegelt einen ausgeglichenen Zustand seiner elektromagnetischen Ladungen wider. Doch wenn die positiven und negativen Ladungen verändert werden, dreht sich das Protein-Rückgrat automatisch in eine neue Form, um der neuen Ladungsverteilung gerecht zu werden. Die Verteilung der elektromagnetischen Ladung innerhalb eines Proteins kann selektiv durch eine Reihe von Prozessen verändert werden, unter anderem durch die Verbindung mit anderen Molekülen oder chemischen Gruppen, wie zum Beispiel Hormonen; durch das enzymatische Hinzufügen oder Entfernen von geladenen Ionen oder durch die Interferenz durch elektromagnetische Felder, wie zum Beispiel der Abstrahlung von Mobiltelefonen [Tsong 1989].

Diese beweglichen Proteine zeigen uns in ihrer Bauweise ein noch eindrucksvolleres Wunder, denn ihre präzisen dreidimensionalen Formen erlauben ihnen auch, sich mit anderen Proteinen zu verbinden. Wenn ein Protein einem Molekül begegnet, das ihm physisch und energetisch entspricht, dann verbinden sich die beiden wie ein Getriebe oder wie das Räderwerk einer alten Taschenuhr.

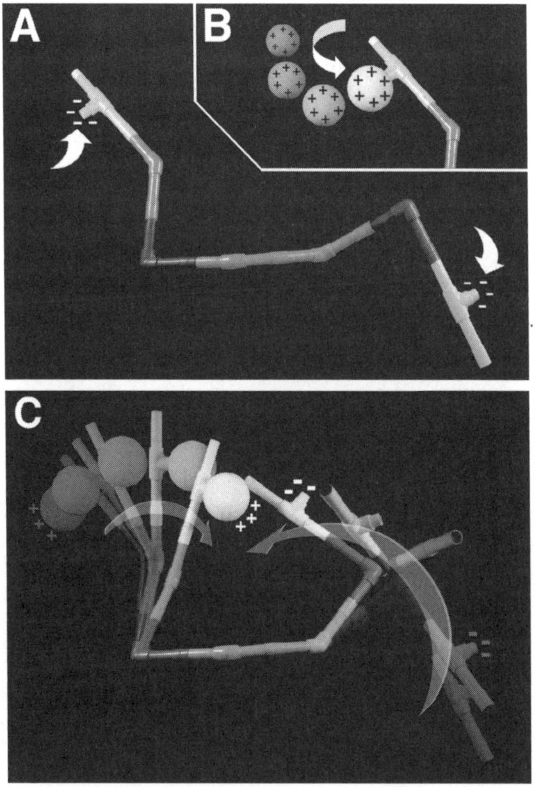


Abbildung A zeigt die bevorzugte Konformation unseres hypothetischen Protein-Rückgrats. Die abstoßenden Kräfte zwischen den beiden negativ geladenen End-Aminosäuren (siehe Pfeile) sind so weit voneinander entfernt wie möglich. Abbildung B zeigt eine Nahaufnahme einer End-Aminosäure. Ein Signal, in diesem Fall ein Molekül mit einer stark positiven Ladung (weiße Kugel) wird zu der negativen Seite der End-Aminosäure hingezogen und verbindet sich mit ihr. In unserem Beispiel ist das Signal stärker positiv geladen als die negative Ladung der End-Aminosäure. Nachdem sich das Signal mit dem Protein verbunden hat, gibt es an diesem Ende des Rückgrats einen Überschuss an positiver Ladung. Da positive und negative Ladungen einander anziehen, drehen sich die Aminosäuren jetzt so um ihre Verbindungen, dass das positive und das negative Ende näher beieinander sind. Abbildung C zeigt, wie sich das Protein von der Konformation A in die Konformation B entwickelt. Die Veränderung der Konformationen erzeugt Bewegung, und diese Bewegung wird in Arbeit umgesetzt, zum Beispiel in Verdauung, Atmung oder Muskelanspannung. Wenn sich das Signal wieder löst, kehrt das Protein in seine Ausgangsposition zurück. So sorgen signalgesteuerte Proteinbewegungen für das Leben.

In den folgenden beiden Abbildungen sehen Sie fünf einzigartig geformte Proteine als Beispiele für das molekulare »Getriebe« der Zellen. Diese organischen Teilchen haben sanftere Kanten als menschengemachte Maschinenbauteile, aber Sie können sehen, wie ihre dreidimensionalen Formen mit den Formen anderer, komplementärer Proteine genau ineinander greifen.

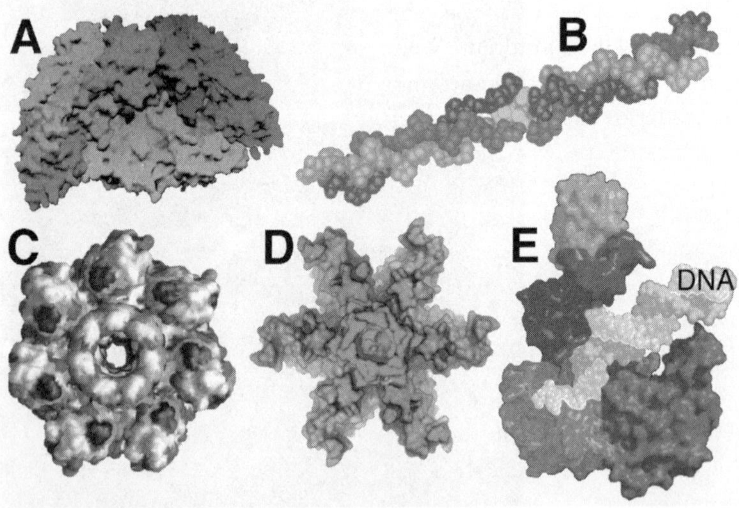


Protein-Menagerie: Abgebildet sehen Sie fünf verschiedene Beispiele von Protein-Molekülen. Jedes Protein besitzt eine komplexe dreidimensionale Konformation, die in jeder Zelle in einer exakt gleichen Kopie auftreten. A) Wasserstoff-verdauendes Enzym; B) In sich verwebte Kollagen-Protein-Faser; C) Kanal, ein membranumhülltes Protein mit einer offenen Pore im Zentrum; D) Protein-Untereinheit einer »Kapsel«, die einen Virus umhüllt; E) DNS-synthetisierendes Enzym mit angehängter DNS-Helix.

In der zweiten Abbildung habe ich ein Uhrwerk mit den Zellmechanismen verglichen. Das erste Bild zeigt die Metall-Mechanik eines Uhrwerks mit Federn und Zahnrädchen. Wenn sich Rädchen A dreht, versetzt es Rädchen B ebenfalls in Drehung, wenn sich B dreht, dreht sich C mit und so weiter. Im nächsten Bild setze ich für die menschengemachten Rädchen die weicher geformten organischen Proteine ein (in einer millionenfachen Vergrößerung). So wird anschaulich, dass die Proteine wie die Zahnräder einer Uhr ineinander greifen können. Man kann sich vorstellen, wie sich Protein A dreht und damit Protein B in Bewegung versetzt, was wiederum Protein C mitdreht. Wenn man das erkannt hat, kann man, wie in der dritten Abbildung, die Maschinenteile weglassen und voilà! – Sie sehen eine Protein-Maschine – eine von Tausenden ähnlicher Proteinansammlungen, die gemeinsam eine Zelle bilden.

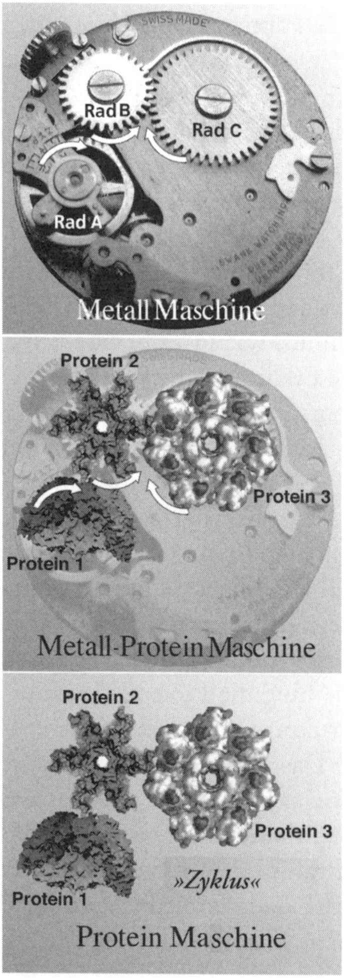


Zytoplasma-Proteine, die in bestimmten physiologischen Funktionen zusammenarbeiten, werden in so genannten Ketten oder Zyklen zusammengefasst. Diese Gruppierungen werden nach ihren Funktionen bestimmt, zum Beispiel die Atmungs-Kette, die Stoffwechsel-Kette und der berüchtigte, energieerzeugende Zitronensäurezyklus, der Schrecken vieler Medizinstudenten, die ihn mit allen einzelnen Proteinen und komplexen chemischen Reaktionen auswendig lernen müssen.

Können Sie sich vorstellen, wie aufgeregt die Biologen waren, als sie herausfanden, wie diese Protein-Maschinen funktionieren? Die Zellen nutzen ihre Bewegungen, um bestimmte Stoffwechsel- und Verhaltensfunktionen durchzuführen. Die ständigen, die Form der Proteine verändernden Bewegungen, die in einer Sekunde tausendfach ablaufen können, sind die Bewegungen, die das Leben antreiben.

## Das Primat der DNS

Vielleicht ist Ihnen aufgefallen, dass ich bei all dem die DNS gar nicht erwähnt habe. Das liegt daran, dass die Veränderung der elektromagnetischen Ladung die verhaltenserzeugenden Bewegungen bewirkt, nicht die DNS. Wie sind wir zu der weit verbreiteten Meinung gekommen, dass die Gene die Biologie steuern? In seinem Buch *Der Ursprung der Arten* meint Darwin, dass die »Erbfaktoren« von Generation zu Generation weitergegeben werden und die Eigenschaften der Nachkommen bestimmen. Darwins Einfluss war so groß, dass sich die Wissenschaftler vollkommen auf die Erkundung dieses Erbmaterials stürzten, welches angeblich das Leben steuert.

Im Jahr 1910 offenbarten intensive Mikroskopanalysen, dass das Erbgut in den Chromosomen steckt, fadenähnlichen Strukturen, die kurz vor der Zellteilung sichtbar werden. Die Chromosomen werden dann in den größten Organellen der beiden Tochterzellen, den jeweiligen Zellkernen aufgenommen. Als die Wissenschaftler diese Zellkerne isolierten und analysierten, fanden sie in den Chromosomen zwei Arten von Molekülen: Proteine und DNS. Irgendwie hing die Protein-Maschine des lebenden Organismus mit der Struktur und Funktion dieser Chromosomen zusammen.

Das Wissen um die Funktionsweise der Chromosomen erweiterte sich 1944, als die Wissenschaftler feststellten, dass die DNS die Erbinformationen enthielt [Avery et al., 1944; Lederberg 1994]. In raffinierten Experimenten entnahm man reine DNS aus einer Art Bakterien, nennen wir sie einmal A, und reine DNS aus Kulturen, die nur Bakterien der Spezies B enthielten. Innerhalb kurzer Zeit begannen die Bakterien der Spezies B Eigenschaften aufzuweisen, die sich zuvor nur bei A beobachten ließen. Sobald klar war, dass man nur DNS brauchte, um Eigenschaften zu vererben, wurde das DNS-Molekül zum wissenschaftlichen Superstar.

Jetzt war es an Watson und Crick, die Struktur und Funktion dieses Superstar-Moleküls zu entziffern. DNS-Moleküle sind lang und fadenähnlich. Sie bestehen aus vier stickstoffhaltigen organischen Basen namens Adenin, Thymin, Cytosin und Guanin oder A, T, C und G. Watson und Crick entdeckten, dass die Sequenz der A-, T-, C- und G-Basen in der DNS die Sequenz der Aminosäuren bestimmt, die das Rückgrat eines Proteins bilden. Diese langen DNS-Fäden sind in einzelne Gene, das heißt in Segmente, unterteilt, die eine »Kopiervorlage« für ein bestimmtes Protein enthalten. Der Code für den Proteinerzeugungs-Apparat der Zelle war geknackt!

Watson und Crick erklärten auch, warum die DNS das perfekte Vererbungsmolekül ist. Jeder DNS-Strang ist normalerweise mit einem zweiten DNS-Strang verbunden und in der so genannten Doppelhelix locker mit diesem verschlungen. Das Geniale an diesem System ist, dass sich die Basen-Sequenzen der beiden Seiten wie Spiegelbilder entsprechen. Wenn sich die beiden DNS-Stränge entwinden, enthält jeder Strang die erforderlichen Informationen, um eine exakte Kopie seiner selbst zu erzeugen. Trennen sich die beiden Stränge, so kann sich das DNS-Molekül selbst vervielfältigen. Diese Beobachtung führte zu der Annahme, die DNS steuere ihre eigene Replikation – sie sei sozusagen »ihr eigener Boss«.

Die »Annahme«, die DNS steuere ihre Replikation selbst und liefere gleichzeitig die Vorlage für die körpereigenen Proteine, ließ Francis Crick jenes zentrale Dogma der Biologie formulieren, nämlich dass die DNS die Hauptrolle bei der Vererbung spielt. Dieses Dogma ist so tief in der modernen Biologie verankert, dass es in Stein gemeißelt scheint wie die Zehn Gebote. In jedem wissenschaftlichen Text wird dieses Dogma vom Primat der DNS stillschweigend vorausgesetzt.

Das Leben entfaltet sich diesem Dogma zufolge von der DNS, die über allem steht, zur RNS. Diese RNS ist die kurzlebige Kopie der DNS. Sie bildet die Schablone, aus der sich die Aminosäure-Sequenz ableitet, die das Rückgrat der Proteine erzeugt. Das Diagramm illustriert die Logik unseres »Zeitalters des genetischen Determinismus«: Weil die Eigenschaften eines lebendigen Organismus durch die Art seiner Proteine bestimmt werden und die Proteine in der DNS kodiert sind, ist die DNS logischerweise die »erste Ursache« oder der Ort, an dem die Eigenschaften eines Organismus festgelegt werden.

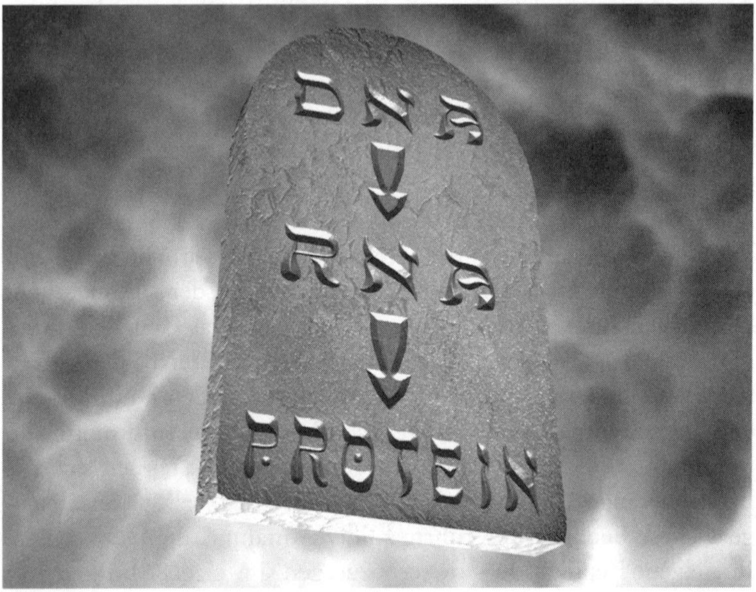


Das zentrale Dogma. Das Dogma vom Primat der DNS definiert den Informationsfluss in biologischen Organismen. Wie die Pfeile zeigen, verläuft er nur in eine Richtung: von der DNS zur RNS zum Protein. Die DNS fungiert als das Langzeitgedächtnis der Zelle, das von Generation zu Generation weitergegeben wird. Die RNS, eine instabile Kopie des DNS-Moleküls, ist das aktive Gedächtnis, das von der Zelle bei der Proteinsynthese als Schablone eingesetzt wird. Proteine sind die molekularen Bausteine, welche die Zellstruktur und das Zellverhalten bestimmen. Die DNS gilt als Quelle, die den Charakter der Zellproteine bestimmt, und daher als »erste Ursache«.

## Das Human-Genom-Projekt

Nachdem man der DNS nun diese herausragende Rolle eingeräumt hatte, stellte sich die Herausforderung einer Katalogisierung der menschlichen Gene. So entstand die Idee zum Human-Genom-Projekt, einer globalen, wissenschaftlichen Anstrengung, die in den späten 1980er-Jahren begann.

Das Human-Genom-Projekt war von Anfang an sehr ehrgeizig angelegt. Man nahm an, der Körper brauche jeweils ein Gen, das als Schablone für jedes der über 100.000 Proteine in unserem Körper dient. Hinzu kommen noch ungefähr 20.000 regulierende Gene, die die Aktivität der Gene mit Proteinkodierungen steuern. Die Wissenschaftler gingen also davon aus, dass man im menschlichen Genom in den dreiundzwanzig Chromosomenpaaren mindestens 120.000 Gene finden müsste.

Doch es kam anders. Ein kosmischer Witz kam zum Vorschein, einer von der Sorte, die für Wissenschaftler, die meinen, den Geheimnissen des Universums auf die Spur gekommen zu sein, immer wieder sehr unangenehm sind. Bedenken Sie nur, welche Auswirkungen die Entdeckung von Nikolaus Kopernikus im Jahre 1543 hatte, die Erde sei nicht der Mittelpunkt des Universums, wie die vom kirchlichen Weltbild geprägten Wissenschaftler jener Zeit bis dahin angenommen hatten. Die Tatsache, dass sich die Erde um die Sonne dreht und selbst die Sonne nicht das Zentrum des Universums ist, stellte die Lehren der Kirche in Frage. Kopernikus' bahnbrechende Entdeckungen waren der Anfang der modernen wissenschaftlichen Revolution, denn sie rüttelten an der Unfehlbarkeit der Kirche. Schließlich übernahm die Wissenschaft selbst die ehemalige Rolle der Kirche und diente den modernen westlichen Menschen als oberster Wissensquell zur Erklärung der Geheimnisse des Universums.

Die Genetiker erlebten einen ähnlichen Schock, als sie entgegen ihren Erwartungen im gesamten menschlichen Genom nur ungefähr 25.000 Gene fanden [Pennisi 2003a und 2003b; Pearson 2003; Goodman 2003]. Über achtzig Prozent der von den Wissenschaftlern als notwendig erachteten DNS existierten nicht! Das Konzept »ein Gen – ein Protein« war das Fundament des genetischen Determinismus gewesen. Nachdem dieses nun derart erschüttert worden war, mussten neue Theorien über die Mechanismen des Lebens erdacht werden. Es ist nun nicht mehr möglich, zu glauben, dass die Gentechnik mit relativer Leichtigkeit alle unsere biologischen Probleme lösen wird. Es gibt einfach nicht genügend Gene, um mit ihnen die Komplexität des menschlichen Lebens oder der menschlichen Krankheiten zu erklären.

Was ich sage, klingt jetzt vielleicht wie Hühnchen Junior aus dem Film *Himmel und Huhn*, das schreit, weil der genetische Himmel einstürzt. Sie brauchen mir natürlich nicht zu glauben. Aber Huhn Senior sagt das Gleiche: In einem Kommentar zu den überraschenden Ergebnissen des Human-Genom-Projekts sprach der Nobelpreisträger David Baltimore, einer der weltweit angesehensten Genetiker, das Problem der menschlichen Komplexität an [Baltimore 2001]:

»Falls im menschlichen Genom nicht noch viele Gene vorhanden sind, die unsere Computer nicht erkennen können, müssen wir zugeben, dass wir unsere im Vergleich zu Würmern und Pflanzen zweifellos größere Komplexität nicht durch ein Mehr an Genen gewonnen haben. Die Erkenntnis dessen, was uns unsere Komplexität verleiht – das enorme Verhaltensrepertoire, die Fähigkeit zu bewusstem Handeln, eine bemerkenswerte Körperbeherrschung, unsere genau auf die Umweltveränderungen abgestimmten Reaktionsmöglichkeiten, unsere Lernfähigkeit – muss ich noch mehr aufzählen? – bleibt eine große Herausforderung für die künftige Forschung.«

Wie Baltimore sagt, zwingen uns die Ergebnisse des Human-Genom-Projekts, andere Vorstellungen über die Steuerung der Lebensprozesse in Erwägung zu ziehen. »Ein Verständnis dessen, was uns unsere Komplexität verleiht [...] bleibt eine große Herausforderung für die künftige Forschung.« Der Himmel ist tatsächlich eingestürzt.

Die Ergebnisse des Human-Genom-Projekts zwingen uns auch, unsere genetische Verwandtschaft mit anderen Organismen der Biosphäre zu überdenken. Wir können die Gene nicht mehr als Erklärung dafür bemühen, warum wir auf der obersten Stufe der evolutionären Leiter stehen. Es hat sich herausgestellt, dass es zwischen der Anzahl der Gene im Menschen und in primitiven Lebewesen keinen sehr großen Unterschied gibt. Wir wollen dafür drei der genetisch am besten untersuchten Tiere betrachten, den mikroskopisch kleinen Fadenwurm *Caenorhabditis elegans*, die Fruchtfliege *Drosophila melanogaster* und die Labormaus.

Der primitive Fadenwurm ist ein perfektes Modell für das Studium der Rolle der Gene in der Entwicklung und im Verhalten. Dieser schnell wachsende und sich rasch vermehrende Organismus hat einen sehr präzise gebauten Körper, der aus exakt 969 Zellen und einem einfachen Gehirn mit ungefähr 302 Zellen besteht. Nichtsdestotrotz hat er ein bestimmtes Verhaltensrepertoire und eignet sich für genetische Experimente. Das Genom dieses Fadenwurms besteht aus 24.000 Genen [Blaxter 2003]. Der menschliche Körper mit seinen über fünfzig Billionen Zellen enthält nur 1.500 Gene mehr als der mikroskopisch kleine, wirbellose, tausendzellige Wurm.

Die Fruchtfliege, ein anderes beliebtes Forschungsobjekt, hat 15.000 Gene [Blaxter 2003; Celniker et al., 2002]. Obwohl viel komplexer, hat sie also 9.000 Gene weniger als der primitive Fadenwurm. Und wenn es um Mäuse und Menschen geht, dann müssten wir unsere Meinung von Ersteren etwas erhöhen, oder uns selbst etwas herunterstufen, denn parallel durchgeführte Genom-Projekte haben ergeben, dass Menschen und Nagetiere etwa über dieselbe Anzahl an Genen verfügen.

## Das Einmaleins der Zellbiologie

Im Rückblick betrachtet hätten die Wissenschaftler ahnen können, dass die Gene nicht das Leben steuern. Definitionsgemäß ist das Gehirn das Organ für die Kontrolle und Koordination der Physiologie und des Verhaltens von Organismen. Aber ist der Zellkern wirklich das Gehirn der Zelle? Wenn unsere Annahme zutrifft, dass der Nukleus mit seinem DNS-haltigen Material das »Gehirn« der Zelle ist, dann müsste die Entfernung des Zellkerns, die so genannte Enukleation, zum sofortigen Tod der Zelle führen.

Also beginnen wir das große Experiment … (Maestro, die Trommelwirbel bitte!)

Der Wissenschaftler zerrt die unwillige Zelle in den mikroskopischen OP-Bereich und bindet sie fest. Mit einem Mikromanipulator führt der Wissenschaftler eine nadelartige Mikropipette über der Zelle in Position. Mit einem beherzten Stoß des Manipulators taucht die Pipette tief in das Zytoplasma der Zelle ein. Durch ein wenig Unterdruck wird der Zellkern in die Pipette gesaugt, und die Pipette wird wieder aus der Zelle entfernt. Zurück bleibt unsere arme Zelle – der gerade das Gehirn entnommen wurde.

Aber Moment mal! Sie bewegt sich noch! Mein Gott, sie lebt!

Die Wunde hat sich geschlossen, und wie nach einer Operation erholt sich unsere Zelle langsam. Schon bald ist sie wieder auf den Beinen – pardon, auf den Scheinfüßchen. So schnell sie kann, verlässt sie die ungastliche Stätte und hofft, nie wieder eine Pipette zu sehen.

Nach der Enukleation überleben viele Zellen bis zu zwei Monaten. Ohne Gene. Sie liegen nicht herum wie gehirntote Zytoplasmaklumpen, sondern nehmen aktiv Nahrung auf, verstoffwechseln sie, halten ein koordiniertes physiologisches System aufrecht (Atmung, Stoffwechsel, Ausscheidung, Bewegungsvermögen etc.), kommunizieren mit anderen Zellen und können auf Wachstumsreize oder Bedrohungen aus ihrer Umgebung angemessen reagieren.

Es überrascht allerdings nicht, dass die Enukleation durchaus auch Nebeneffekte hat. Ohne ihre Gene können sich die Zellen nicht mehr teilen, und sie können keine Proteine mehr herstellen, die sie durch die normale Abnutzung des Zytoplasmas verbrauchen. Die Unfähigkeit, beschädigte Zytoplasma-Proteine wieder herzustellen, führt zu mechanischen Fehlfunktionen, die schließlich zum Tod der Zelle führen.

Unser Experiment sollte die Idee überprüfen, dass der Zellkern das »Gehirn« der Zelle ist. Wenn die Zelle sofort nach der Enukleation gestorben wäre, hätte das unsere Annahme unterstützt. Doch die Ergebnisse sind eindeutig: Die enukleierten Zellen zeigen weiterhin komplexe, koordinierte, lebenserhaltende Verhaltensmuster, die darauf schließen lassen, dass das »Gehirn« der Zelle noch immer intakt und funktionsfähig ist.

Die Tatsache, dass enukleierte Zellen ihre biologischen Funktionen auch ohne Gene aufrechterhalten, ist keine neue Entdeckung. Schon vor über hundert Jahren haben die Embryologen routinemäßig aus sich teilenden Eizellen die Zellkerne entfernt und gezeigt, dass sich eine einzelne enukleierte Eizelle bis zum Blastula-Stadium entwickeln kann, einem embryonalen Entwicklungsstadium von etwa vierzig Zellen. Heutzutage werden enukleierte Zellen in der Industrie verwendet, zum Beispiel in der Impfstoffproduktion als lebendiger Nährboden für Zellkulturen.

Wenn der Zellkern mit seinen Genen nicht dem Gehirn der Zelle entspricht, worin besteht dann der Beitrag der DNS zum Zellleben?

Enukleierte Zellen sterben, nicht weil sie ihr Gehirn, sondern weil sie ihre Reproduktionsfähigkeit verloren haben. Ohne Reproduktion ihrer Teile können sie keine fehlerhaften Proteinblöcke ersetzen und sich nicht vermehren. Der Zellkern entspricht also nicht dem Gehirn, sondern den Keimdrüsen! Man könnte die Verwechslung der Keimdrüsen mit dem Gehirn angesichts der Tatsache, dass die Wissenschaft schon immer ein patriarchales Unternehmen war, in gewisser Weise verstehen. Schon oft wurde gewitzelt, dass Männer anscheinend eher mit ihren Keimdrüsen denken als mit ihrem Gehirn, es kommt also nicht ganz überraschend, dass sie den Zellkern für das Gehirn der Zelle gehalten haben!

## Epigenetik: Die neue Wissenschaft der Selbstbestärkung

Die Theorien des genetischen Determinismus haben zwar das bereits hundert Jahre alte Wissen um die enukleierten Zellen ignoriert, aber die neuesten Forschungsergebnisse können es nicht mehr leugnen. Während das Human-Genom-Projekt die Schlagzeilen füllte, hob eine Gruppe von Wissenschaftlern einen neuen, revolutionären Forschungsbereich der Biologie aus der Taufe, die Epigenetik. Die Wissenschaft der Epigenetik (das bedeutet: jenseits der Genetik) verändert unser Verständnis davon, wie das Leben gesteuert wird, von Grund auf [Pray 2004; Silverman 2004]. In den letzten zehn Jahren hat die Epigenetik festgestellt, dass die DNS in unseren Genen zum Zeitpunkt der Geburt noch nicht vollständig festgelegt ist. Gene bestimmen also nicht unser Schicksal! Umwelteinflüsse, darunter auch Ernährung, Stress und Gefühle, können unsere Gene verändern, ohne die grundlegende Zusammensetzung in Frage zu stellen. Zudem haben die Epigenetiker festgestellt, dass diese Modifizierungen ebenso an die Nachkommen weitergegeben werden können, wie es bei der DNS über die Doppelhelix der Fall ist [Reik und Walter 2001; Surani 2001].

Zweifellos hinkt die Epigenetik hinter den genetischen Entdeckungen hinterher. Seit Ende der 1940er-Jahre haben die Biologen DNS aus den Zellkernen isoliert, um die genetischen Mechanismen zu untersuchen. Dazu extrahieren sie den Nukleus aus der Zelle, öffnen seine schützende Membran und entfernen den Chromosomen-Inhalt, der zur Hälfte aus DNS und zur anderen Hälfte aus gewöhnlichen Proteinen besteht. Da sich die meisten Wissenschaftler bei diesen Experimenten ausschließlich für die DNS interessieren, werfen sie die Proteine einfach weg. Inzwischen wissen wir, dass sie dabei das Kind mit dem Bade ausschütten. Die Epigenetiker bringen jetzt dieses Kind wieder ins Spiel, indem sie die Proteine der Chromosomen untersuchen. Dabei stellt sich heraus, dass diese Proteine in der Vererbung eine ebenso wichtige Rolle spielen wie die DNS selbst.

In einem Chromosomenstrang bildet die DNS das Kernstück, und sie wird von Proteinen umhüllt wie von einem Ärmel. Sind die Gene bedeckt, ist ihre Information nicht »lesbar«. Stellen Sie sich Ihren Arm als ein Stück DNS vor, in dem das Gen für blaue Augen steckt. Im Zellkern wird dieses Stück DNS von gebundenen Regulationsproteinen bedeckt, die das Blaue-Augen-Gen wie ein schützender Ärmel verdecken, so dass es nicht gelesen werden kann.

Wie aber bekommt man diesen Ärmel weg? Man braucht ein Signal aus der Umgebung, das den Protein-Ärmel dazu bringt, seine Form zu verändern, sich zum Beispiel von der Doppelhelix der DNS zu lösen. Dann kann das Gen gelesen werden. Wenn die DNS enthüllt ist, kann die Zelle davon eine Kopie machen. Die Aktivität der Gene wird also durch die An- oder Abwesenheit des schützenden Proteins »gesteuert«, das wiederum unter dem Einfluss von Umweltsignalen steht.

Die Epigenetik dokumentiert also, wie Umweltsignale die Aktivität der Gene steuern. Das Primat der DNS ist demnach hinfällig, und der neu erkannte Informationsfluss sollte besser »Primat der Umgebung« genannt werden: Er wird durch ein Umweltsignal in Gang gesetzt, verläuft dann zu dem Regulationsprotein und erst dann zur DNS und RNS. Schließlich führt er zum Endergebnis, dem neu zu bildenden Protein.

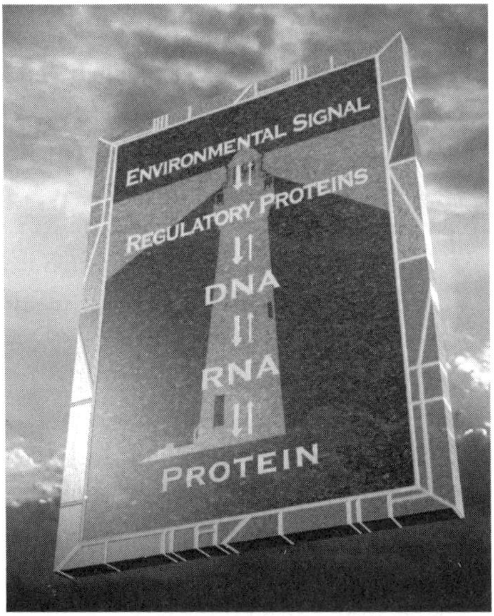


Umweltsignale

Regulationsproteine

Primat der Umgebung. Neue wissenschaftliche Erkenntnisse zeigen, dass die Informationen, welche die Lebensvorgänge steuern, durch Umweltsignale in Gang gesetzt werden. Diese Umweltsignale beeinflussen die Regulationsproteine in der Schutzhülle um die DNS, d.h. die Regulationsproteine steuern die Gen-Aktivität. Die DNS-, RNS- und Proteinfunktionen sind genau die gleichen wie in der Abbildung zum Primat der DNS. Bitte beachten Sie: Der Informationsfluss geht nicht mehr nur in eine Richtung. In den 1960er-Jahren stellte Howard Temin das Dogma der Genetik mit Experimenten in Frage, in denen offenbar wurde, dass die RNS auch entgegen dem angenommenen Informationsfluss wirken und die DNS verändern kann. Zuerst wurde er für seine ketzerischen Theorien ausgelacht, doch dann gewann er den Nobelpreis für die Beschreibung der reversen Transkriptase, den molekularen Mechanismus, durch den die RNS den genetischen Code umschreiben kann. Die reverse Transkriptase erlangte mittlerweile traurige Berühmtheit, weil sie von der RNS des AIDS-Virus dazu benutzt wird, die DNS der infizierten Zelle zu manipulieren. Es ist inzwischen auch bekannt, dass Veränderungen im DNS-Molekül, zum Beispiel die Entfernung einer Methyl-Gruppe, die Verbindungen der Regulationsproteine beeinflusst. Diese Proteine müssen auch in der Lage sein, den vorgesehenen Informationsfluss abzublocken, denn die Protein-Antikörper in Immunzellen sind an der Veränderung der DNS jener Zellen beteiligt, die sie synthetisieren. Die Größe der Pfeile, die den Informationsfluss symbolisieren, ist nicht die gleiche. Der rückwärtige Informationsfluss ist nur sehr eingeschränkt möglich, was die Zelle vor radikalen Veränderungen ihres Erbguts bewahrt.

Die Epigenetik hat deutlich gemacht, dass die Erbinformation über zwei Mechanismen weitergegeben wird. Diese beiden Mechanismen erlauben es den Wissenschaftlern, sowohl den Beitrag des Ererbten (d.h. den Einfluss der Gene) als auch den Beitrag des Erworbenen (d.h. der epigenetischen Mechanismen) zu untersuchen. Wenn man sich nur auf die Blaupausen konzentriert, wie es die Wissenschaftler jahrzehntelang getan haben, kann man den Einfluss der Umgebung nicht richtig einschätzen [Dennis 2003; Chakravarti und Little 2003].

Ich will Ihnen eine Analogie aufzeigen, die den Zusammenhang zwischen den epigenetischen und genetischen Mechanismen hoffentlich deutlicher macht. Sind Sie alt genug, um sich an die Zeiten zu erinnern, als das Fernsehprogramm nach Mitternacht aufhörte? Wenn sich die Sender abgeschaltet hatten, erschien auf dem Bildschirm ein so genanntes Testbild. In den USA glichen die meisten Testbilder einer Zielscheibe, wie Sie in der Abbildung sehen können.

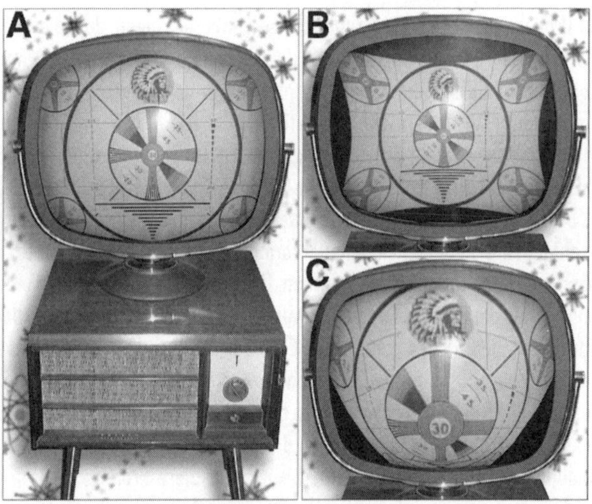


**In unserer Analogie steht das Testbild für das Protein-Rückgrat, das in einem Gen codiert ist. Durch das Drehen an den Einstellknöpfen können Sie zwar das Aussehen des Testbildes verändern (Muster B und C), aber nicht das übertragene Bild (d.h. die Gene). Die epigenetischen Kontrollmechanismen bestimmen also, was von einem Gen lesbar ist, aber nicht, was darauf programmiert ist.**

Angenommen, das Muster unseres Testbildes entspricht dem Gen für braune Augen. Die Knöpfe am Fernseher können das Testbild beeinflussen. Sie können es an- und abschalten und bestimmte Charakteristika verändern, zum Beispiel die Farbe, den Kontrast, die Helligkeit und so weiter. Sie können also das Aussehen des Musters auf dem Bildschirm verändern, aber nicht das gesendete Muster. Das ist die Rolle der Regulationsproteine. Untersuchungen der Proteinsynthese zeigen, dass die epigenetischen »Einstell-Knöpfe« aus dem gleichen Gen mehr als 2.000 verschiedene Protein-Varianten erzeugen können [Bray 2003; Schmucker et al., 2000].

## Die Lebenserfahrungen der Eltern beeinflussen die Gene der Kinder

Wir wissen, dass die oben beschriebene umweltbeeinflusste Feinabstimmung von Generation zu Generation weitergegeben werden kann. In der August-Ausgabe der Fachzeitschrift *Molecular and Cellular Biology* von 2003 wurde eine wichtige Studie der Duke University veröffentlicht, die nachweist, dass Umwelteinflüsse sogar genetische Mutationen bei Mäusen überwinden können [Waterland und Jirtle 2003]. In dieser Studie beobachteten Wissenschaftler die Wirkung von Nahrungszusätzen bei trächtigen Mäusen mit dem abnormalen »Agouti«-Gen. Agouti-Mäuse haben ein gelbliches Fell und sind sehr fettleibig, weshalb sie häufig an Herzkrankheiten, Diabetes und Krebs sterben.

In dem Experiment bekam eine Gruppe von gelben, fettleibigen Agouti-Mäusen methylgruppenreiche Nahrungszusätze wie Folsäure, Vitamin B12, Betain und Cholin. Man wählte methylgruppenreiche Stoffe, weil sich in Experimenten gezeigt hat, dass die chemische Gruppe der Methyle bei epigenetischen Veränderungen eine Rolle spielt. Wenn sich Methylgruppen an die DNS eines Gens binden, verändert sich die chemische Verbindung der regulativen Chromosomen-Proteine. Wenn sich das Protein zu eng an das Gen bindet, kann der »Protein-Ärmel« nicht abgestreift und das Gen nicht gelesen werden. Die Methylisierung kann daher die Gen-Aktivität steigern oder dämpfen.

Dieses Mal hatten die Schlagzeilen Recht, als sie verkündeten: »Ernährung übertrumpft Gene«. Die Mausmütter, die methylgruppenreiche Nahrung erhalten hatten, brachten normale, braune, schlanke Mäusekinder hervor, obwohl ihre Nachkommen das gleiche Agouti-Gen hatten wie ihre Mütter. Die Mäuse, die keine Zusatzstoffe erhalten hatten, produzierten gelbliche Junge, die mehr fraßen als die braunen und ungefähr auch doppelt so viel wogen.

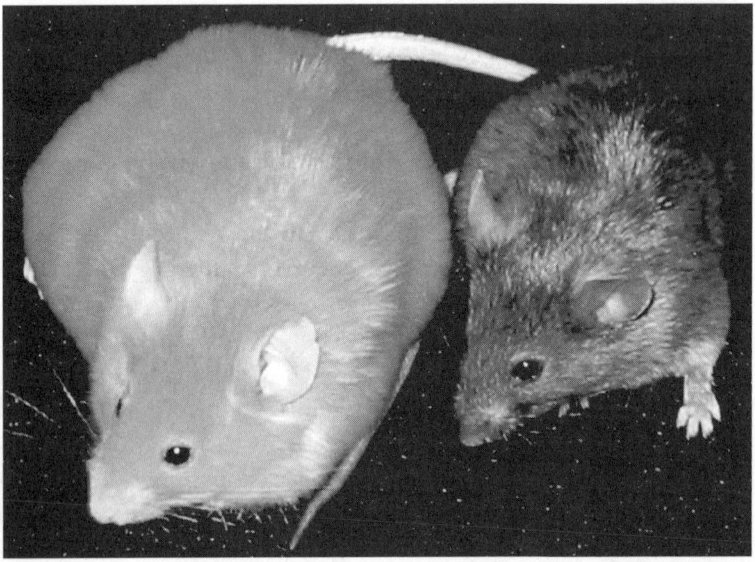

**Agouti-Schwestern: Einjährige, genetisch identische Agouti-Mäuse. Methylgaben an das Muttertier verändern die Fellfarbe der Jungen von gelblich zu braun und reduzieren Fettleibigkeit, Diabetes und Krebs (Foto mit Genehmigung von Jirtle und Waterland © ).**

Das Foto der Universität ist verblüffend. Die beiden Mäuse sind genetisch identisch, doch sie sehen deutlich unterschiedlich aus. Die eine Maus ist schlank und braun, die andere fettleibig und gelblich. Was Sie auf dem Bild nicht sehen können: Die fette Maus hat Diabetes, während ihre Schwester gesund ist.

Andere Untersuchungen haben bei einer Vielzahl von Krankheiten, darunter Krebs, Herzleiden und Diabetes epigenetische

Mechanismen entdeckt. Tatsächlich lassen sich nur fünf Prozent der Krebs- und Herzerkrankungen auf erbliche Anlagen zurückführen [Willett 2002]. Die Medien haben zwar aus der Entdeckung der Brustkrebsgene BRCA1 und BRCA2 einen großen Wirbel gemacht, aber sie haben verschwiegen, dass 95 Prozent der Brustkrebserkrankungen nichts mit ererbten Genen zu tun haben. Bei einer signifikanten Anzahl von Krebspatienten wurde nachgewiesen, dass ihre Krankheit durch umweltbedingte epigenetische Veränderungen verursacht wurde und nicht durch defekte Gene [Kling 2003; Jones 2001; Seppa 2000; Baylin 1997].

Die epigenetischen Beweise sind so zwingend, dass so mancher tapfere Wissenschaftler schon wieder Jean Baptiste Lamarck hervorgekramt hat, den viel geschmähten Evolutionstheoretiker, der fest davon überzeugt war, durch Umwelteinflüsse erworbene Eigenschaften könnten vererbt werden. Die Philosophin Eva Jablonka und die Biologin Marion Lamb schrieben 1995 in ihrem Buch *Epigenetic Inheritance and Evolution – The Lamarckian Dimension:* »In den letzten Jahren hat die Molekularbiologie gezeigt, dass das Genom nicht so starr festgelegt ist und viel stärker auf die Umwelt reagiert, als man bisher annahm. Auch zeigte sich deutlich, dass Erbinformationen auf anderen Wegen als durch die Basensequenz der DNS an die Nachkommen weitergegeben werden können.« [Jablonka und Lamb 1995]

Wir sind wieder da, wo wir dieses Kapitel begonnen haben: bei der Umgebung. In meiner eigenen Laborarbeit sah ich immer wieder, welchen Einfluss eine Veränderung der Umgebung auf die Zellen hat. Doch erst am Ende meiner Forschungskarriere in Stanford fiel bei mir wirklich der Groschen. Ich sah, wie die Endothelzellen (das sind Zellen in den Wänden der Blutgefäße), die ich erforschte, ihre Struktur und Funktion je nach ihrer Umgebung veränderten. Als ich den Zellkulturen zum Beispiel entzündlich wirkende Chemikalien zufügte, wandelten sich die Zellen rasch zu einer Art Makrophagen, den Müllmännern des Immunsystems. Hochinteressant fand ich auch, was mit den Zellen passierte, wenn ich ihre DNS mit Gammastrahlen zerstörte. Diese Endothelzellen hatten keinen funktionierenden Zellkern mehr, doch sie veränderten ihr biologisches Verhalten ebenso vollständig, um auf die entzündlich wirkenden Stoffe zu reagieren, wie zuvor. Diese Zellen zeigten deutlich eine Art »intelligenter« Steuerungsfähigkeit, obwohl sie keine Gene mehr hatten [Lipton 1991].

Zwanzig Jahre nachdem mein Mentor Irv Konigsberg mir geraten hatte, als Erstes auf die Umgebung zu achten, wenn es den Zellen schlecht geht, hatte ich es endlich kapiert. Die DNS steuert nicht die Lebensvorgänge, und der Zellkern ist nicht das Gehirn der Zelle. Genauso wie Sie und ich werden die Zellen durch die Umgebung geprägt, in der sie leben. Auf die Umwelt kommt's an, Dummkopf!

# 3

## Das Wunder der Zellmembran

Nachdem wir uns nun die Proteinbau-Maschine der Zelle angesehen und die Idee hinter uns gelassen haben, der Zellkern sei das Gehirn der Zellfunktionen, und besonders nachdem wir die entscheidende Rolle erkannt haben, welche die Umgebung für die Funktionen der Zelle spielt, wenden wir uns den nützlichen Aspekten dieser Erkenntnisse zu – denen, die Ihrem Leben mehr Sinn verleihen und Ihnen einen Weg zu persönlicher Veränderung aufzeigen können.

In diesem Kapitel will ich meinen Kandidaten für das Steuerungsorgan des Zelllebens vorstellen: die Membran. Ich bin überzeugt, wenn Sie erst einmal verstanden haben, wie die chemische und die physikalische Struktur der Membran funktioniert, werden Sie diese wie ich »die magische Membran« nennen. Und wenn Sie dann Ihr Wissen um diese magische Membran mit einem Wissen um die aufregende Welt der Quantenphysik vereinen, die ich im nächsten Kapitel erläutern werde, dann begreifen Sie, wie falsch die Tagespresse des Jahres 1953 lag. Das wahre Geheimnis des Lebens liegt nicht in der berühmten Doppelhelix. Es liegt in den genial einfachen biologischen Mechanismen der magischen Membran – jenes Mechanismus, durch den Ihr Körper Umweltsignale in Verhalten umsetzt.

Als ich in den 1960er-Jahren damit begann, Zellbiologie zu studieren, wäre man für die Idee, dass die Membran das Gehirn der Zelle sei, ausgelacht worden. Ich muss zugeben, dass die Membran in jenen Tagen kein besonderes Interesse zu erwecken vermochte. Sie schien einfach eine halb durchlässige, dreischichtige Haut zu sein, die das Zytoplasma zusammenhielt. Wie eine Frischhaltefolie mit Löchern.

Einer der Gründe, weshalb die Wissenschaftler die Membran so falsch einschätzten, war, dass sie so dünn ist. Zellmembranen sind nur ein siebenmillionstel Millimeter dick, sind also nur durch ein Elektronenmikroskop überhaupt sichtbar, und dieses Gerät wurde nach dem Zweiten Weltkrieg entwickelt. So konnten die Biologen erst in den 1950er-Jahren bestätigen, dass es eine solche Membran überhaupt gab. Bis dahin glaubten viele Biologen, das Zytoplasma hielte durch seine gallertartige Konsistenz zusammen. Mit Hilfe dieser leistungsstarken Mikroskope erfuhren die Biologen, dass *alle* lebendigen Zellen eine Membran mit der gleichen dreilagigen Struktur aufweisen. Doch diese simple Struktur täuscht über ihre funktionelle Komplexität hinweg.

Die Zellbiologen erhielten Einblick in die erstaunlichen Fähigkeiten der Zellmembran, indem sie die primitivsten Organismen studierten, die es auf diesem Planeten gibt: Prokaryoten, zu denen auch Bakterien und andere Mikroben gehören, bestehen nur aus einem von einer Membran umgebenen Tropfen Zytoplasma. Sie stellen zwar die primitivste Lebensform dar, doch sie haben ein Sinnesorgan. Ein Bakterium lässt sich nicht ziellos in der Gegend umhertreiben, sondern es führt genau wie die komplexeren Zellen die grundlegenden physiologischen Prozesse aus. Ein Bakterium nimmt Nahrung auf, atmet, scheidet aus und zeigt sogar eine Art »neurologische« Verarbeitung von Außenreizen. Es kann wahrnehmen, wo es Nahrung gibt, und sich dorthin bewegen. Und es kann Gifte und Räuber erkennen und vor ihnen flüchten. Anders ausgedrückt: auch Prokaryoten zeigen Intelligenz!

Welche Struktur verleiht einer Prokaryote also ihre »Intelligenz«? Wir finden im Zytoplasma von Prokaryoten keine Organellen, beispielsweise einen Zellkern oder Mitochondrien, wie in den höher entwickelten Eukaryoten. Die einzige geordnete Struktur, die als Kandidat für das Gehirn der Prokaryote in Frage kommt, ist ihre Zellmembran.

## Brot, Butter, Oliven und Paprika

Als mir klar wurde, dass Membranen ein Merkmal aller intelligenten Lebensformen sind, wandte ich meine Aufmerksamkeit dem Verständnis ihrer Struktur und Funktion zu. Um die grundlegende Struktur einer Membran darzustellen, erfand ich eine gastronomische »Delikatesse«. Man stelle sich ein mit Butter bestrichenes Sandwich mit zwei Arten von entsteinten Oliven vor: mit Paprika gefüllten und ungefüllten. Die Gourmets unter meinen Lesern bitte ich an dieser Stelle vorsorglich um Verzeihung, doch als ich einmal die Sandwich-Analogie aus meinen Vorträgen wegließ, waren viele »Stammhörer« enttäuscht. Also präsentiere ich Ihnen hier dieses einfache Experiment zum besseren Verständnis, wie eine Zellmembran funktioniert. Wir nehmen uns ein zusammengeklapptes, mit Butter bestrichenes Sandwich und gießen einen Teelöffel dunkle Flüssigkeit auf die obere Brotscheibe.

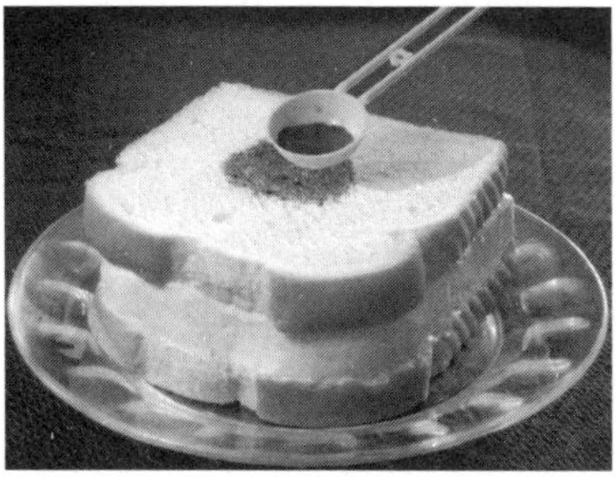

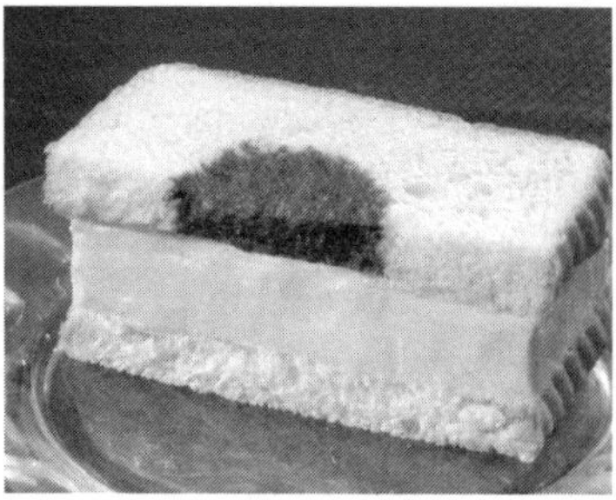

Wie auf der Abbildung zu sehen, sickert die Flüssigkeit durch das Brot und wird an der Butter aufgehalten, weil die fettige Substanz in der Mitte des Sandwichs eine Barriere darstellt.

Jetzt machen wir nochmals das Gleiche, aber diesmal belegen wir das Sandwich mit gefüllten und ungefüllten Oliven.

Wenn wir jetzt die dunkle Flüssigkeit auf die obere Brotscheibe gießen, zeigt sich ein anderes Ergebnis. Von den gefüllten Oliven wird die Flüssigkeit ebenso aufgehalten wie von der Butter, aber in den entsteinten, ungefüllten Oliven gibt es einen Kanal, durch den die Flüssigkeit auf die andere Seite unseres Membran-Sandwichs und durch die untere Brotscheibe auf den Teller fließen kann.

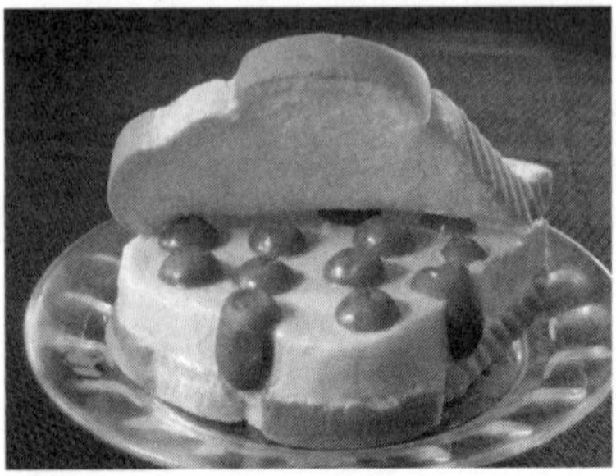

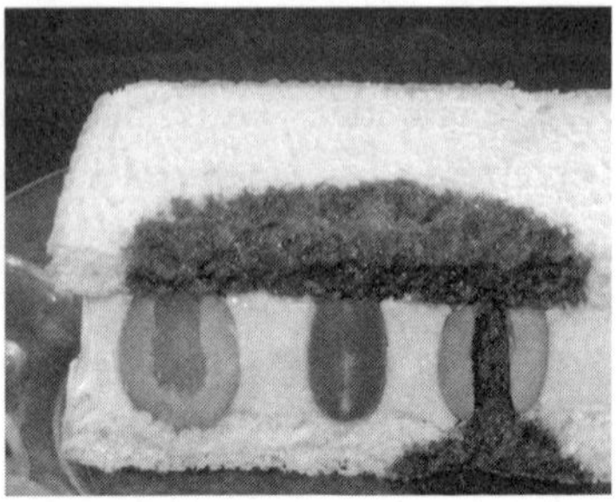

Der Teller entspricht in dieser Analogie dem Zytoplasma der Zelle. Wenn die Flüssigkeit durch die Olive fließt, hat sie die fettige Membran-Barriere erfolgreich durchdrungen.

Es ist für die Zelle wichtig, bestimmte Moleküle durch diese Barriere durchzulassen, denn die Flüssigkeit in meiner Analogie ist die Nahrung der Zelle. Wäre die Membran nur ein Butterbrot, dann würde sie wie eine Festungsmauer sämtliche Moleküle und Strahlungssignale der Zellumgebung abwehren. Hinter solch einer Festungsmauer würde die Zelle jedoch verhungern, weil sie keine Nahrung erhielte. Wenn Sie die kernlosen Oliven hinzufügen, durch die Nahrung und Information in das Zellinnere vordringen können, wird die Zellmembran zu einem vitalen und genialen Mechanismus, der ausgewählte Nährstoffe in das Zellinnere durchlässt.

In der Zellbiologie entsprechen die butterbestrichenen Brotscheiben den Phosphorlipiden, die einer der beiden wesentlichen Bestandteile der Membran sind. (Der andere wesentliche Bestandteil sind die »Oliven«-Proteine, auf die ich gleich weiter eingehen werde.) Phosphorlipide bestehen sowohl aus polaren wie auch aus unpolaren Molekülen, weshalb ich sie »schizophren« nenne, auch wenn dieser Zusammenhang für den Laien zunächst nicht ersichtlich ist. Alle Moleküle unseres Universums sind je nach der chemischen Bindung, die die Atome zusammenhält, entweder polar oder unpolar. Die Verbindungen zwischen polaren Molekülen weisen positive und/oder negative Ladungen auf, daher ihre Polarität. Aufgrund dieser positiven und negativen Ladung verhalten sie sich wie Magnete – sie ziehen andere geladene Moleküle an oder stoßen einander ab.

Zu den polaren Molekülen gehört Wasser und alles, was sich in

Wasser auflöst. Aus unpolaren Molekülen besteht Öl und alle Substanzen, die sich in Öl auflösen. Hier gibt es keine positiven oder negativen Ladungen zwischen den Atomen. Sie erinnern sich: Wasser und Öl kann man nicht mischen, ebenso wenig wie fettige unpolare und wässerige polare Moleküle. Denken Sie nur an eine Salatsoße. Wenn sie eine Weile steht, setzen sich Essig und Öl voneinander ab. Das kommt daher, dass Moleküle ebenso wie Menschen lieber in einer Umgebung sind, die ihnen Stabilität verleiht. Die polaren Essigmoleküle sind in einer wässrigen Umgebung stabiler und die unpolaren Öl-Moleküle streben nach einer unpolaren Umgebung. Phosphorlipide tun sich jedoch schwer damit, Stabilität zu finden, weil sie sowohl polar als auch unpolar sind. Der Phosphatteil des Moleküls strebt zum Wasser, während der Lipid-Teil das Wasser meidet und sich lieber dem Öl zuwendet.

Die Phosphorlipide unserer Membran sind geformt wie Lutscher mit einem zusätzlichen Stiel (siehe Abbildung) Der runde Teil des Lutschers hat zwischen seinen Atomen eine polare Spannung, was der Brotscheibe unserer Sandwich-Analogie entspricht. Die beiden Stiele sind unpolar und lassen keine positiv oder negativ geladenen Atome oder Moleküle durch. Dieser Lipidkern wirkt wie eine elektrische Isolierung, was die Zelle auf wunderbare Art davor bewahrt, von sämtlichen Molekülen ihrer Umgebung überschwemmt zu werden.

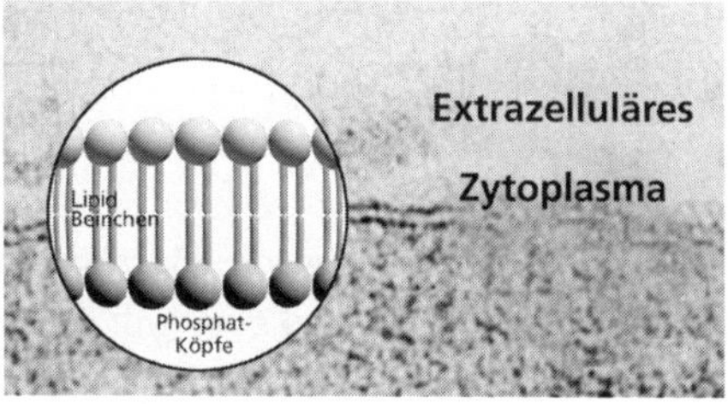


**Bild der Zellmembran-Oberfläche einer menschlichen Zelle unter dem Elektronenmikroskop. Die Dunkel-Hell-Dunkel-Schichten der Zellmembran entsprechen der Anordnung der schützenden Phosphorlipid-Moleküle. Die helle mittlere Schicht der Membran (die »Butter« in unserer Sandwich-Analogie) zeigt die hydrophobe Zone, die aus den »Beinchen« der Phosphorlipide gebildet wird. Die dunklen Bereiche unter- und oberhalb davon (die »Brotscheiben«) entsprechen den wasserliebenden »Phosphat-Köpfen«.**

Die Zelle könnte jedoch nicht überleben, wenn die Membran nur einem »Sandwich« entspräche. Die meisten Zellnährstoffe bestehen aus geladenen polaren Molekülen, und diese könnten die unpolare Lipidbarriere nicht durchdringen. Außerdem könnte die Zelle keine Abfallprodukte loswerden.

**Die integralen Membranproteine**

Die Oliven unseres Sandwichs sind der wirklich geniale Teil der Membran. Ihre Proteine erlauben nämlich, dass Nährstoffe, Abfallprodukte und andere Arten von »Informationen« durch die Membran transportiert werden können. Die Protein-»Oliven« lassen auch nicht wahllos alle Moleküle durch, sondern nur solche, die für die Funktion des Zytoplasmas wichtig sind. In meiner Sandwich-Analogie entsprechen die Oliven den integralen Membranproteinen (IMPs). Diese Proteine sind wie die Oliven in der Abbildung in die »Butter«-Schicht der Membran eingebettet.

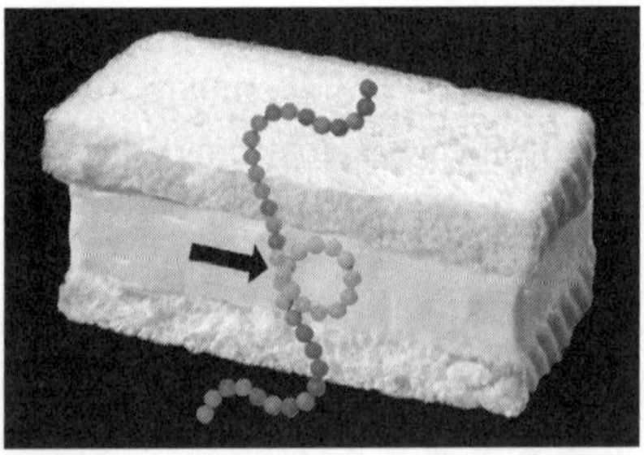

Aber wie halten sich die IMPs in der Butter? Wir erinnern uns, dass Proteine aus einem linearen »Rückgrat« miteinander verbundener Aminosäuren bestehen. Von den zwanzig verschiedenen Aminosäuren sind einige hydrophil (wasserliebend) und polar und andere hydrophob (wasserabstoßend) und unpolar. Wenn ein Bereich des Protein-Rückgrats aus aneinander gebundenen hydrophoben Aminosäuren besteht, findet dieser Abschnitt des Proteins eine stabile Bindung in einer fettigen Umgebung wie dem Lipidkern der Membran (siehe Pfeil). So kann sich der hydrophobe Teil des Proteins in die Mitte der Membran einbetten. Weil manche Bereiche des Protein-Rückgrats aus polaren Aminosäuren bestehen und andere Bereiche unpolar sind, webt sich der Protein-Strang in die Sandwichschichten ein.

Es gibt viele IMPs mit vielen verschiedenen Namen, die sich jedoch in zwei Funktionsgruppen einteilen lassen: in Rezeptorproteine und Effektorproteine. Rezeptor-IMPs sind die Sinnesorgane der Zellen, das Äquivalent unserer Augen, Nasen, Ohren, Geschmacksknospen etc. Die Rezeptoren funktionieren wie molekulare »Nano-Antennen«, die auf bestimmte Umweltsignale ausgerichtet sind. Manche Rezeptoren sind nach innen gerichtet, um das innere Milieu der Zelle zu überwachen, und andere nach außen, um auf externe Signale zu achten.

Wie bei anderen, bereits besprochenen Proteinen haben die Rezeptoren eine inaktive und eine aktive Form, und sie wechseln, ihrer Ladung entsprechend, zwischen diesen Konformationen hin und her. Wenn sich ein Rezeptorprotein an ein Umweltsignal bindet, bewirkt die daraus hervorgegangene Veränderung der elektrischen Ladung, dass das Rückgrat seine Form verändert und in eine »aktive« Konformation wechselt. Für jedes Umweltsignal, das sie ablesen müssen, haben die Zellen besonders ausgebildete Rezeptoren.

Manche Rezeptoren reagieren auf physische Signale. Ein Beispiel dafür ist der Östrogenrezeptor, der genau darauf eingerichtet ist, der Form und Ladungsverteilung eines Östrogenmoleküls zu entsprechen. Wenn sich das Östrogen in der Nähe des Rezeptors befindet, dockt der Rezeptor daran an, so wie ein Magnet Stecknadeln einsammelt. Sobald sich der Östrogenrezeptor und das Östrogenmolekül so perfekt wie Schloss und Schlüssel miteinander verbunden haben, verändert sich die elektromagnetische Ladung des Rezeptors und das Protein wechselt in seine aktive Konformation. Auf die gleiche Weise entsprechen die Histaminrezeptoren genau der Form der Histaminmoleküle und die Insulinrezeptoren genau der Form der Insulinmoleküle und so weiter.

Die »Antennen« der Rezeptoren können auch Schwingungsenergiefelder wie Licht, Klang und Radiowellen empfangen. Die Antennen dieser »Energie«-Rezeptoren vibrieren wie Stimmgabeln. Wenn in der energetischen Umgebung der Zelle eine Schwingung auftritt, die mit der Antenne des Rezeptors in Resonanz ist, so verändert sich die Ladung des Proteins und der Rezeptor verändert seine Form [Tsong 1989]. Darauf werde ich im nächsten Kapitel näher eingehen und will hier nur darauf hinweisen, dass die Annahme, nur physische Moleküle könnten auf die Zelle einwirken, hinfällig geworden ist. Das biologische Verhalten kann durch unsichtbare Kräfte (unter anderem z.B. auch durch Gedanken) ebenso gesteuert werden wie durch physische Moleküle, beispielsweise Penicillin. Das ist der wissenschaftliche Hintergrund für die medikamentenfreie energetische Medizin.

Die Fähigkeiten der Rezeptormoleküle sind bemerkenswert, für sich allein aber haben sie noch keine Auswirkungen auf das Verhalten der Zelle. Der Rezeptor ermöglicht der Zelle eine Wahrnehmung der Umweltsignale, doch muss die Zelle auf angemessene Weise reagieren. Das ist die Aufgabe der Effektorproteine. Gemeinsam bilden die Rezeptor- und Effektorproteine einen Wahrnehmungs- und Reaktionsmechanismus, der sich mit den körpereigenen Reflexen vergleichen lässt, die von Ärzten gerne geprüft werden. Wenn der Doktor mit dem Hämmerchen auf Ihr Knie klopft, nimmt ein sensorischer Nerv diesen Reiz auf und gibt die Information sofort an einen motorischen Nerv weiter, der das Bein in Bewegung versetzt. Die Rezeptoren der Membran entsprechen den sensorischen Nerven und die Effektorproteine entsprechen den handlungserzeugenden motorischen Nerven. Zusammen wirkt der Rezeptor-Effektor-Komplex wie ein Schalter, der Umweltsignale in Zellverhalten übersetzt.

Erst in den letzten Jahren haben die Wissenschaftler die Bedeutung der IMPs in der Membran entdeckt. Sie ist so groß, dass sich daraus ein eigenes Forschungsgebiet entwickelte, die »Signaltransduktion« oder Signalübertragung. Die damit befassten Wissenschaftler sind eifrig damit beschäftigt, Hunderte von Informationspfaden zu klassifizieren, die in der Membran zwischen der Wahrnehmung eines Umweltsignals und der Aktivierung der Verhaltensproteine liegen. Die Erforschung der Signaltransduktion katapultierte die Membran ins Rampenlicht der Forschung, so wie der Forschungsbereich der Epigenetik plötzlich die Chromosomenproteine ins Zentrum der Aufmerksamkeit gerückt hat.

Es gibt verschiedene Arten verhaltenssteuernder Effektorproteine, denn für einen reibungslosen Ablauf der Zellfunktionen müssen viele verschiedene Aufgaben erledigt werden. So gehört beispielsweise zu den Transportproteinen eine weitläufige Familie von Kanalproteinen, die Moleküle und Informationen von einer Seite der Membran auf die andere schaffen. Das bringt uns zu den paprikagefüllten Oliven in unserem Sandwich zurück. Viele Kanalproteine ähneln einem eng gewickelten Knäuel und entsprechen daher unseren paprikagefüllten Oliven (siehe Abbildung Seite 78). Wenn die elektrische Ladung eines Proteins verändert wird, wechselt das Protein seine Form, wodurch mitten in dem Protein eine Öffnung entsteht. In gewissem Sinne können die Kanalproteine je nach ihrer elektrischen Ladung beide Arten von Oliven verkörpern. In ihrer aktiven Form entsprechen sie einer ungefüllten Olive und in ihrer inaktiven Form einer gefüllten Olive, welche die Zelle vor der äußeren Welt abschirmt.

Die Aktivität einer bestimmten Art von Kanalprotein, der Natrium-Kalium-ATPase, verdient besondere Aufmerksamkeit. Jede Zelle hat in ihrer Membran Hunderte dieser Kanäle. Gemeinsam benötigen sie für ihre Aktivität ungefähr die Hälfte des täglichen Energieverbrauchs unseres Körpers. Diese Kanäle öffnen und schließen sich so häufig, dass sie der Drehtür eines Kaufhauses im Schlussverkauf ähneln. Jedes Mal, wenn sich der Kanal »dreht«, befördert er drei positiv geladene Natriumatome aus dem Zytoplasma heraus und bringt dafür zwei positiv geladene Kaliumatome von draußen in das Zytoplasma hinein.

Die Natrium-Kalium-ATPase verbraucht nicht nur viel Energie, sie erzeugt auch selbst Energie, so wie gekaufte Batterien die Gameboys Ihrer Kinder antreiben – bis sie verbraucht sind. Eigentlich ist die energieproduzierende Aktivität der Natrium-Kalium-ATPase sogar sehr viel effektiver als die Batterien, denn sie macht aus der Zelle eine ständig sich wieder aufladende biologische Batterie.

Und hier ist ihr Trick: Bei jeder Drehung der Natrium-Kalium ATPase werden mehr positive Ladungen nach außen getragen als hereingebracht, und dies geschieht gleichzeitig in jeder Zelle bei Tausenden von Proteinen. Während diese Proteine jede Sekunde Hunderte von solchen Zyklen durchlaufen, lädt sich das Innere der Zelle negativ auf, während das Äußere positiv geladen ist. Die negative Ladung wird als Membranpotenzial bezeichnet. Natürlich lässt die Lipidschicht der Membran keine geladenen Atome durch, weshalb die Ladung im Zellinneren negativ bleibt. Die positive Ladung außerhalb und die negative Ladung innerhalb der Zelle machen aus ihr eine Art sich immer wieder selbst aufladender Batterie, deren Energie dann für biologische Prozesse zur Verfügung steht.

Eine andere Variante der Effektorproteine, die Zytoskeletalproteine, regulieren die Gestalt und Beweglichkeit der Zellen. Eine dritte Variante namens Enzyme verbindet oder trennt Moleküle, weshalb sie von uns Menschen auch als Verdauungshilfen eingesetzt werden. In ihrer aktivierten Form können alle Effektorproteine, auch die Kanalproteine, die Enzyme und die Zytoskeletalproteine, mitsamt ihrer Nebenprodukte als Signale zur Aktivierung der Gene dienen. Die IMPs und ihre Nebenprodukte produzieren Signale, die auf die Verbindungen der Regulatorproteine in dem »Ärmel« um die DNS wirken. Im Gegensatz zur konventionellen Ansicht steuern die Gene also ihre Aktivität nicht selbst. Vielmehr sind es die Effektorproteine der Membran, die das »Ablesen« der Gene steuern, damit verbrauchte Proteine ersetzt oder neue erzeugt werden können.

## Wie funktioniert das Gehirn?

Sobald ich verstanden hatte, wie die IMPs funktionieren, konnte ich schließen, *dass die Zellfunktionen hauptsächlich durch ihre Interaktion mit ihrer Umgebung gesteuert werden und nicht durch ihren genetischen Code.* Zweifellos sind die DNS-Blaupausen im Zellkern bemerkenswerte Moleküle, die im Laufe von über drei Milliarden Jahren entstanden sind, aber sie steuern nicht die Funktionen der Zelle. Außerdem können die Gene das Leben einer Zelle logischerweise gar nicht im Voraus programmieren, denn das Überleben der Zelle hängt schließlich von ihrer Fähigkeit ab, dynamisch auf jede Veränderung ihrer Umgebung zu reagieren.

Die Funktion der Membran, »intelligent« auf jeden Umweltimpuls zu reagieren und daraus ein Verhalten abzuleiten, macht aus ihr das wahre Gehirn der Zelle. Wenn wir diese Hypothese der gleichen

Prüfung unterziehen wie wir es beim Zellkern gemacht haben, erleben wir, dass die Zelle sofort stirbt, wenn wir die Membran entfernen. Und selbst wenn man die Membran intakt lässt und nur die Rezeptor-Proteine zerstört, was im Labor mit entsprechenden Enzymen leicht zu bewerkstelligen ist, wird die Zelle »gehirntot«. In ihrem Koma empfängt sie keine Signale aus der Umwelt mehr, die für ihre Funktionen wichtig sind. Die Zelle verfällt aber auch ins Koma, wenn die Rezeptorproteine intakt bleiben und die Effektorproteine ausgeschaltet werden. Um »intelligentes« Verhalten zu zeigen, braucht die Zelle eine funktionierende Membran mit Rezeptoren (Wahrnehmung) und Effektoren (Handlung). Diese Proteinkomplexe sind die grundlegenden Einheiten der zellulären Intelligenz.

Bei der Untersuchung dieser grundlegenden Wahrnehmungseinheiten haben wir die Zelle auf ihre fundamentalen Grundelemente reduziert. In diesem Zusammenhang ist es wichtig, daran zu erinnern, dass es in jeder Zellmembran Hunderttausende dieser Schalter gibt. Das Verhalten einer Zelle kann also nicht durch die Beobachtung eines einzelnen Schalters verstanden werden, sondern nur durch die Berücksichtigung der Gesamtheit aller Schalter. Das ist ein ganzheitlicher Ansatz, auf den ich im nächsten Kapitel noch weiter eingehen werde.

Auf der zellulären Ebene ist die Geschichte der Evolution im Wesentlichen eine Geschichte der Maximierung der grundlegenden »intelligenten« Einheiten, also der Rezeptor- und Effektorproteine der Zellmembran. Die Zellen wurden klüger, indem sie ihre äußere Membran effizienter nutzten und ihre Oberfläche ausdehnten, damit mehr IMPs hineinpassten. In primitiven Prokaryoten-Organismen führen die IMPs alle wesentlichen physiologischen Funktionen wie Stoffwechsel und Atmung aus. Im weiteren Verlauf der Evolution wandten sich Teile der Membran mit diesen physiologischen Funktionen nach innen und bildeten die Organellen, die für das eukaryotische Zytoplasma so typisch sind. Damit verblieb mehr Membranoberfläche zur Ansiedlung von IMPs. Außerdem ist die Eukaryote tausendfach größer als die Prokaryote, was ihr auch wesentlich mehr Membranoberfläche verschafft, also Platz für mehr IMPs. Daraus folgert mehr Wahrnehmung, was die Überlebenschancen erhöht.

Im Laufe der Evolution erweiterte sich die Zellmembran, doch dieser Erweiterung waren physische Grenzen gesetzt. An einem gewissen Punkt war die dünne Zellmembran nicht mehr in der Lage, die zunehmende Masse von Zytoplasma zu halten. Das kann man sich so vorstellen, als fülle man einen Luftballon mit Wasser. Eine Weile geht das gut, das Gummi hält und man kann den Ballon so weitergeben. Doch wenn man das Fassungsvermögen des Ballons überschreitet, reißt er und sein Inhalt läuft aus, genauso wie eine zu prall gefüllte Zelle leicht reißt. Als die Zellmembran diese kritische Ausdehnung erreichte, war die Evolution der Einzeller an ihrer Grenze angelangt. Die ersten drei Milliarden Jahre gab es nur Einzeller auf diesem Planeten, weil die Entwicklung erst weitergehen konnte, als die Zelle eine neue Möglichkeit fand, ihre Wahrnehmung zu erweitern. Um klüger zu werden, fingen die Zellen an, sich mit anderen Zellen zusammenzuschließen. Sie bildeten mehrzellige Gemeinschaften, in denen sie die Wahrnehmung untereinander verteilen konnten.

Wie ich im ersten Kapitel beschrieben habe, sind die lebenswichtigen Funktionen einer Zelle die gleichen wie die lebenswichtigen Funktionen einer Zellgemeinschaft. Doch in den mehrzelligen Gemeinschaften fingen die Zellen an, sich zu spezialisieren. Diese Arbeitsteilung kommt in unseren verschiedenen Geweben und Organen zum Ausdruck. Im Einzeller wird zum Beispiel die Atmung durch die Mitochondrien ausgeführt. In einem mehrzelligen Organismus entsprechen die Mitochondrien den Milliarden spezialisierter Lungenzellen. Ein weiteres Beispiel: Die Bewegung des Einzellers entsteht durch die Interaktion zytoplasmischer Proteine namens Aktin und Myosin. In einem Mehrzeller haben die Gemeinschaften spezialisierter Muskelzellen die Aufgabe der Bewegung übernommen, von denen jede über große Mengen an Aktin und Myosin verfügt. Ich wiederhole diese Dinge hier noch einmal, weil ich betonen möchte, dass es zwar die Aufgabe der Membran einer einzelnen Zelle ist, die Umwelt wahrzunehmen und in angemessene Reaktionen umzusetzen, dass diese Funktionen in unserem Körper jedoch von einer speziellen Gruppe von Zellen übernommen wurden, die wir Nervenzellen nennen.

Auch wenn zwischen den Einzellern und uns eine lange Entwicklung liegt, glaube ich, wie bereits erwähnt, dass die Erforschung der einzelnen Zelle einen wichtigen Beitrag zum Verständnis hochkomplexer Mehrzeller leisten kann. Selbst unser kompliziertestes Organ, das Gehirn, offenbart uns seine Geheimnisse leichter, wenn wir so viel wie möglich über das »Gehirn« der Zelle wissen, die Membran.

## Das Geheimnis des Lebens

Wie Sie in diesem Kapitel erfahren haben, machten die Wissenschaftler in der letzten Zeit große Fortschritte beim Verständnis der auf den ersten Blick so schlicht wirkenden Membran. Doch auch schon vor zwanzig Jahren waren ihre Funktionen im Wesentlichen bekannt. Damals erkannte ich zum ersten Mal, wie ein Verständnis der Funktionen der Membran das Leben verändern kann. Mein Aha-Erlebnis ähnelte der Dynamik einer übersättigten Lösung in der Chemie, wo ein einziger zusätzlicher Tropfen eine dramatische Reaktion auslösen kann, in deren Verlauf sich die gesamte gelöste Substanz zu einem einzigen großen Kristall vereinigt.

Im Jahr 1985 lebte ich in einem gemieteten Haus auf der Gewürzinsel Grenada in der Karibik und lehrte an einer anderen medizinischen Hochschule. Es war zwei Uhr morgens, und ich sah meine Unterlagen über die Funktionsweise der Membran durch, um zu begreifen, wie sie Informationen verarbeitet, als ich eine umwälzende Erkenntnis hatte. Sie verwandelte mich zwar nicht in einen Kristall, aber in einen membranzentrierten Biologen, der keine Entschuldigung mehr dafür hatte, dass er aus seinem Leben nichts machte.

Ich war in jener frühen Morgenstunde damit befasst, mein Verständnis von der strukturellen Organisation der Membran zu überprüfen. Ich starrte auf die lutscherähnlichen Phosphorlipid-Moleküle, die wie Soldaten bei einer Parade perfekt ausgerichtet in der Membran platziert sind. Definitionsgemäß ist eine Struktur, deren Moleküle in einem regelmäßig wiederholten Muster angeordnet sind, ein Kristall. Es gibt grundsätzlich zwei Arten von Kristallen. Die meisten Menschen kennen sie als harte, unnachgiebige Mineralien wie Diamanten, Rubine oder auch Salz. Die zweite Art von Kristallen hat eine flüssigere Struktur, obwohl auch hier die Moleküle in einem regelmäßigen Muster angeordnet sind. In unserem Alltag finden wir solche flüssigen Kristalle in Digitaluhren und in Flachbildschirmen.

Um die Flüssigkristalle besser zu verstehen, kehren wir zu den Soldaten zurück. Wenn eine Kompanie marschierender Soldaten um die Ecke biegt, bleibt ihre strukturelle Anordnung erhalten, obwohl sie sich individuell bewegen. Sie verhalten sich wie eine fließende Flüssigkeit und verlieren doch nicht ihre kristalline Struktur. Die Phosphorlipid-Moleküle der Membran verhalten sich ganz ähnlich. Ihre flüssige, kristalline Struktur ermöglicht es der Membran, ihre Form dynamisch zu verändern und dabei ihre Integrität zu bewahren, was für eine flexible Membranbarriere sehr wichtig ist. Um diese Eigenschaft der Membran zu definieren, schrieb ich auf: »Die Membran ist ein flüssiger Kristall.«

Dann dachte ich weiter darüber nach, dass eine Membran nur mit Phosphorlipiden wie ein Butterbrot ohne Oliven ist. Wie ich an dem Beispiel gezeigt habe, kann die dunkle Flüssigkeit die Butterschicht nicht durchdringen. Das Butterbrot ist nicht leitend. Wenn man jedoch die IMP-»Oliven« hinzufügt, lässt die Membran manche Dinge durch und andere nicht. Ich notierte also weiter: »Die Membran ist ein Halbleiter.«

Als Letztes wollte ich in meine Beschreibung die beiden häufigsten IMPs einfügen, die Rezeptoren und die Kanalproteine, die es der Zelle erlauben, Nährstoffe hinein- und Abfallstoffe hinauszubefördern. Ich wollte gerade schreiben, dass die Membran Rezeptoren und Kanäle enthält, als mir klar wurde, dass ich statt Rezeptor auch Tor sagen konnte. Also vervollständigte ich meine Beschreibung mit den Worten: »Die Membran enthält Tore und Kanäle.«

Ich lehnte mich zurück und betrachtete meine Beschreibung der Membran. »*Die Membran ist ein flüssiger, kristalliner Halbleiter mit Toren und Kanälen.*« Ich merkte sofort, dass ich genau diesen Satz vor kurzem gehört oder gelesen hatte, wusste aber zuerst nicht wo. Eines war jedoch sicher, es war nicht im Zusammenhang mit Biologie.

Während ich mich auf meinem Stuhle zurücklehnte, fiel mein Blick auf die Ecke meines Schreibtischs, auf der ein nagelneuer Macintosh stand, mein erster Computer. Neben dem Computer lag ein knallrotes Buch mit dem Titel: *Wie funktioniert mein Computer?*, ein für Laien geschriebenes Handbuch, das ich mir vor kurzem aus der Grabbelkiste eines Computerladens gefischt hatte. Ich griff nach dem Buch und fand in der Einleitung die Definition eines Computerchips: »Ein Chip ist ein kristalliner Halbleiter mit Toren und Kanälen.«

Zuerst war ich einfach nur baff darüber, dass ein Chip und eine Zellmembran mit der gleichen technischen Definition beschrieben werden können. Die nächsten Sekunden verbrachte ich intensiv damit, biologische Membranen und Silikon-Halbleiter zu vergleichen. Die Erkenntnis, dass die gleiche technische Definition nicht zufällig zustande kam, verblüffte mich noch mehr. Tatsächlich: Die Zellmembran entsprach funktional und strukturell einem Silikonchip!

Zwölf Jahre später veröffentlichte ein australisches Forschungsteam unter B.A. Cornell in *Nature* einen Artikel, der meine Hypothese bestätigte [Cornell et al., 1997]. Die Forscher isolierten eine Zellmembran und steckten ein Stück Goldfolie darunter. Dann füllten sie in den Raum zwischen der Goldfolie und der Membran eine spezielle Elektrolyt-Lösung. Wenn die Rezeptoren der Membran durch ein komplementäres Signal stimuliert wurden, öffneten sich die Kanäle und ließen die Elektrolyt-Lösung durch die Membran. Die Folie diente dabei als Wandler, mit dessen Hilfe die elektrische Aktivität der Kanäle digital auf einen Bildschirm übertragen werden konnte. Diese Versuchsanordnung beweist, dass die Zellmembran nicht nur wie ein Chip aussieht, sondern auch so funktioniert. Cornell und seine Mitarbeiter haben eine biologische Zellmembran erfolgreich in einen digital ablesbaren Computerchip umfunktioniert.

Und was soll daran so toll sein, fragen Sie sich jetzt vielleicht? Die Tatsache, dass die Zellmembran einem Computerchip ähnelt bedeutet, dass man sich die Funktionsweise einer Zelle besser vorstellen kann, wenn man sie mit einem PC vergleicht. Die erste große Erkenntnis dabei ist, dass Computer und Zellen programmierbar sind. Die zweite Erkenntnis, die damit einhergeht, ist, dass der Programmierer außerhalb des Computers beziehungsweise der Zelle sitzt. Biologisches Verhalten und Gen-Aktivität stehen in dynamischer

Beziehung zu den Informationen aus der Umgebung, die in die Zelle heruntergeladen werden.

Während ich meine Vorstellung des Biocomputers entwickelte, wurde mir klar, dass der Nukleus einer Festplatte entspricht, auf der die DNS-Programme zur Produktion von Proteinen gespeichert sind. Nennen wir es den Doppelhelix-Speicher. Sie können in Ihren Computer ein Speichermedium mit einer Vielzahl von Programmen zur Textverarbeitung, Bildbearbeitung etc. einlegen. Nachdem Sie diese Programme in Ihren Computer geladen haben, können Sie das Speichermedium wieder aus dem Computer entfernen, ohne die Programme dadurch zu beeinträchtigen. Wenn man den Doppelhelix-Speicher aus der Zelle entfernt, indem man den Zellkern herausnimmt, arbeitet der zelluläre Proteinapparat weiter, weil die Informationen zur Erzeugung dieses Proteinapparats bereits heruntergeladen sind. Enukleierte Zellen bekommen erst Probleme, wenn sie die Gen-Programme brauchen, um alte Proteine zu ersetzen oder andere Proteine zu erzeugen.

Ich war als nukleuszentrierter Biologe ausgebildet worden, ebenso wie Kopernikus als erdzentrierter Astronom ausgebildet worden war. Daher war es für mich ein Schock, als ich erkannte, dass der Nukleus mit seinen Genen nicht die Zelle programmiert. Die Daten werden durch die Rezeptoren in die Zelle bzw. in den Computer eingegeben. Die Rezeptoren entsprechen also der Tastatur der Zelle. Sie lösen einen Reiz auf die Effektorproteine der Membran aus, den Prozessor. Die Prozessor-Proteine setzen die Umweltinformationen dann in das Verhalten des Organismus um.

In jenen frühen Morgenstunden erkannte ich, dass die neueste Zellforschung, in der sich das Geheimnis der magischen Membran immer weiter offenbart, eine ganz andere Geschichte erzählt als die konservative Biologie mit ihrem genetischen Determinismus.

In diesem Augenblick der Erkenntnis war ich frustriert, weil ich meine Aufregung mit niemandem teilen konnte. Ich lebte allein in einer ländlichen Gegend. Mein Haus hatte kein Telefon. Aber vielleicht saßen noch ein paar Studenten in der Bibliothek. Ich warf mir schnell ein paar Klamotten über und rannte zum Uni-Gebäude hinüber, um irgendjemandem von dieser aufregenden Entdeckung zu erzählen. Wie ich da so atemlos, mit feurigem Blick und zerzaustem Haar über den Hof rannte, wirkte ich wohl wie der Prototyp des verwirrten Professors. Ich erspähte einen meiner Erstsemester-Studenten und lief mit den Worten: »Ich muss dir unbedingt was erzählen! Es ist so großartig!« auf ihn zu. Ich erinnere mich, dass er einen Schritt zurücktrat und sich vor diesem verrückten Wissenschaftler, der in die schläfrige Stille der Bibliothek hereingeplatzt war, beinahe zu fürchten schien. In der komplexen, vielsilbigen Sprache der konventionellen Biologie überschüttete ich ihn mit meinen neuen Erkenntnissen über die Zellen. Als ich fertig war, erwartete ich seine Glückwünsche oder zumindest ein »Bravo«, aber er schaute mich nur sprachlos und mit weit aufgerissenen Augen an. Das Einzige, was er nach einer Weile sagte, war: »Ist alles in Ordnung mit Ihnen, Dr. Lipton?«

Ich war enttäuscht. Der Student hatte kein Wort von dem verstanden, was ich ihm erzählt hatte. Im Rückblick sehe ich ein, dass er als Erstsemester weder über das Vokabular noch über den wissenschaftlichen Hintergrund verfügte, um aus meinem aufgeregten Wortschwall irgendeinen Sinn herauszuhören. Doch damals nahm es mir erst einmal den Wind aus den Segeln. Ich hatte den Schlüssel zum Geheimnis des Lebens gefunden und niemand war da, der mich verstehen konnte! Ich muss zugeben, dass ich bei den meisten meiner Kollegen, die mit der vielsilbigen, wissenschaftlichen Ausdrucksweise durchaus vertraut sind, auch nicht mehr Glück hatte. Im Laufe der Jahre verbesserte ich meine Darstellung der magischen Membran und verfeinerte sie immer mehr, bis auch Erstsemester und Laien sie verstehen konnten. Ich arbeitete auch die jeweils neuesten Forschungsergebnisse ein. Dadurch fand ich sowohl unter medizinischen Fachleuten als auch unter Laien ein immer empfänglicheres Publikum. In meinem Publikum gab es zudem immer mehr Menschen, die für die spirituellen Implikationen meiner Entdeckung offen waren. Der Wandel von einer nukleus-zentrierten zu einer membran-zentrierten Biologie war aufregend, aber nur deswegen wäre ich nicht so aufgeregt in die Bibliothek gerannt. In jener Nacht in der Karibik verwandelte ich mich nicht nur in einen membran-zentrierten Biologen, sondern auch von einem agnostischen Wissenschaftler in jemanden, der fest daran glaubt, dass das ewige Leben unseren Körper transzendiert.

Ich werde im Epilog noch weiter auf den spirituellen Teil der Geschichte eingehen. An dieser Stelle möchte ich nur noch einmal die Lehren der magischen Membran wiederholen: Die Kontrolle über unser Leben wird im Augenblick unserer Empfängnis nicht einem genetischen Würfelspiel überlassen, sondern in unsere eigenen Hände legt. Wir können unsere eigene Biologie steuern, so wie ich dieses Textprogramm steuere. Wir haben die Macht, die Daten zu bestimmen, die wir in unseren Biocomputer eingeben, so wie wir wählen können, welche Worte wir tippen. Wenn wir begreifen, wie die IMPs die Biologie steuern, dann werden wir zu Meistern unseres Schicksals.

# 4

## Die neue Physik: Mit beiden Füßen fest auf dünner Luft

Als ich in den 1960er-Jahren am College meinen Biologie-Abschluss machte, wusste ich, dass ich noch Physik als Nebenfach dazunehmen musste, um bei einer der angesehenen Universitäten eine Chance zu haben. An meinem College wurde ein Physik-Einführungskurs angeboten, in dem grundlegende Themen wie Schwerkraft, Akustik, Hebelkräfte und dergleichen so präsentiert wurden, dass sie auch von Nicht-Physikern verstanden werden konnten. Es gab auch einen anderen Physik-Kurs über Quantenphysik, der jedoch von den meisten meiner Kommilitonen gemieden wurde wie die Pest. Die Quantenphysik war irgendwie geheimnisumwittert, und wir Biologen hielten sie für eine äußerst merkwürdige Wissenschaft. Wir dachten, nur akademische Physiker, Masochisten und Verrückte würden fünf Punkte für einen Kurs riskieren, der auf der Grundlage aufbaute: »Jetzt siehst du es. Jetzt siehst du es nicht.«

Damals hätte ich einen Kurs in Quantenphysik höchstens deshalb belegt, weil sich so etwas gut als originelle Anmache eignete. Zu Zeiten von Sonny und Cher wäre es nämlich äußerst schick gewesen, auf einer Party zu einem Mädchen zu sagen: »Na, Süße, ich studiere übrigens Quantenphysik – was für ein Sternzeichen bist du?« Andererseits hätte das vermutlich auch nicht gezogen, denn ich sah kaum je einen Quantenphysiker auf diesen Partys – ich sah sie eigentlich überhaupt sehr selten. Sie schienen wenig vor die Tür zu kommen.

Ich wog die verschiedenen Optionen ab und belegte dann den Einführungskurs. Schließlich wollte ich Biologe werden und meine Karriere nicht durch irgendwelche abgehobenen Physiker riskieren, die für flüchtige Bosonen und Quarks schwärmten. Wie meine Kommilitonen beschäftigte ich mich während meines Biologiestudiums kaum mit Quantenphysik. Bei dieser Einstellung überrascht es nicht, dass wir herzlich wenig Ahnung von physikalischen Formeln und mathematischen Bezügen hatten. Ich wusste etwas über Schwerkraft – schwere Objekte sinken und leichtere halten sich eher oben. Ich wusste etwas über Licht – Pflanzenpigmente wie Chlorophyll und visuelle Pigmente in der Netzhaut von Tieren absorbieren manche Farben des Lichts und sind »blind« für andere. Ich wusste sogar ein wenig Bescheid über Temperaturen – bei hohen Temperaturen werden biologische Moleküle inaktiv, weil sie schmelzen, während sie bei niedrigen Temperaturen einfrieren und erhalten bleiben. Ich übertreibe jetzt natürlich, aber der traditionelle Biologe weiß tatsächlich wenig über Physik.

Als ich mich von der nukleuszentrierten Biologie abwandte und mich der Membran widmete, konnte ich die volle Bedeutung dieses Umschwungs noch nicht ermessen, weil ich keine Ahnung von Quantenphysik hatte. Ich wusste, dass integrale Membranproteine durch Umweltsignale dazu veranlasst werden, die Zelle mit Energie zu versorgen. Da ich aber nichts über das Quantenuniversum wusste, konnte ich das Wesen dieser Umweltsignale, die diesen Prozess auslösen, nicht richtig deuten.

Erst 1982, mehr als zehn Jahre nachdem ich die Universität abgeschlossen hatte, erkannte ich, wie viel mir dadurch, dass ich den Kurs in Quantenphysik ausließ, entgangen war. Ich glaube, wenn ich ihn damals belegt hätte, wäre ich schon viel eher zum biologischen Revoluzzer mutiert. An jenem Tag im Jahre 1982 saß ich auf dem Boden einer Lagerhalle in Berkeley, Kalifornien, 1.500 Meilen weit von zu Hause entfernt, und beklagte die Tatsache, dass ich mit dem vergeblichen Versuch, eine Rock'n-Roll-Show auf die Beine zu stellen, meine wissenschaftliche Karriere ernsthaft gefährdet hatte. Meine Truppe und ich saßen in der Patsche – nach sechs Shows war unser gesamtes Geld futsch. Ich hatte kein Bargeld mehr, und wenn ich irgendwo mit meiner Kreditkarte bezahlen wollte, zeigte das Lesegerät des Händlers einen Totenkopf an. Wir lebten von Kaffee und Donuts und arbeiteten uns durch Elisabeth Kübler-Ross' fünf Stufen der Trauer über den Tod unserer Show: Verleugnung, Wut, Verhandeln, Depression und zuletzt Akzeptanz. [Kübler-Ross 1997] In einem Augenblick der Akzeptanz wurde die Grabesstille in der düsteren Lagerhalle vom durchdringenden elektronischen Klingelton eines Telefons durchbrochen. Trotz des unablässigen, nervtötenden Signals ging keiner von uns dran – es konnte nicht für uns sein, niemand wusste, dass wir hier waren.

Schließlich ging der Verwalter der Halle dran und stellte damit die gesegnete Stille wieder her. In dieser Stille hörte ich, wie er sagte: »Ja, der ist hier.« Ich schaute auf, aus der dunkelsten Tiefe meines Lebens, und sah, wie er mir den Hörer reichte. Es war jene Medizin-Hochschule in der Karibik, die mich vor zwei Jahren schon einmal angeheuert hatte. Der Direktor der Hochschule hatte zwei Tage damit verbracht, meine Spur von Wisconsin bis nach Kalifornien zu verfolgen, um mich zu fragen, ob ich Interesse hätte, noch mal dort Anatomie zu lehren.

Ob ich Interesse daran hätte? »Wann brauchen Sie mich?«, fragte ich ihn. »Gestern«, war seine Antwort. Ich sagte, ich würde den Job gerne annehmen, bräuchte allerdings eine Vorauszahlung meines Gehalts. Die Schule schickte das Geld noch am gleichen Tag, und ich teilte das Geld mit meinen Geschäftspartnern. Dann flog ich zurück nach Madison, verabschiedete mich von meinen Töchtern, packte ein paar Sachen ein und war vierundzwanzig Stunden später am Flughafen, um ins Paradies zu fliegen.

Vielleicht fragen Sie sich, was meine fehlgeschlagene Karriere als Rock'n Roller mit der Quantenphysik zu tun hat. Nun, ich habe einen etwas unorthodoxen Lehrstil. Den linear Denkenden unter Ihnen sei jedoch versichert, dass es jetzt wieder um Quantenphysik geht, durch die ich erfreulicherweise gelernt habe, dass ein Wissenschaftler die Geheimnisse des Universums nicht durch lineares Denken verstehen kann.

## Höre auf die innere Stimme

Während ich auf meinen Flug wartete, wurde mir plötzlich klar, dass ich nichts zu lesen dabei hatte. Kurz bevor das Gate schloss, rannte ich zum Buchladen hinüber. Die Aufgabe, aus Hunderten von Büchern eines auszusuchen, während ich fürchtete, meinen Flug zu verpassen, fiel mir nicht leicht. In meiner Hektik sprang mir der Titel eines Buchs ins Auge: *The Cosmic Code: Quantum Physics as the Language of Nature* (Der kosmische Code: Die Quantenphysik als Sprache der Natur) geschrieben von dem Physiker Heinz R. Pagels [Pagels 1982]. Ich überflog den Klappentext und stellte fest, dass es eine Darstellung der Quantenphysik für Laien war. Ich hatte seit dem College immer weiter stur an meiner Abneigung gegen die Quantenphysik festgehalten und legte das Buch zurück, um mich nach einer etwas leichteren Lektüre umzusehen.

Mein Zeitgefühl schlug immer lauter Alarm, also griff ich mir einen dieser selbst ernannten Bestseller und lief zur Kasse. Während der Verkäufer den Bestseller in die Kasse eingab, sah ich hinter ihm auf einem Regal ein weiteres Exemplar von Pagels Buch. Ich überwand endlich meine Abneigung gegen die Quantenphysik und bat den Kassierer, mir auch den *Kosmischen Code* zu geben.

An Bord des Flugzeugs musste ich mich erst einmal bei einem Kreuzworträtsel von meinem adrenalingesättigten Ausflug in den Buchladen erholen. Schließlich nahm ich aber doch Pagels Buch zur Hand. Binnen kurzem war ich völlig gefesselt. Ich brannte darauf, was auf der nächsten Seite stand und musste doch einzelne Passagen immer wieder lesen. Ich las während des ganzen Flugs, während meiner drei Stunden Aufenthalt in Miami und während der restlichen fünfstündigen Reise auf meine Insel. Pagels faszinierte mich restlos!

Bevor ich in Chicago an Bord gegangen war, hatte ich keine Ahnung gehabt, was die Quantenphysik mit der Biologie, der Wissenschaft von den lebendigen Organismen, zu tun hat. Als ich im Paradies ankam, befand ich mich in einer Art intellektuellem Schockzustand. Mir war klar, dass die Quantenphysik für die Biologie eine wichtige Rolle spielt und dass die Biologen einen schweren wissenschaftlichen Irrtum begehen, indem sie die Gesetze der Quantenphysik ignorieren. Schließlich ist die Physik die Grundlage aller Naturwissenschaften, doch wir Biologen halten uns immer noch an das altmodische, wenn auch recht geordnet strukturierte Newtonsche Weltmodell. Unser Denken bewegt sich in der physischen Welt Newtons und missachtet die unsichtbare Quantenwelt Einsteins, in der Materie aus Energie besteht und es nichts Absolutes gibt. Auf der atomaren Ebene ist ja noch nicht einmal gesichert, dass es die Materie überhaupt gibt. Es gibt sie nur als *Tendenz*. All meine biologischen und physikalischen Gewissheiten waren erschüttert!

Im Rückblick hätte mir und anderen Biologen klar sein können, dass die Newtonsche Physik, so elegant und beruhigend sie für hyperrationale Wissenschaftler auch sein mag, nicht die ganze Wahrheit über den menschlichen Körper oder das Universum enthalten kann. Die medizinische Forschung schreitet zwar immer weiter voran, aber lebendige Organismen verweigern sich letztendlich stur jeder Quantifizierung. Eine Entdeckung nach der anderen erklärt biochemische Signalstoffe wie Hormone und Zytokine (Immunbotenstoffe), Wachstumsfaktoren und Tumor-Unterdrücker, doch sie deutet keine paranormalen Phänomene wie etwa Spontanheilungen, verblüffende übersinnliche oder rational nur schwer erklärliche körperliche Phänomene wie das Laufen über glühende Kohlen ohne Auftreten von Brandwunden oder die Fähigkeit der Akupunktur, Schmerzen zu beseitigen, indem Chi im Körper bewegt wird, die allesamt der Newtonschen Biologie widersprechen.

Natürlich hatte ich über solche Dinge nicht nachgedacht, als ich noch an der medizinischen Fakultät war. Meine Kollegen und ich hatten unsere Studenten dazu ausgebildet, Heilungen zu ignorieren, die auf Akupunktur, Chiropraktik, Massagen, Gebete oder Ähnliches zurückgeführt wurden. Wir gingen sogar noch weiter. Wir beschuldigten diese Therapien der Scharlatanerie, weil wir an den alten Glauben der Newtonschen Physik gebunden waren. Alle eben genannten Heilweisen beruhen auf dem Glauben, dass es Energiefelder gibt, die unsere Physiologie und Gesundheit beeinflussen können.

## Die Illusion der Materie

Sobald ich mich mit der Quantenphysik ausgesöhnt hatte, erkannte ich, dass wir mit unserer hochnäsigen Geringschätzung der energetischen Denkansätze genauso kurzsichtig gewesen waren wie der Dekan der Fakultät für Physik an der Harvard University, von dem Gary Zukav in seinem Buch *Die tanzenden Wu Li Meister* berichtet. (Zukav 1979) Dieser warnte im Jahr 1893 seine Studenten, es werde in Zukunft keinen Bedarf an akademischen Physikern mehr geben. Er behauptete, die Wissenschaft habe festgestellt, das Universum sei eine »Materie-Maschine« aus physischen, individuellen Atomen, die ganz den Gesetzen der Newtonschen Physik gehorchen. Das Einzige, was den Physikern jetzt noch zu tun bleibe, sei, ihre Messmethoden zu verfeinern. Nur drei kurze Jahre später war die Annahme hinfällig, die Atome seien die kleinsten Teilchen des Universums. Man entdeckte, dass das Atom aus noch kleineren, subatomaren Teilchen besteht. Noch erschütternder war die Erkenntnis, dass die Atome verschiedene merkwürdige Energien wie Röntgenstrahlen und Radioaktivität aufweisen. An der Wende zum zwanzigsten Jahrhundert entstand eine ganz neue Gruppe von Physikern, die es sich zur Aufgabe machten, die Beziehung zwischen Energie und der Struktur der Materie zu erforschen. Nach weiteren zehn Jahren gaben die Physiker ihren Glauben an ein Newtonsches materielles Universum ganz auf, da sie erkannt hatten, dass das Universum nicht aus leerem Raum und darin schwebender Materie besteht, sondern aus Energie.

Die Quantenphysiker entdeckten, dass physische Atome aus Energie-Wirbeln bestehen, die sich ständig drehen und schwingen. Jedes Atom ähnelt einem taumelnden Kreisel, der Energie ausstrahlt. Da jedes Atom sein eigenes, spezifisches Energiemuster hat, seine »Schwingung« sozusagen, besitzen auch Zusammenschlüsse von Atomen (Moleküle) ihr eigenes, identifizierbares Energiemuster. So hinterlässt jede materielle Struktur im Universum, auch Sie und ich, ihre eigene, einzigartige Energiesignatur.

Wenn es theoretisch möglich wäre, die Zusammensetzung eines Atoms mikroskopisch sichtbar zu machen, was würden wir dann sehen? Stellen Sie sich die Staubwirbel vor, die manchmal in der Wüste entstehen. Wenn Sie den Sand und Staub weglassen, dann bleibt ein unsichtbarer, tornadoähnlicher Wirbel übrig. Die Struktur eines Atoms besteht aus einer Anzahl unendlich kleiner Wirbel namens Quarks und Photonen. Aus der Entfernung betrachtet, würde das Atom wie eine verschwommene Kugel erscheinen und noch undefinierbarer werden, wenn seine Struktur näher rückte. Von nahem betrachtet, würde das Atom ganz verschwinden. Sie könnten mit Ihrem Fokus das ganze Atom durchqueren und sähen physisch gar nichts. Das Atom hat keine physische Struktur – der Kaiser hat keine Kleider!

Sie erinnern sich vielleicht an die Atom-Modelle, die Ihnen in der Schule gezeigt wurden – die mit den bunten Kugeln, die sich wie Planeten um die Sonne drehen. Nun können Sie dieses Bild mit der »physischen« Struktur vergleichen, die die Quantenphysiker entdeckt haben.

Sie haben richtig gelesen: Atome bestehen aus unsichtbarer Energie, nicht aus greifbarer Materie.

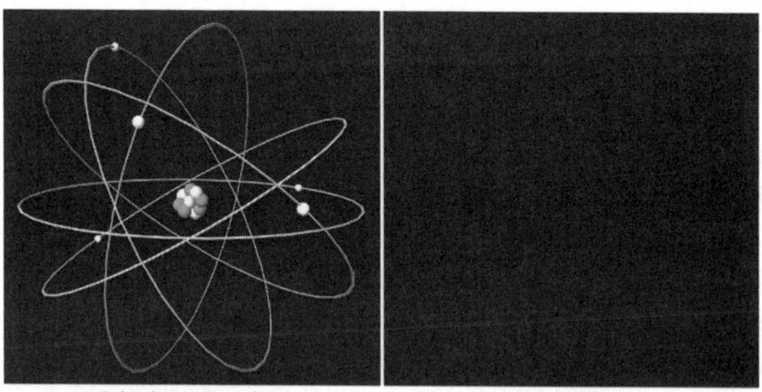

Bohrsches Atommodell    Quanten-Atom

Die Materie unserer Welt scheint einfach aus »dünner Luft« zu bestehen. Ziemlich verrückt, wenn man darüber nachdenkt. Hier sitzen Sie und halten dieses Buch in Ihren Händen, doch würden Sie die materielle Substanz dieses Buches mit einem Atom-Mikroskop betrachten, dann würde deutlich, dass Sie nichts in den Händen halten. In gewisser Weise hatten wir Biologiestudenten damals also durchaus Recht: Das Quantenuniversum ist eine ziemlich verrückte Sache.

Wir wollen uns noch einmal näher mit diesem scheinbaren Verschwinden der Materie befassen. Materie kann gleichzeitig als festes Teilchen und als immaterielle Kraft (Welle) beschrieben werden. Wenn die Wissenschaftler die physischen Eigenschaften von Atomen untersuchen, zum Beispiel Masse und Gewicht, dann erscheinen die Atome wie physische Materie. Doch werden die gleichen Atome hinsichtlich ihres Spannungspotenzials und ihrer Wellenlänge beschrieben, dann zeigen sie die Eigenschaften von Energie und erweisen sich als Wellen [Hackermüller 2003; Chapman, et al. 1995; Pool 1995]. Die Tatsache, dass Energie und Materie ein und dasselbe sind, erkannte schon Einstein in seiner Gleichung $E = mc^2$. Einfacher ausgedrückt besagt diese Gleichung: Energie (E) ist gleich Materie (m, Masse) mal Lichtgeschwindigkeit (c) im Quadrat. Einstein offenbarte, dass wir nicht in einem Universum von einzelnen physischen Objekten mit leerem Raum dazwischen leben. *Das Universum ist ein unteilbares, dynamisches Ganzes*, in dem Energie und Materie so eng miteinander verquickt sind, dass man sie unmöglich als unabhängige Einheiten betrachten kann.

## Nicht Nebenwirkungen – sondern Wirkungen!

Die Erkenntnis, dass solch grundlegend unterschiedliche Mechanismen die Struktur und das Verhalten der Materie steuern, hätte der Biomedizin neue Einsichten in Bezug auf Gesundheit und Krankheit schenken können. Doch selbst nach der Entdeckung der Quantenphysik wurden die Biologie- und Medizinstudenten noch immer dazu ausgebildet, den Körper als eine physische Maschine zu sehen, die nach den Newtonschen Prinzipien funktioniert. Um die Steuerung körperlicher Prozesse zu verstehen, haben sich die Wissenschaftler auf die Erforschung einer langen Reihe von physischen Signalen konzentriert, die sie in chemische Familien unterteilten, z.B. in Hormone, Zytokine, Wachstumsfaktoren, Tumor-Unterdrücker, Botenstoffe und Ionen. Aufgrund ihrer ganz auf die materielle Welt und das Newtonsche Weltbild beschränkten Sichtweise ließen sie allerdings die Bedeutung der Energie für Gesundheit oder Krankheit völlig außer Acht.

Darüber hinaus sind die herkömmlichen Biologen Reduktionisten, die daran glauben, dass sie die Mechanismen unseres Körpers verstehen können, wenn sie Zellen auseinander nehmen und in ihre chemischen Bestandteile zerlegen. Sie meinen, dass die für das Leben notwendigen biochemischen Reaktionen auf einer Art Fließband ablaufen: Eine chemische Reaktion führt zur nächsten, die entstandene Substanz reagiert wiederum mit einer anderen Chemikalie und so weiter – ein linearer Informationsfluss von A nach B nach C nach D nach E, wie auf Seite 102 dargestellt.

Dieses reduktionistische Modell geht davon aus, dass sich Probleme im System, die sich als Fehlfunktion oder Krankheit äußern, auf eine Fehlfunktion in diesem chemischen Fließbandprozess zurückführen lassen. Wenn man der Zelle beispielsweise durch Medikamente einen Ersatz für die fehlende oder fehlerhafte Substanz anbietet, wird der Defekt theoretisch aufgehoben und die Gesundheit wieder hergestellt. Diese Annahme ist auch der Motor für die Suche der pharmazeutischen Industrie nach Wundermitteln und Designer-Genen.

Aus der Sicht der Quantenphysik zeigt sich das Universum jedoch als eine Integration voneinander abhängiger Energiefelder, die durch ein Netzwerk von Interaktionen verbunden sind. Besonders groß ist die Verwirrung bei Forschern der Biomedizin, denn sie tun sich schwer mit der enormen Komplexität der Interkommunikation zwischen den physischen Teilen und den Energiefeldern, die zusammen das Ganze ausmachen.

Aus der Perspektive der Reduktionisten wird unser Universum durch einen linearen Informationsfluss charakterisiert. Im Quantenuniversum wirkt der Informationfluss dagegen ganzheitlich. Die Bestandteile der Zelle sind in ein komplexes Gewebe von Austausch, Feedback und Feedforward eingebunden (siehe Abbildung S. 102). Eine biologische Fehlfunktion kann aus einem Missverständnis auf einer der Ebenen dieses Informationsflusses entstehen. Die Chemie dieses komplexen interaktiven Systems auszugleichen, erfordert ein sehr viel umfassenderes Verständnis, als der Reaktionskette einfach einen Stoff durch ein Medikament hinzuzufügen. Wenn man zum Beispiel die Konzentration von C verändert, wirkt das nicht nur auf

D. Aus ganzheitlicher Sicht beeinflusst eine Veränderung der Konzentration von C das Verhalten und die Funktionen von A, B, D und E.

**Informationsfluss**

**A→B→C→D→E**

*Linear, nach Newtonschem Weltmodell*

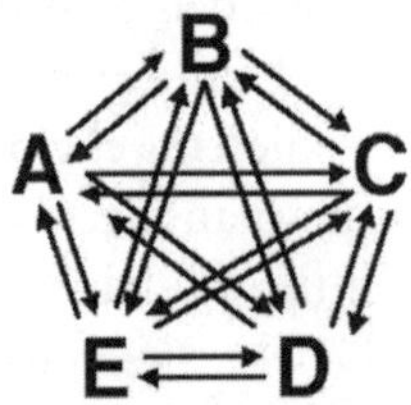


*Ganzheitlich, nach der Quantenphysik*

Als ich diese komplexen Interaktionen zwischen Materie und Energie erkannt hatte, wusste ich, dass ein reduktionistischer, linearer Denkansatz uns einem Verständnis der Ursachen von Krankheiten in keiner Weise näher bringt. Die von der Quantenphysik angenommenen komplexen Informationsflüsse wurden mittlerweile in neuesten Untersuchungen von Interaktionen zwischen Proteinen nachgewiesen [Li et al., 2004; Giot, et al 2003; Jansen et al, 2003]. Die Abbildung mit ihren Verbindungslinien zeigt die Interaktionen zwischen einigen Proteinen der Zelle einer Fruchtfliege (Drosophila) auf.

Biologische Fehlfunktionen können von einer fehlerhaften Kommunikation an irgendeiner Stelle in diesen Verbindungen herrühren. Wenn man die Parameter eines der Proteine dieser komplexen Zusammenhänge ändert, ändern sich unausweichlich die Parameter aller anderen Proteine des Netzwerks. Beachten Sie auch die sieben Ovale, in denen funktionale Gruppen zusammengefasst wurden. Proteine der einen funktionalen Gruppe, die zum Beispiel mit der

Geschlechts-Determination zu tun haben (siehe Pfeil), beeinflussen auch Proteine mit einer ganz anderen Funktion, in diesem Fall der RNS-Synthese (RNS-Helikase). Die Wissenschaftler der Newtonschen Ära haben diese gegenseitige Einflussnahme des Informationsnetzwerks der Zelle nicht ausreichend berücksichtigt.

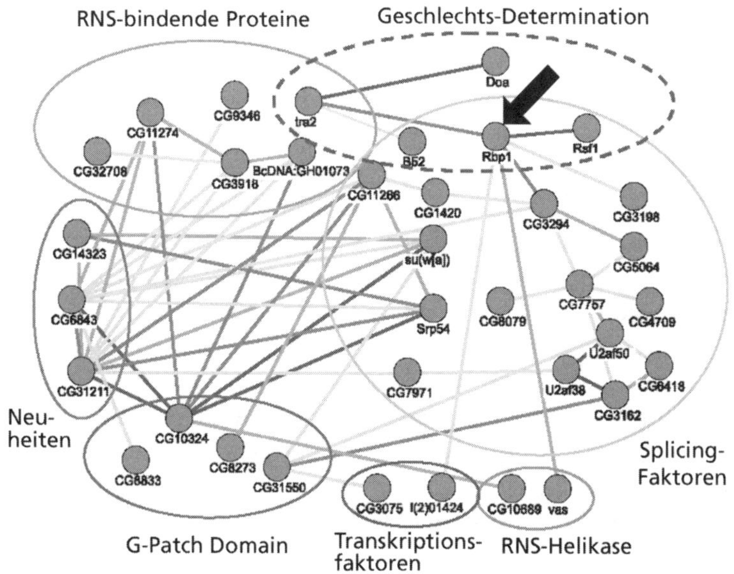


**Darstellung der Interaktionen einer kleinen Auswahl von Zellproteinen (dunkel unterlegte Kreise) einer Fruchtfliegenzelle. Die meisten der Proteine wirken mit bei der Synthese und beim Metabolismus von RNS-Molekülen. In den Ovalen sind Proteine zusammengefasst, die für bestimmte Wirkbereiche zuständig sind. Verbindungslinien weisen auf Interaktionen zwischen den Proteinen hin. Sie zeigen, dass die Veränderung eines Proteins in benachbarten Wirkbereichen zu bedeutenden »Nebenwirkungen« führen kann. Diese »Nebenwirkungen« reichen noch weiter, wenn ein Protein völlig unterschiedliche Funktionen erfüllen kann. Zum Beispiel spielt dasselbe Protein Rbp1 (siehe Pfeil) sowohl im RNS-Metabolismus als auch in Wirkungszusammenhängen der Geschlechts-Determination eine Rolle. Nachdruck mit Genehmigung von Science, 302:1727-1736. Copyright 2003 AAAS.**

Die Darstellung dieser Informationsflüsse unterstreicht die Gefahren von Medikamenten. Es verwundert nicht, dass jedem Medikament ein Beipackzettel mit Nebenwirkungen mitgegeben wird, die von unangenehm bis tödlich reichen können. Wenn dem Körper ein Medikament gegeben wird, um die Fehlfunktion eines Proteins auszugleichen, tritt dieses Medikament mit mindestens einem und möglicherweise vielen anderen Proteinen in Wechselwirkung.

Diese Nebenwirkungen werden dadurch kompliziert, dass biologische Systeme redundant arbeiten, das heißt, das gleiche Signal oder Protein kann gleichzeitig in verschiedenen Organen und Geweben für ganz unterschiedliche Verhaltensfunktionen eingesetzt werden. Wenn zum Beispiel ein Medikament verabreicht wird, um eine Fehlfunktion eines Signals im Herzen auszugleichen, so wird dieser Stoff über das Blut im gesamten Körper verbreitet. Falls das Gehirn Komponenten des gleichen Signals verwendet, könnte die Herzmedizin unbeabsichtigt auch Funktionen des Nervensystems stören. Diese Redundanz ist ein weiteres Zeichen für die bemerkenswerte Effizienz der Evolution, auch wenn sie den Einsatz von Medikamenten erschwert. Mehrzeller überleben mit sehr viel weniger Genen, als die Wissenschaftler ursprünglich angenommen hatten, denn das gleiche Genprodukt (= Protein) kann für eine Vielzahl von Funktionen eingesetzt werden. Das lässt sich damit vergleichen, dass wir aus den sechsundzwanzig Buchstaben des Alphabets jedes Wort unserer Sprache bilden können.

Bei meiner Forschungsarbeit mit menschlichen Blutgefäßzellen erfuhr ich die Einschränkungen durch die redundanten Signalpfade aus erster Hand. Histamin ist ein wichtiger chemischer Signalstoff im Körper, der die Zellen auf eine Stresssituation reagieren lässt. Wenn im Blut der Arme und Beine Histamin auftaucht, lässt dieses Stresssignal die Poren in den Wänden der Blutgefäße weit werden. Die Öffnung der Poren ist der erste Schritt einer entzündlichen Reaktion. Wenn das Histamin jedoch im Gehirn freigesetzt wird, signalisiert das gleiche Histamin einen verstärkten Nährstofffluss zu den Neuronen, um ihr Wachstum und spezielle Funktionen zu fördern. In einer Stresssituation ermöglicht diese durch das Histamin ausgelöste bessere Ernährung der Nervenzellen dem Gehirn, seine Aktivität zu steigern, um mit der wahrgenommenen Bedrohung besser umzugehen. Dies ist ein Beispiel dafür, wie das gleiche Signal zwei völlig entgegengesetzte Wirkungen haben kann, je nachdem, wo es freigesetzt wird [Lipton et al., 1991].

Eine der genialen Eigenschaften des ausgeklügelten körperlichen Signalsystems ist seine Spezifizität. Wenn die Haut mit Brennnesseln in Berührung gekommen ist, dann entsteht an der betreffenden Stelle Jucken und Brennen aufgrund der Freisetzung von Histamin, das als Signalmolekül freigesetzt wurde, um in einer entzündlichen Reaktion gegen das Allergen der Nesseln vorzugehen. Da jedoch keine Notwendigkeit besteht, den ganzen Körper jucken zu lassen, wird das Histamin nur im betroffenen Bereich freigesetzt. Wird ein Mensch dagegen mit einer anstrengenden Erfahrung konfrontiert, erhöht das im Gehirn freigesetzte Histamin die Durchblutung des Nervengewebes und fördert den für das Überleben notwendigen neurologischen Prozess. Auch die Freisetzung des Histamins im Gehirn ist örtlich begrenzt und führt in anderen Bereichen des Körpers zu keinen entzündlichen Reaktionen. Wie beispielsweise die Feuerwehr wird das Histamin nur eingesetzt, wo und wie lange es gebraucht wird.

Die meisten industriell hergestellten Medikamente sind jedoch nicht so spezifisch in ihrer Wirkung. Wenn Sie zum Beispiel ein Antihistamin einnehmen, um das Jucken einer allergischen Reaktion erträglicher zu machen, wird die Droge im Körper allgemein verteilt und wirkt auf alle Histamin-Rezeptoren gleichermaßen. Ja, das Antihistamin wird die entzündliche Reaktion der Blutgefäße durchaus mindern und damit die allergischen Symptome reduzieren. Doch wenn das Antihistamin das Gehirn erreicht, wird es dort die Nervendurchblutung verändern, was Auswirkungen auf die Nervenfunktion hat. Deswegen verspüren Menschen, die Antihistamine einnehmen, zwar eine Linderung ihrer allergischen Reaktion, aber auch eine Trübung der Konzentrations- und Wahrnehmungsfähigkeit.

Ein weiteres Beispiel für eine tragische Gegenreaktion auf Medikamente sind die schädigenden und bedrohlichen Nebenwirkungen der synthetischen Hormonersatztherapie. Das Östrogen ist für seinen Einfluss auf die weiblichen Fortpflanzungsorgane bekannt. Neuere Studien über die Verteilung von Östrogen-Rezeptoren im Körper zeigen jedoch, dass sie – zusammen mit ihren komplementären Östrogen-Signal-Molekülen – bei der normalen Funktion der Blutgefäße, des Herzens und des Gehirns eine wichtige Rolle spielen. Nun haben Ärzte jahrelang routinemäßig synthetisches Östrogen verschrieben, um Wechseljahrssymptomen entgegenzuwirken. Die pharmazeutische Östrogentherapie kann ihre Wirkung allerdings nicht auf ausgewählte Zielgebiete im Körper beschränken. Die Droge wirkt auch auf die Östrogenrezeptoren im Herzen, in den Blutgefäßen und im Gehirn. Die synthetische Hormonersatztherapie hat schädliche Nebenwirkungen, die sich in Herzkrankheiten und in neuralen Dysfunktionen wie Schlaganfällen zeigen können [Shumaker et al., 2003; Wassertheil-Smoller, et al 2003; Anderson et al., 2003; Cauley et al., 2003].

Schädliche Wirkungen von Medikamenten wie in dem kontrovers diskutierten Beispiel der Hormonersatztherapie sind der Hauptgrund dafür, dass der Tod durch medizinische Behandlung heutzutage eine der Haupttodesursachen ist. Konservative Schätzungen, die im *Journal of the American Medical Association* veröffentlicht wurden, halten durch ärztliche Behandlung verursachte Krankheiten für die dritthäufigste Todesursache in den Vereinigten Staaten. Jedes Jahr sterben mehr als 120.000 Menschen durch die schädlichen Wirkungen verschriebener Medikamente [Starfield 2000]. Eine neuere Studie, die letztes Jahr veröffentlicht wurde und die offiziellen Statistiken der letzten zehn Jahre untersucht hat, kam zu noch erschreckenderen Ergebnissen [Null et al., 2003]. Dieser Untersuchung zufolge sind durch ärztliche Behandlung verursachte Krankheiten in den USA die häufigste Todesursache, die jedes Jahr mehr als 300.000 Menschen das Leben kostet.

Dies sind erschütternde Statistiken, vor allem für einen Heilberuf, der hochmütig die dreitausendjährigen Erfahrungen der östlichen Medizin als unwissenschaftlich abtut, obwohl sie auf einem tieferen Verständnis des Universums beruhen als die westlichen. Lange bevor die westlichen Wissenschaftler die Gesetze der Quantenphysik entdeckten, haben die Asiaten die Energie als einen für das Wohlbefinden wesentlichen Faktor gewürdigt. In der östlichen Medizin wird der Körper durch ein weitläufiges System von Energiebahnen bestimmt, die Meridiane genannt werden. Auf chinesischen Abbildungen des menschlichen Körpers ähnelt der Verlauf dieser Meridiane einem elektronischen Schaltplan. Mit Hilfe von Instrumenten wie beispielsweise Akupunkturnadeln prüfen die chinesischen Ärzte die Energiekreisläufe ihrer Patienten auf die gleiche Weise, wie ein Elektroingenieur mit einem Spannungsprüfer ein elektrisches System auf »Pathologien« überprüft.

## Ärzte: Die Sündenböcke der Pharmazie

So sehr ich die alten Weisheiten der östlichen Medizin auch bewundere, will ich damit die westlichen Ärzte nicht schlecht machen, die jedes Jahr riesige Mengen an Medikamenten verschreiben und damit zu der hohen Sterblichkeit durch Verschreibungen beitragen. Die Ärzte sitzen zwischen allen Stühlen. Sie sind die Bauern in dem Spiel einer gewaltigen Medizinindustrie. Ihre heilerischen Fähigkeiten werden durch eine veraltete medizinische Ausbildung behindert, die noch ganz auf dem Newtonschen Weltmodell beruht, das die Materie in den Mittelpunkt rückt. Leider kam diese Philosophie vor fünfundsiebzig Jahren aus der Mode, als die Physiker die Quantenmechanik entdeckten und erkannten, dass das Universum eigentlich aus nichts anderem besteht als aus Energie.

Nach ihrer Ausbildung erhalten diese Ärzte ihre Weiterbildung über pharmazeutische Produkte durch die Pharma-Vertreter, die Botenjungen der Gesundheitsindustrie. Das Hauptziel dieser nicht medizinisch ausgebildeten Vertreter ist, die Ärzte mit »Informationen« über die Wirksamkeit der Produkte zu versorgen, die sie verkaufen wollen. Die Pharmaindustrie bietet diese »Fortbildung« freigebig an, denn so kann sie die Ärzte davon »überzeugen«, ihre Produkte häufiger einzusetzen. Es ist offensichtlich, dass die schiere Menge an verschriebenen Medikamenten in diesem Land den hippokratischen Eid verletzt, demzufolge der Arzt seinem Patienten vor allem keinen Schaden zufügen darf. Die Pharmaindustrie programmiert uns darauf, zu einer Nation von süchtigen Pillenschluckern zu werden. Es ist Zeit, einen Schritt zurückzutreten und die Entdeckungen der Quantenphysik in die Biomedizin einfließen zu lassen, damit wir ein neues, sichereres Gesundheitswesen schaffen können, das im Einklang steht mit den Kräften der Natur.

## Physik und Medizin: Wer zu spät kommt, den bestraft das Leben

Manche Fachgebiete der Naturwissenschaften haben die Quantenphysik bereits mit sensationellem Erfolg integriert. Doch am 6. August 1945, als die Atombombe auf Hiroshima fiel und die ungeheuerlichen Kräfte der angewandten Quantentheorie demonstrierte, wurde die Menschheit mit einem Schlag wachgerüttelt. Das war der dramatische Auftakt des Atomzeitalters.

Einen konstruktiveren Beitrag leistete die Quantenphysik bei jenen Wunderwerken der Elektronik, die den Grundstein des Informationszeitalters legten. Die Entwicklung von Fernsehapparaten, Computern, CAT-Scannern, Lasertechnik, Raketen und Mobiltelefonen lässt sich direkt auf die Quantenmechanik zurückführen.

Doch welche großartigen Fortschritte hat die Biomedizin mit Hilfe der Quantentheorie erzielt? Wir wollen sie in der Reihenfolge ihrer Bedeutung aufführen:

Die Liste ist sehr kurz. Es gibt keine.

Ich betone zwar die Notwendigkeit, die Prinzipien der Quantenmechanik auch in den Biowissenschaften anzuwenden, damit will ich jedoch nicht sagen, dass man die wertvollen Erkenntnisse, die mit Hilfe von Isaac Newtons Prinzipien erlangt wurden, über Bord werfen sollte. Die neueren Gesetze der Quantenmechanik machen die Ergebnisse der klassischen Physik nicht überflüssig. Die Planeten bewegen sich immer noch auf den von der Newtonschen Mathematik berechneten Bahnen. Der Unterschied zwischen den beiden Zweigen der Physik besteht darin, dass sich die Quantenphysik stärker auf die molekulare und atomare Ebene bezieht, während die Newtonschen Gesetze eher für höhere Organisationsformen wie organische Systeme, Menschen oder Bevölkerungen gelten. Die Manifestation einer Krebserkrankung zeigt sich auf der Makroebene möglicherweise als Tumor, doch der Prozess, der den Krebs ausgelöst hat, begann auf der molekularen Ebene der betroffenen Zellen. Tatsächlich beginnen die meisten biologischen Fehlfunktionen (außer Verletzungen durch physisches Trauma) auf der Ebene der zellulären Moleküle und Ionen, daher die Notwendigkeit für eine Biologie, die den Newtonschen und den quantenphysikalischen Ansatz vereint.

Erfreulicherweise hat es bereits einige visionäre Biologen gegeben, die sich für diese Integration eingesetzt haben. Vor über vierzig Jahren veröffentlichte der Physiologe und Nobelpreisträger Albert Szent-Györgyi ein Buch mit dem Titel *Einführung in eine submolekulare Biologie.* [Szent-Györgyi 1960] Er versuchte darin, Biologen und Medizinern die Bedeutung der Quantenphysik für biologische Systeme nahe zu bringen. Leider hielten seine traditionell gesinnten Kollegen das Buch für die Phantastereien eines einst brillanten, aber inzwischen leider etwas senilen einstigen Kollegen und betrauerten ihren »Verlust«.

Die meisten Biologen haben bis heute die Bedeutung von Szent-Györgyis Buch nicht erkannt, doch die neuen Forschungsergebnisse weisen darauf hin, dass ihnen früher oder später nichts anderes übrig bleibt. Erinnern Sie sich an die Bewegungen der Proteinmoleküle, den Grundstoffen des Lebens? Die Wissenschaftler haben erfolglos versucht, diese Bewegungen nach den Gesetzen der Newtonschen Physik zu berechnen. Wahrscheinlich können Sie schon erraten, warum. Im Wissenschaftsmagazin *Nature* wurde im Jahr 2000 ein Artikel von V. Pophristic und L. Goodman veröffentlicht, demzufolge die lebenserzeugenden Bewegungen in einem Molekül nicht den Newtonschen, sondern den quantenphysikalischen Gesetzen gehorchen [Pophristic und Goodman 2001].

In seinem Kommentar zu diesem Artikel schrieb F. Weinhold: »Wann werden die Chemiebücher endlich eine Hilfe und kein Hindernis zum Verständnis der erforderlichen quantenmechanischen Perspektive bezüglich der Turnstile-Rotation von Molekülen sein?« Er betonte darüber hinaus: »Welche Kräfte steuern die Drehung und Faltung der Moleküle zu ihren komplexen Formen? Suchen Sie die Antwort nicht in Ihren Lehrbüchern über Organische Chemie.« [Weinhold 2001] Dennoch ist die Organische Chemie immer noch der mechanistische Grundpfeiler der Biomedizin, obgleich Weinhold moniert, dass dieser Wissenschaftszweig mittlerweile so veraltet ist, dass in den entsprechenden Lehrbüchern die Quantenphysik noch gar keine Beachtung findet.

Die konventionelle medizinische Forschung hat keine Ahnung von den molekularen Mechanismen, der Grundlage aller Lebensvorgänge. Hunderte von wissenschaftlichen Studien haben in den letzten fünfzig Jahren festgestellt, dass diese »unsichtbaren Kräfte« aus dem elektromagnetischen Spektrum eine tiefgreifende Wirkung auf alle biologischen Regelsysteme haben. Zu diesen »Kräften« gehören Mikrowellen, akustische Frequenzen und sogar die neu entdeckten Skalarwellen. Spezifische Frequenzen und elektromagnetische Strahlungsmuster steuern die DNS-, RNS- und Protein-Synthese, verändern Form und Funktion der Proteine, kontrollieren die Genregulation, Zellteilung, Zelldifferenzierung, Morphogenese (der Prozess, in dem sich die Zellen zu Organen und Geweben zusammenschließen), Hormonausschüttung sowie Nervenwachstum und Nervenfunktion. Jede dieser Zellaktivitäten ist unabdingbar für die Entfaltung des Lebens. Obwohl diese Forschungsarbeiten in den angesehensten biomedizinischen Magazinen veröffentlicht wurden, fanden ihre Ergebnisse keinen Eingang in die Lehrpläne der Universitäten [Liboff 2004; Goodman und Blank 2002; Sivitz 2000; Jin et al., 2000; Blackman, et al 1993; Rosen 1992, Blank 1991; Tsong 1989; Yen-Patton 1988].

Vor vierzig Jahren berechnete und verglich eine wichtige Studie der Universität Oxford unter dem Biophysiker C.W.F. McClare die Effizienz von energetischen Signalen mit jener von chemischen Signalen für den Informationstransfer in biologischen Systemen. Seine in den Annalen der New York Academy of Science veröffentliche Studie *Resonance in Bioenergetics* zeigte, dass energetische Signalmechanismen, zum Beispiel elektromagnetische Frequenzen, Umweltinformationen hundertfach effizienter weiterleiten als dies bei biochemischen Signalen wie Hormonen oder Neurotransmittern der Fall ist [McClare 1974].

Dieses Ergebnis ist nicht überraschend. In Molekülen entspricht die Information, die übertragen werden kann, der im Molekül verfügbaren Energie. Die chemischen Verbindungen, die für die Übertragung der Information erforderlich sind, gehen jedoch mit einem massiven Energieverlust einher, da beim Auf- und Abbau dieser Verbindungen viel Wärme freigesetzt wird. Weil dabei ein Großteil der Energie eines Moleküls verbraucht wird, bleibt nur noch eine kleine Energiemenge übrig, die als Signalenergie dienen kann.

Wir wissen, dass lebendige Organismen Umweltsignale empfangen und interpretieren müssen. Das Überleben ist direkt von der Geschwindigkeit und Effizienz dieser Signalübertragung abhängig. Ein elektromagnetisches Signal kann mit 186.000 Meilen pro Sekunde übertragen werden, während diffundierende Substanzen es nur auf weniger als einen Zentimeter pro Sekunde bringen. Energetische Signale sind also 100-mal effizienter und unendlich viel schneller als biochemische Signale. Welche Art von Signalen würde Ihre Gemeinschaft von Milliarden Zellen bevorzugen? Rechnen Sie es sich doch einmal aus.

## Alles dreht sich ums Geschäft

Meiner Ansicht nach lässt sich der Hauptgrund dafür, dass es kaum Forschungen über energetisches Heilen gibt, in Dollar und Cent ausdrücken. Die milliardenschwere Pharmaindustrie steckt ihre Forschungsgelder in die Suche nach neuen Wundermitteln in Form chemischer Medikamente, weil Pillen Geld bringen. Wenn sich energetisches Heilen in Tablettenform pressen ließe, wären Heilmittelhersteller weltweit sicher stärker daran interessiert.

Statt dessen bezeichnen sie ein Aussehen oder ein Verhalten, das von irgendeiner hypothetischen Norm abweicht, als Störung oder Fehlfunktion und bringen der Öffentlichkeit bei, sich vor diesen Abweichungen zu fürchten. Die grob vereinfachten Symptome, mit denen diese Abweichungen dann in der Werbung verkauft werden, lassen die Verbraucher glauben, dass auch sie unter dieser Störung leiden. »Neigen Sie dazu, sich Sorgen zu machen? Ständige Sorgen und Ängstlichkeit sind das vorherrschende Symptom der ›generalisierten Angststörung‹. Aber keine Sorge. Bitten Sie Ihren Arzt, Ihnen Addictazac zu verschreiben, die neue Rosarote-Brille-Pille.«

Währenddessen meiden die Medien das Thema Todesfälle durch Fehlmedikation und lenken die Aufmerksamkeit lieber auf die

Gefahren illegaler Drogen. Wir hören die ständigen Warnungen, dass Flucht in Drogenkonsum keine Probleme löst. Komisch – den gleichen Satz wollte ich soeben auch schreiben, um meine Bedenken bezüglich des Medikamentenkonsums auszudrücken. Sind Medikamente denn gefährlich? Fragen Sie doch einfach die Leute, die letztes Jahr daran gestorben sind. Die Unterdrückung körperlicher Symptome durch Medikamente ermöglicht uns, die Ursache dieser Symptome, Probleme in unserer Lebenswirklichkeit, zu ignorieren. Der übermäßige Medikamentenkonsum verschafft uns eine Art Ferien von der persönlichen Verantwortung für unser Wohlergehen.

Das Ganze erinnert mich an eine Situation aus meiner Studentenzeit, als ich einen Job in einer Autowerkstatt hatte. An einem Freitagnachmittag um halb fünf kam eine gereizte Frau in die Werkstatt. Das Motorwarnlicht blinkte, obwohl ihr Wagen schon ein paar Mal mit dem gleichen Problem in der Werkstatt gewesen war. Wer will sich schon am Freitagnachmittag um halb fünf an ein schwer bestimmbares Problem setzen und mit einer wütenden Kundin verhandeln? Wir verhielten uns alle ganz still, nur einer der Mechaniker sagte zu ihr: »Ich kümmere mich drum.« Er fuhr den Wagen nach hinten in die Werkstatt, setzte sich an das Armaturenbrett, drehte die Glühbirne aus der Lampe und warf sie weg. Dann öffnete er eine Dose Cola und rauchte eine Zigarette. Nach einer angemessenen Zeit, während die Kundin dachte, er arbeite an dem Wagen, kehrte er zurück und verkündete, das Auto sei okay. Als die Kundin sah, dass das Licht nicht mehr blinkte, fuhr sie glücklich vom Hof. Die Ursache des Problems war zwar noch vorhanden, aber das Symptom war verschwunden. Genauso unterdrücken die pharmazeutischen Medikamente die Symptome unseres Körpers, und die meisten kümmern sich dann nicht mehr um die Ursache des Problems.

Jetzt meinen Sie vielleicht, die Zeiten hätten sich inzwischen etwas geändert. Wir wissen doch heute um die Gefahren von Medikamenten und sind offener geworden für alternative Heilmethoden. Das stimmt, etwa die Hälfte der Amerikaner geht heutzutage zu Heilpraktikern, das können auch die Schulmediziner nicht mehr leugnen. Manche Versicherungen haben schon begonnen, für Dienste zu zahlen, die sie früher für Quacksalberei hielten, und einige große Kliniken lassen eine begrenzte Anzahl dieser Therapien auch in ihren Häusern zu.

Doch selbst heutzutage schenkt die Wissenschaft alternativen Heilmethoden nur wenig Aufmerksamkeit. Das amerikanische Bundesgesundheitsamt richtete zwar auf öffentlichen Druck eine Abteilung für »Alternativ-Medizin« ein, doch das ist nur eine symbolische Geste, um die kritische Öffentlichkeit und Patienten zu beruhigen, die ja schließlich viel Geld für ihre alternative Gesundheitsvorsorge ausgeben. Doch es gibt keine ernsthaften Forschungsmittel für die energetische Medizin. Und das Absurde daran ist, dass diese Heilmethoden so lange offiziell als unwissenschaftlich bezeichnet werden können, wie es keine entsprechenden wissenschaftlichen Studien dazu gibt.

## Gute Schwingungen, schlechte Schwingungen und die Sprache der Energie

Die Schulmedizin hat zwar die Rolle der Energie als Informationsträger weitgehend ignoriert, aber sie hat sich noninvasive Scanning-Techniken zunutze gemacht, die genau solche Energiefelder ablesen. Die Quantenphysiker haben Geräte entwickelt, mit denen sich die Frequenzabstrahlung spezifischer chemischer Substanzen analysieren lässt. Diese Geräte ermöglichen eine Ermittlung der molekularen Zusammensetzung von Materialien und Objekten. Für die Medizin wurden diese Geräte dahingehend weiterentwickelt, dass sie das Energiespektrum lesen können, das unsere Körpergewebe und Organe abstrahlen. Weil Energie den Körper leicht durchfließt, können diese modernen Geräte durch noninvasive Methoden wie Computertomographien, Magnetresonanztherapien und Positron-Emissions-Tomographien Krankheiten aufspüren. Die Ärzte erkennen Störungen im Körperinneren, da sich die Spektralenergie des gesunden Gewebes von krankem unterscheidet.

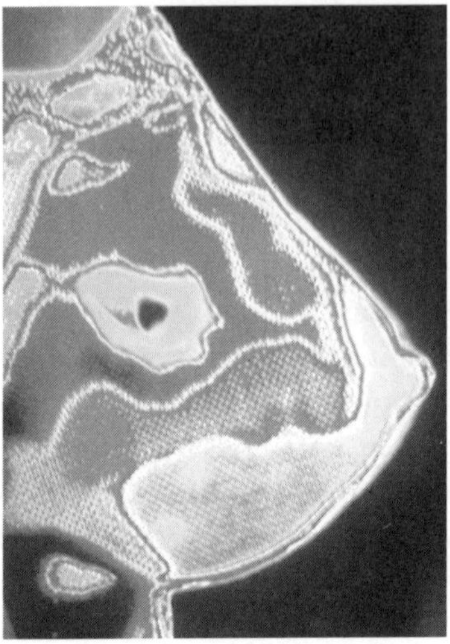

Mammographie. Diese Abbildung ist keine Röntgenaufnahme einer Brust, sondern ein elektronisches Abbild der Strahlungsenergie von Zellen und Gewebe. Durch Unterschiede im Energiespektrum kann der Radiologe zwischen gesundem und krankem Gewebe (siehe schwarzer Punkt in der Mitte) unterscheiden.

In der Abbildung oben zeigt sich eine Krebsgeschwulst in der Brust. Das erkrankte Gewebe strahlt seine eigene, individuelle Energiesignatur ab, die sich von der Abstrahlung der gesunden Zellen unterscheidet. Diese Energiesignaturen bewegen sich in unsichtbaren Wellen durch unseren Körper, wie Wellen auf einem See. Wenn man einen Kieselstein in einen Teich fallen lässt, dann wird die »Energie« des fallenden Kiesels (die durch die Schwerkraft entsteht, die seine Masse anzieht) auf das Wasser übertragen. Die dabei entstehenden Wellen sind eigentlich Energiewellen, die durch das Wasser verlaufen.

Wenn mehr als ein Kiesel gleichzeitig ins Wasser geworfen wird, kann zwischen den sich ausbreitenden (Energie-)Wellen eine Interferenz entstehen. Wo sich zwei oder mehr Wellen begegnen, entstehen zusammengesetzte Wellen. Diese Interferenz kann konstruktiv (energieverstärkend) oder destruktiv (energieabschwächend) sein.

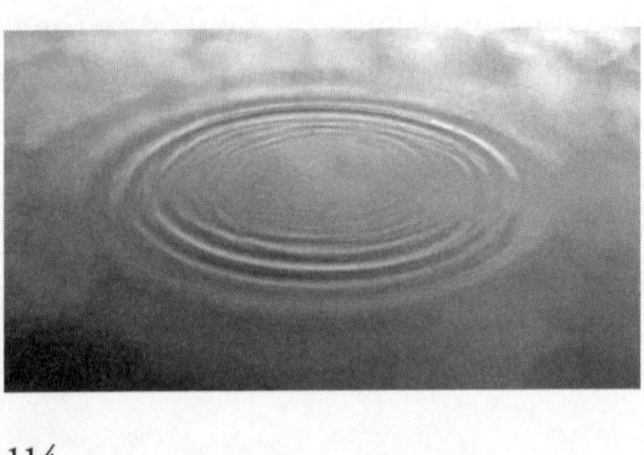

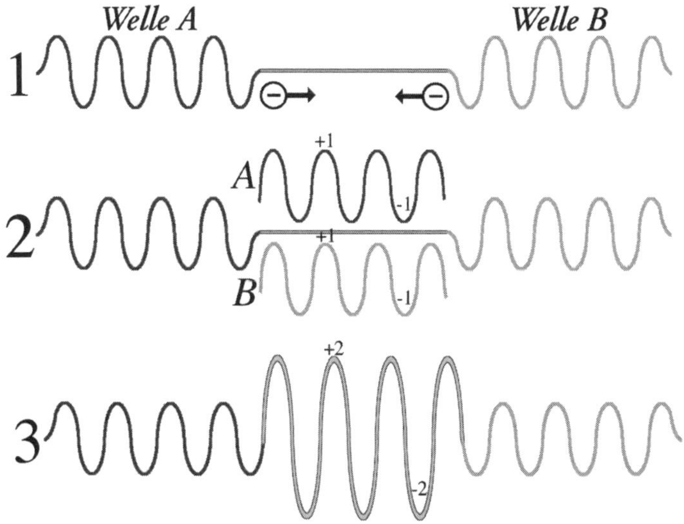


Konstruktive Interferenz: In der Abbildung bewegen sich zwei Wellen über das Wasser aufeinander zu. Dabei sind in diesem Fall beide Wellen phasengleich – beide führen hier mit ihrer negativen Amplitude. Um die Konsequenzen dieses Zusammentreffens zu verdeutlichen, wurden beide Wellen in 2 übereinander dargestellt. Wenn die Amplitude von Welle A auf +1 ist, ist auch die Amplitude von Welle B auf +1. Die zusammengesetzte Welle hat also an diesem Punkt eine Amplitude von +2. Genauso ist A an der gleichen Stelle -1 wie B, die gesamte Amplitude beträgt dann also -2. Die erhöhte Amplitude wird bei 3 gezeigt.

Wenn man zwei genau gleich große Kiesel aus gleicher Höhe zur gleichen Zeit ins Wasser fallen lässt, dann koordinieren sich die Wellen und konvergieren miteinander. Wo sich die Wellen überschneiden, verdoppelt sich ihre Kraft, was man konstruktive Interferenz oder harmonische Resonanz nennt. Wenn die Kiesel nicht koordiniert ins Wasser fallen, verlaufen ihre Wellen nicht harmonisch. Wo eine Welle nach oben geht, geht die andere nach unten. Beim Zusammentreffen annullieren sie sich gegenseitig – das Wasser wird ruhig. Dieses Phänomen wird destruktive Interferenz genannt.

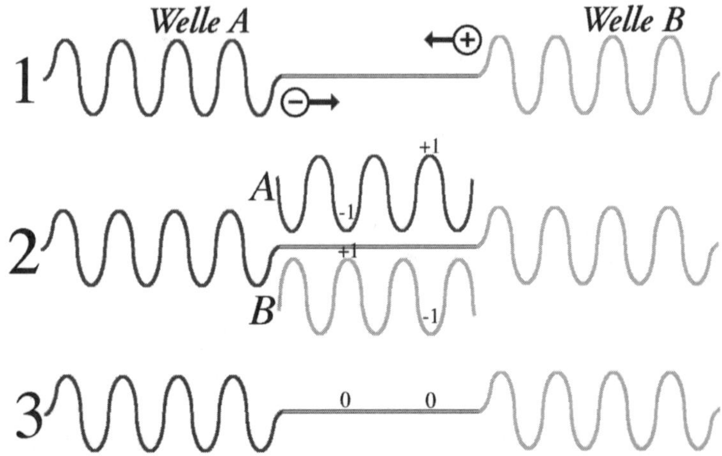


**Destruktive Interferenz: In der ersten Abbildung bewegt sich die Welle A eines ersten Kiesels von links nach rechts. Welle B eines kurz danach eingeworfenen zweiten Kiesels fließt von rechts nach links. Da die Kiesel nicht zur gleichen Zeit auf das Wasser aufgetroffen sind, bewegen sich die Wellen nicht phasengleich. Hier führt Welle A mit einer negativen Amplitude und Welle B mit einer positiven. Wenn sie sich wie bei 2 dargestellt begegnen, wirken sie wie Spiegelbilder. Die hohe Amplitude von Welle A trifft auf die niedrige von Welle B und umgekehrt. Wie bei 3 deutlich wird, annullieren sich die Amplitudenwerte der Wellen und die zusammengesetzte Welle hat die Amplitude 0 – sie ist also gar keine Welle mehr, sondern flach!**

Das Verhalten von Energiewellen ist für die Biomedizin wichtig, weil Schwingungsfrequenzen die physischen und chemischen Eigenschaften von Atomen genauso verändern können wie physische Signalstoffe, beispielsweise Histamin und Östrogen. Da sich Atome ständig in Bewegung befinden, was sich an ihrer Schwingung messen lässt, erzeugen sie ähnliche Wellenmuster wie die Kiesel-Wellen, die wir oben besprochen haben. Jedes Atom ist einzigartig, denn seine Verteilung der positiven und negativen Ladungen und sein Spin erzeugen ein ganz spezifisches Schwingungsmuster [Oschman 2000].

Die Wissenschaftler haben eine Möglichkeit gefunden, ein Atom zum Stillstand zu bringen, indem sie seine Energiewellen ausnutzen. Sie identifizieren zuerst die Frequenz eines bestimmten Atoms und setzen dann einen Laserstrahl ein, der genau dieselbe Frequenz ausstrahlt, jedoch nicht phasengleich ist. Wenn die Lichtwellen dann mit den atomaren Wellen zusammentreffen, annullieren sie sich durch die destruktive Interferenz und das Atom dreht sich nicht mehr [Chu 2002; Rumbles 2001].

Wenn die Wissenschaftler ein Atom nicht stoppen, sondern beschleunigen wollen, dann setzen sie Wellen ein, die eine harmonische Resonanz bilden. Diese können elektromagnetischer oder akustischer Art sein. Wenn eine stimmgewaltige Sängerin, wie zum Beispiel Ella Fitzgerald, einen Ton hält, der in harmonischer Resonanz mit den Atomen eines Kristallglases schwingt, dann absorbieren die Kristallatome die Klangwellen. Durch die konstruktive Interferenz schwingen die Atome des Kristallglases schneller, bis sie so viel Energie aufgenommen haben, dass sie ihre Verbindung aufbrechen können und der Kelch explodiert.

Ärzte nutzen die konstruktive Interferenz, um Nierensteine zu behandeln. Das ist eines der seltenen Beispiele für den medizinischen Einsatz der Gesetze der Quantenphysik. Nierensteine sind Kristalle, deren Atome in einer bestimmten Frequenz schwingen. Der Arzt richtet auf noninvasive Art eine harmonische Frequenz auf die Nierensteine und erzeugt eine konstruktive Interferenz. Wie die Atome in dem Kristallkelch in dem vorherigen Beispiel, verstärkt sich die Schwingung in den Atomen der Nierensteine so, dass diese zertrümmert werden. Die kleinen Bruchstücke lassen sich dann leicht aus dem System ausschwemmen, ohne die heftigen Schmerzen, die mit großen Nierensteinen einhergehen.

Erkenntnisse aus der Physik weisen darauf hin, dass die gleiche harmonische Resonanz, mit der Klangwellen ein Glas oder einen Nierenstein zerstören können, sich auch in der Chemie unseres Körpers einsetzen ließe. Die Biologen verfolgen diese Ansätze jedoch nicht mit der gleichen Leidenschaft, mit der sie nach neuen Medikamenten forschen. Das ist schade, denn es gibt ausreichend wissenschaftliche Hinweise darauf, dass wir Wellen in »maßgeschneiderten« Frequenzen für therapeutische Zwecke erzeugen könnten, so wie wir jetzt ganz bestimmte chemische Strukturen für neue Medikamente austüfteln.

Es gab allerdings eine Zeit, da war die Elektrotherapie weit verbreitet. Gegen Ende des neunzehnten Jahrhunderts führte die Entwicklung von Batterien und Geräten, die ein elektromagnetisches Feld erzeugen, zu sinn- und planlos konstruierten Maschinen, die angeblich Krankheiten heilen sollten. Wie ein Lauffeuer verbreitete sich das Gerücht, diese Geräte seien sehr wirkungsvoll. Sie wurden so populär, dass es in den Zeitungen Anzeigen gab: »Werden Sie elektromagnetischer Heiler! Nur $ 9,99, mit Anleitung!« Bereits im Jahr 1894 verwendeten über 10.000 amerikanische Ärzte und eine unbekannte Anzahl von Privatpersonen regelmäßig elektromagnetische Geräte zur Heilung.

Im Jahre 1895 entwickelte D.D. Palmer die Wissenschaft der Chiropraktik. Palmer erkannte, dass der Energiefluss des Nervensystems für die Gesundheit eine wichtige Rolle spielt. Dabei konzentrierte er sich auf die Funktion der Wirbelsäule, denn über sie verteilen die Spinalnerven alle Informationen im Körper. Er entwickelte eine therapeutische Fertigkeit, diesen Informationsfluss durch das Ausgleichen von Spannungen und Druckstellen im Rückgrat positiv zu beeinflussen.

Die Schulmediziner fühlten sich durch die wachsende Zahl von Chiropraktikern, Homöopathen, Radiästheten und ähnlichen alternativen Heilern bedroht. Die Carnegie-Stiftung veröffentlichte 1910 den Flexner-Report, der alle medizinischen Praktiker aufrief, nur wissenschaftlich überprüfte Heilweisen anzuwenden. Da die Physiker das Quantenuniversum damals noch nicht entdeckt hatten, war das Wirken von Energie für die Wissenschaftler etwas Unbegreifliches. Durch die Verurteilung durch die *American Medical Association* kamen die Chiropraktik und andere energetische Heilweisen in Verruf. Das Heilen mit elektromagnetischen Geräten und die Radiästhesie verschwanden fast völlig aus dem öffentlichen Bewusstsein.

In den letzten vierzig Jahren hat bei uns die Heilkunst der Chiropraktik wieder Furore gemacht. 1990 gewannen die Chiropraktiker einen langen Rechtsstreit gegen das schulmedizinische Monopol. Das Gericht befand die *American Medical Association* für schuldig, auf illegale Weise versucht zu haben, die Therapieform der Chiropraktik aus dem Markt zu drängen. Seitdem konnte die Chiropraktik ihren

Einflussbereich ausdehnen und wird jetzt sogar in einigen Kliniken angewandt.

Und trotz der schillernden Vergangenheit der Elektrotherapie führen Neurologen neue, spannende Studien über Therapien mit Schwingungsenergie durch. Man weiß seit langem, dass das Gehirn ein elektrisches Organ ist und versuchte deshalb zum Beispiel, Depressionen mit Elektroschocks zu behandeln. Doch mittlerweile arbeiten die Wissenschaftler an sanfteren Methoden. Vor kurzem berichtete das Magazin *Science* in einem Artikel über die positiven Wirkungen von Transcranialer Magnetstimulation (TMS) [Helmuth 2001; Hallett 2000]. TMS beruht auf den gleichen Prinzipien wie die elektromagnetischen Heilweisen des neunzehnten Jahrhunderts, die von der Schulmedizin als Scharlatanerie angeprangert wurden. Neuere Untersuchungen weisen allerdings darauf hin, dass TMS ein wirkungsvolles therapeutisches Werkzeug sein kann. Richtig angewandt können damit Depressionen behandelt und die Wahrnehmung verändert werden.

Es ist klar, dass wir in diesem vielversprechenden neuen Feld eine interdisziplinäre Forschung brauchen, die sowohl Quantenphysik als auch Elektrotechnik, Chemie und Biologie einschließt. Aus solchen vereinten Forschungsbemühungen werden höchstwahrscheinlich Therapien hervorgehen, die sehr viel weniger Nebenwirkungen haben als Medikamente. Die Forschung wird einfach bestätigen, was Wissenschaftler und Laien bereits »wissen«, aber dieses Wissen vielleicht noch nicht richtig ernst nehmen und begriffen haben: Alle Organismen, auch Menschen, nehmen ihre Umgebung durch Energiefelder wahr und kommunizieren durch sie. Weil wir Menschen vorwiegend auf die gesprochene und geschriebene Sprache fixiert sind, haben wir unsere Wahrnehmung der energetischen Kommunikation vernachlässigt. Wie jede biologische Funktion verkümmert sie aber, wenn sie nicht gebraucht wird. Die Ureinwohner Australiens nutzen diese hypersensorischen Fähigkeiten auch heute in ihrem täglichen Leben, ihre Wahrnehmung ist noch nicht verkümmert. Ein australischer Ureinwohner kann zum Beispiel tief unter dem Sand Wasser spüren, und Schamanen aus dem Amazonasgebiet kommunizieren mit ihren Heilpflanzen.

Zweifellos haben auch Sie ab und zu eine Ahnung von Ihrem uralten Spürsinn. Vielleicht sind Sie schon einmal nachts eine dunkle Straße entlanggegangen und fühlten sich danach schwach und ausgelaugt. Die Ursache dafür lag in destruktiver Interferenz, ähnlich wie bei den nacheinander ins Wasser geworfenen Kieseln, oder umgangssprachlich ausgedrückt: in schlechten Schwingungen. Oder erinnern Sie sich daran, wie Sie einmal unerwartet einem Menschen, den Sie sehr mögen, begegnet sind und sich dadurch belebt fühlten? Das war eine Erfahrung von konstruktiver Interferenz oder von guten Schwingungen.

Als ich meine Überzeugung, dass wir nichts als träge Masse sind, über Bord warf, erkannte ich nicht nur, dass die von mir gewählte Wissenschaft veraltet war, sondern dass ich in meinem eigenen Leben für mehr konstruktive Interferenz sorgen musste. Ich brauchte einen durch die Quantenphysik inspirierten persönlichen Aufschwung! Statt mich auf die Erzeugung harmonischer Energien in meinem Leben zu konzentrieren, hatte ich mich recht und schlecht durchs Leben geschlagen und gedankenlos meine Energien vergeudet. Ich hatte so gelebt, als würde ich mitten im Winter ein Haus heizen und dabei alle Türen und Fenster offen lassen. Also fing ich an, Türen und Fenster zu schließen und achtete sorgfältig darauf, wo ich meine Energie verschwendete. Manche dieser Türen waren leicht zu schließen. Zum Beispiel konnte ich problemlos die ermüdenden Fakultätspartys meiden. Bei meinem gewohnheitsmäßig negativen Denken war das schon etwas schwieriger. Auch Gedanken verbrauchen Energie, genauso wie ein Marathonlauf, wie Sie im nächsten Kapitel sehen werden.

Ich brauchte also einen Quantensprung, genauso wie die Biomedizin. Wie ich bereits sagte, befinden wir uns mitten in einem sehr langsamen Paradigmenwechsel der Medizin, der allerdings dadurch vorangetrieben wird, dass immer mehr Menschen ihre Hoffnung auf alternative Heilmethoden setzen. Es hat lange gedauert, aber die biologische Quantenrevolution ist nahe. Die Schulmedizin wird nicht darum herumkommen, auch wenn sie sich noch so verzweifelt wehrt.

# 5

## Die Biologie tiefer Überzeugungen und die Macht der Gedanken

Im Jahre 1952 machte Dr. Albert Mason, ein junger britischer Arzt, einen Fehler, der ihm zu kurzer Berühmtheit verhalf. Dr. Mason behandelte einen fünfzehnjährigen Jungen gegen seine Warzen mit Hypnose. Mason und andere Ärzte hatten schon öfter mit Hypnose bei Warzen Erfolg gehabt, aber dies war ein besonders schwerer Fall. Die lederne Haut des Jungen ähnelte mehr einem Elefanten als einem Menschen. Nur auf seiner Brust war die Haut normal. Bei seiner ersten Hypnose-Sitzung konzentrierte sich Mason auf einen Arm des Jungen. Während der Junge in einer hypnotischen Trance war, erzählte ihm Mason, die Haut auf seinem Arm werde heilen und er bald ganz normale rosafarbene Haut haben. Als der Junge eine Woche später wieder kam, sah der Arm zu Masons Freude sehr gesund aus. Doch als Mason den Jungen zu einem Chirurgen mitnahm, der dem Jungen zuvor erfolglos zu helfen versucht hatte, erfuhr er, dass er eine Fehldiagnose gestellt hatte. Der Chirurg war bass vor Erstaunen, als er den Arm des Jungen sah und teilte Mason mit, der Junge litte nicht an Warzen, sondern an einer unheilbaren Erbkrankheit namens kongenitale Ichthyose (eine angeborene Verhornungsstörung der Haut). Durch die Kraft des Geistes hatten Mason und der Junge etwas erreicht, das zu jener Zeit als unmöglich galt. Mason setzte die Hypnose-Sitzungen fort und zum allgemeinen Erstaunen wurde die gesamte Haut des Jungen allmählich gesund und rosa. Der Junge, der bis dahin wegen seiner merkwürdig aussehenden Haut gnadenlos gehänselt worden war, konnte endlich ein normales Leben führen.

Als Mason im *British Medical Journal* einen Artikel über seine wundersame Behandlung der Ichthyose veröffentlichte, gab es eine Sensation [Mason 1952]: Die Medien stürzten sich auf ihn, und zahllose Patienten mit dieser bis dahin unheilbaren Krankheit baten ihn um Hilfe. Doch es zeigte sich, dass die Hypnose nicht das Wundermittel war, auf das sie gehofft hatten. Mason arbeitete mit einigen anderen Ichthyose-Patienten, doch es gelang ihm nie mehr, ähnliche Ergebnisse zu erzielen wie bei dem Jungen. Mason selbst schrieb dieses Versagen seiner eigenen inneren Einstellung zu. Er konnte nicht wieder zu der unbefangenen Haltung zurückkehren, in der er nach seiner festen Überzeugung »einen schweren Fall von Warzen« behandelt hatte. Jetzt war sich Mason vollkommen bewusst, dass er etwas behandelte, was alle anerkannten Mediziner als eine angeborene, unheilbare Krankheit betrachteten. Mason tat zunächst so, als sei er davon unbeeindruckt, aber später erzählte er in einem Interview im Discovery Channel, dass er diese Leichtigkeit nur vorgetäuscht habe [Discovery Health Channel 2003].

Wie ist es möglich, dass der menschliche Geist stärker ist als eine genetische Programmierung? Wie konnte Masons innere Einstellung zu der Heilung ihr Ergebnis beeinflussen? In der Neuen Biologie finden wir ein paar Antworten auf diese Fragen, denn im letzten Kapitel haben wir gesehen, dass Materie und Energie zusammenhängen. Der logische Zusammenhang besteht darin, dass der Geist (Energie) und der Körper (Materie) auf ähnliche Weise zusammenhängen, auch wenn die westliche Medizin sie seit Jahrhunderten getrennt zu sehen versucht.

Im siebzehnten Jahrhundert verwarf René Descartes die Vorstellung, der Geist beeinflusse die physischen Eigenschaften des Körpers. Descartes nahm an, der Körper bestehe aus Materie und der Geist aus einer nicht identifizierbaren, aber auf jeden Fall immateriellen Substanz. Weil er das Wesen des Geistes nicht erfassen konnte, hinterließ Descartes ein unlösbares philosophisches Rätsel: Wie kann der immaterielle Geist mit dem Körper verbunden sein, wenn Materie nur durch Materie beeinflusst werden kann? Die traditionelle Biomedizin, deren Wissenschaft auf dem rein materiellen Universum Newtons beruht, übernahm Descartes' Trennung von Geist und Körper. Es erschien sehr viel einfacher, einen mechanischen Körper wieder in Ordnung zu bringen, ohne sich dabei mit einem dazwischenfunkenden Geist befassen zu müssen.

Die Wirklichkeit des Quantenuniversums führt wieder zusammen, was Descartes getrennt hat. Ja, der Geist (die Energie) entspringt dem physischen Körper, wie Descartes angenommen hatte. Unser neues Verständnis des Universums offenbart uns jedoch, wie der physische Körper vom immateriellen Geist beeinflusst werden kann. Die Energie des Geistes (der Gedanke) hat einen direkten Einfluss auf die Steuerung der Körperphysiologie durch das Gehirn. Durch die im vorigen Kapitel beschriebene konstruktive und destruktive Interferenz kann die Gedankenenergie die Proteinproduktion der Zelle mit allen daraus abzuleitenden Funktionen direkt aktivieren oder hemmen. Aus diesem Grund achtete ich sehr darauf, wofür ich meine gedankliche Energie einsetzte, als ich die ersten Schritte zur Veränderung meines Lebens unternahm. Ich musste mit dieser Energie genauso sorgfältig umgehen, wie ich darauf achte, wann und wofür ich wie viel meiner körperlichen Energie einsetze.

Trotz der Entdeckungen der Quantenphysik herrscht in der westlichen Medizin immer noch eine Trennung zwischen Geist und Körper. Wissenschaftler werden dazu ausgebildet, solche Fälle wie die des Jungen, der sich durch die Kraft des Geistes von einer genetisch bedingten Krankheit heilte, einfach zu ignorieren. Ich glaube hingegen, dass sich die Wissenschaftler solchen »Anomalien« ganz besonders widmen sollten. In diesen außergewöhnlichen Fällen liegen die Wurzeln für ein umfassenderes Verständnis der Natur, denn die Prinzipien hinter diesen Ausnahmen übertrumpfen offensichtlich die etablierten »Wahrheiten«. Es ist eine Tatsache, dass die Kraft des Geistes effektiver sein kann als die Medikamente, von denen Ihnen beigebracht wurde, dass Sie sie brauchen. Die im letzten Kapitel aufgeführten Studien haben gezeigt, dass Energie Materie deutlich effizienter beeinflusst als Chemikalien.

Leider neigen die Wissenschaftler dazu, Ausnahmen eher zu leugnen als zu nutzen. Mein Lieblingsbeispiel für die wissenschaftliche Leugnung der Körper-Geist-Beziehung stammt aus einem Artikel über den deutschen Physiker Robert Koch, der zusammen mit Louis Pasteur im neunzehnten Jahrhundert die Mikroben-Theorie begründete. Dieser Theorie zufolge sind Bakterien und Viren die Ursache von Krankheiten. Diese Theorie ist heutzutage allgemein akzeptiert, doch zu Kochs Zeiten war sie heftig umstritten. Einer von Kochs Kritikern war so davon überzeugt, dass diese Theorie falsch sei, dass er forsch ein ganzes Glas Wasser mit Vibrio Cholerae (den Bakterien, die Koch als Ursache der Cholera-Erkrankung ansah) austrank. Zum allgemeinen Erstaunen schienen die virulenten pathogenen Bakterien dem Mann überhaupt nichts auszumachen. In dem *Science*-Artikel von 2000 wird über das Ereignis berichtet: »Aus unerklärlichen Gründen entwickelte er keinerlei Symptome, doch nichtsdestotrotz hatte er Unrecht.« [DiRita 2000]

Der Mann überlebte und die Wissenschaft besaß die Dreistigkeit, zu behaupten, er habe Unrecht! Wenn man behauptet, dieses Bakterium verursache Cholera, und er gezeigt hat, dass die Bakterien ihm nichts anhaben können, wie kann man dann weiterhin behaupten, trotzdem Recht zu haben? Statt herauszufinden, wie es dem Mann gelang, nicht krank zu werden, wischte die Wissenschaft diese und andere »unsaubere« Ausnahmen, die ihre Theorien in Frage stellen könnten, munter beiseite. Sie erinnern sich an das Dogma, dass unsere Biologie durch unsere Gene bestimmt wird? Die Mikroben-Theorie ist ein weiteres Beispiel dafür, wie Wissenschaftler so darauf fixiert sind, ihre Wahrheiten zu behaupten, dass sie alle störenden Ausnahmen ignorieren. Eine Theorie kann per se jedoch keine Ausnahmen zulassen – Ausnahmen bedeuten schlichtweg, dass die Theorie nicht vollständig zutreffend ist.

Ein weiteres Beispiel eines Phänomens, das die allgemein anerkannten Grundsätze der Wissenschaft in Frage stellt, ist die alte spirituelle Praxis des Gehens über glühende Kohlen. Jeden Tag versammeln sich irgendwo auf der Welt Suchende, um ihr gewöhnliches Bewusstsein durch das Feuerlaufen zu erweitern. Die Temperatur der Kohlen und die Dauer des Kontakts reichen aus, ernsthafte Verbrennungen hervorzurufen, doch Tausende von Teilnehmern haben den

Prozess vollkommen unversehrt überstanden. Aber bevor Sie jetzt meinen, vielleicht seien die Kohlen doch nicht so richtig heiß gewesen, sei Ihnen versichert, dass es immer wieder auch Teilnehmer gibt, die sich beim Gang über die gleichen Kohlen durchaus verletzen.

Auf ähnliche Weise hält die Wissenschaft unbeeindruckt an ihrer Behauptung fest, dass der HIV-Virus AIDS verursacht, ohne erklären zu können, warum es viele Menschen gibt, die mit dem Virus infiziert sind, ohne Krankheitssymptome zu zeigen. Noch erstaunlicher sind die Fälle von tödlich kranken Krebspatienten, die nach einer Spontanheilung ihr normales Leben wieder aufnehmen konnten. Weil sich solche Heilungen im Rahmen der konventionellen Wissenschaft nicht erklären lassen, tut man dort so, als wären sie nie passiert. Spontane Remissionen gelten als unerklärliche Ausnahmen von der Regel, oder sie werden als Fehldiagnosen abgetan.

## Wann positives Denken scheitert

Bevor ich mich weiter über die unglaubliche Kraft unserer Gedanken und meine Studien über die Zusammenhänge zwischen Körper und Geist auslasse, möchte ich noch eines klarstellen: Ich bin keineswegs der Meinung, dass positives Denken immer körperliche Heilung bringt. Es braucht mehr als »positives Denken«, um Kontrolle über seinen Körper und sein Leben zu erlangen. Natürlich ist es für unsere Gesundheit und unser Wohlbefinden wichtig, lebensfördernde Gedanken zu denken und die allgegenwärtigen, schwächenden negativen Gedanken zu meiden. Aber, und ich meine dieses ABER so deutlich wie möglich: Positives Denken allein muss noch überhaupt keine Wirkung auf unser Leben haben! Und wenn Menschen nur so tun, als dächten sie positiv, schwächen sie sich sogar umso mehr, weil sie meinen, nun all ihre Möglichkeiten, etwas in ihrem Leben zu ändern, erschöpft zu haben.

Diese Menschen haben nicht verstanden, dass die scheinbar getrennten Abteilungen Bewusstsein und Unterbewusstsein sehr wohl voneinander abhängen. Das Bewusstsein ist kreativ und kann positive Gedanken erzeugen. Das Unterbewusstsein hingegen ist ein Speicher instinktiver und erlernter Verhaltensweisen, die durch entsprechende Reize abgerufen werden. Das Unterbewusstsein funktioniert gewohnheitsmäßig – es reagiert zu unserem Leidwesen auf die gleichen Lebenssignale immer mit dem gleichen Verhalten. Haben Sie sich auch schon unzählige Male über etwas so Banales wie eine offene Zahnpastatube aufgeregt? Als Kind hat man Ihnen beigebracht, die Tube zuzuschrauben. Wenn Sie heute eine offene Tube sehen, löst es in Ihnen automatisch Ärger aus. Das ist eine einfache Stimulus-Reaktion eines im Unterbewusstsein gespeicherten, erlernten Verhaltens.

Die neurologischen Verarbeitungskapazitäten des Unterbewusstseins sind dem Bewusstsein haushoch überlegen. Wenn also die Wünsche des Bewusstseins den Programmen des Unterbewusstseins widersprechen, raten Sie mal, wer da wohl gewinnt? Sie können sich eine positive Affirmation wie dass Sie liebenswert sind oder dass sich Ihr Tumor auflöst tausendfach wiederholen – wenn Ihnen als Kind immer wieder gesagt wurde, dass Sie wertlos oder schwächlich sind, wird Ihr Unterbewusstsein all Ihre Bemühungen untergraben. Erinnern Sie sich noch daran, wie schnell Ihre guten Neujahrsvorsätze, weniger zu essen, beim Duft des nächsten Sonntagsbratens dahinschmolzen? Im siebten Kapitel werden wir noch näher darauf eingehen, woher selbst-sabotierende Gedanken kommen und wie man sie schnell korrigieren kann. Im Augenblick will ich Ihnen nur sagen, dass es Hoffnung gibt, selbst wenn Sie es bereits mit positivem Denken erfolglos probiert haben.

## Geist und Körper

Was haben wir bis jetzt über die Zellen erfahren? In den vorherigen Kapiteln wurde gezeigt, wie die Funktionen der Zellen direkt aus den molekularen Bewegungen des »Protein-Getriebes« entstehen. Die durch Protein-Ansammlungen erzeugte molekulare Bewegung sorgt für die physiologischen Funktionen, die Leben ermöglichen. Die Bewegung dieser Protein-Bausteine wird durch entsprechende Umweltsignale ausgelöst. Die Berührungsstelle zwischen den Umweltsignalstoffen und den verhaltenserzeugenden zytoplasmischen Proteinen ist die Zellmembran. Die Membran empfängt Reize und erzeugt dann die angemessene, lebenserhaltende zelluläre Reaktion. Die Zellmembran funktioniert als »Gehirn« der Zelle. Die physikalische Untereinheit der »Intelligenz« dieses Zellgehirns sind die integralen Rezeptor- und Effektorproteine der Membran (IMPs). Diese Proteine funktionieren als »Wahrnehmungsschalter«, welche die aus der Umwelt empfangenen Reize in reaktionserzeugende Proteinprozesse umsetzen. Zellen reagieren auf eine Vielzahl sehr grundlegender »Wahrnehmungen« in ihrer Welt. Zum Beispiel merken sie, ob es in ihrer Nähe solche Dinge wie Kalium, Calcium, Sauerstoff, Glukose, Histamin, Östrogen, Gifte, Licht oder andere Reize gibt. Die gleichzeitige Reaktion Zehntausender solcher reflexiver Wahrnehmungsschalter in der Membran, die alle einem bestimmten Umweltsignal zugeordnet sind, erzeugen gemeinsam das komplexe Verhalten einer lebenden Zelle. Während der ersten drei Milliarden Jahre des Lebens auf diesem Planeten bestand die Biosphäre aus freilebenden Einzellern wie Bakterien, Algen und Protozäen. Traditionellerweise betrachten wir diese Lebensformen als Einzelwesen, doch inzwischen wissen wir, dass individuelle Zellen bestimmte Signalmoleküle freisetzen können, die das Verhalten anderer Organismen beeinflussen. Diese Signale führen zu einem koordinierten Verhalten einer verstreuten Population einzelliger Organismen. Die Bildung primitiver Gemeinschaften durch das Freisetzen von Signalmolekülen verbesserte die Überlebenschancen der Einzeller.

Die einzelligen Schleimpilz-Amöben bieten ein gutes Beispiel dafür, wie Signalmoleküle zur Bildung einer Gemeinschaft führen. Diese Amöben leben vereinzelt im Boden und suchen nach Nahrung. Wenn sie alle in ihrer Umgebung verfügbare Nahrung aufgebraucht haben, erzeugen diese Zellen einen Überschuss eines Stoffwechselprodukts namens cAMP, das sie an ihre Umgebung abgeben. Wenn mehrere Amöben hungern, verstärkt sich die Konzentration von cAMP. Wenn sich die freigesetzten cAMP-Moleküle mit den cAMP-Rezeptoren anderer Schleimpilz-Amöben verbinden, erzeugt es in ihnen ein Aggregationsverhalten, und sie bilden einen mehrzelligen so genannten Fruchtkörper. Dieser Fruchtkörper stellt das Reproduktionsstadium des Schleimpilzes dar. Während der Hungerperiode teilen die alternden Zellen ihre DNS miteinander und erzeugen eine nächste Generation. Die jungen Amöben überdauern zunächst als inaktive Sporen. Wenn es wieder Nahrung gibt, bilden die Nahrungsmoleküle das Signal der Aktivierung und eine neue Population von Einzellern beginnt ihr Dasein.

Mir geht es hier vor allem darum, dass einzellige Organismen in einer Gemeinschaft leben, in der sie ihre »Wahrnehmung« einander mitteilen und ihr Verhalten koordinieren, indem sie Signalmoleküle freisetzen. Das cAMP war eine der evolutionär frühesten Formen eines regulativen, verhaltenssteuernden Sekrets. Lange Zeit nahm man an, die grundlegenden menschlichen Signalmoleküle wie Hormone, Neuropeptide, Zytokine und Wachstumsfaktoren, die unsere eigenen Zellgemeinschaften regulieren, seien mit der Bildung komplexer, mehrzelliger Lebensformen entstanden. Die jüngste Forschung hat jedoch gezeigt, dass sich die primitiven Einzeller in den frühesten Stufen der Evolution bereits solcher Botenstoffe bedienten.

Im Laufe der Evolution maximierten die Zellen die Anzahl der IMP-»Wahrnehmungsproteine« in der Membran. Um mehr wahrzunehmen und damit die Wahrscheinlichkeit ihres Überlebens zu steigern, sammelten sich die Zellen zunächst in Form von Kolonien und später in Form von hochorganisierten Zellgemeinschaften. Wie bereits zuvor beschrieben, teilten die mehrzelligen Organismen ihre physiologischen Funktionen spezialisierten Zellverbänden zu, die dann die Organe und Gewebe des Körpers bilden. In gemeinschaftlichen Organisationsformen wird die intelligente Informationsverarbeitung der Zellmembran von den spezialisierten Zellen des Nerven- und Immunsystems übernommen.

Erst vor 700 Millionen Jahren, also vor relativ kurzer Zeit, wenn man das Alter des Lebens auf diesem Planeten betrachtet, erkannten die Zellen einen Vorteil darin, sich zu den eng geknüpften mehrzelligen Gemeinschaften zusammenzuschließen, die wir als Pflanzen und Tiere bezeichnen. Die koordinierenden Signalmoleküle der freilebenden Einzeller wurden auch von diesen neuen geschlossenen Gemeinschaften verwendet. Indem sie das Freisetzen und die Verteilung dieser steuernden Signalmoleküle genau regulierten, konnten die Zellgemeinschaften ihre Funktionen koordinieren und als »ein« Lebewesen agieren. In den primitiveren Mehrzellern, die noch kein

Nervensystem ausgebildet haben, erfüllen diese Signalmoleküle eine Art elementares »Denken«, indem sie die Information zwischen den Zellen koordinieren. In solchen Organismen nimmt jede Zelle die Reize der Umgebung wahr und stimmt ihr Verhalten darauf ab.

Als die Zellgemeinschaften größer und komplexer wurden, musste dafür eine neue Lösung gefunden werden. In einer geschlossenen Gemeinschaft kann nicht jede Zelle einfach tun und lassen, was sie will. Die Gemeinschaft kann nur funktionieren, wenn sich alle Beteiligten auf einen gemeinsamen Plan einlassen. In den mehrzelligen Tieren kann jede einzelne Zelle »sehen«, was unmittelbar außerhalb ihrer eigenen »Haut« vor sich geht, aber sie hat keine Wahrnehmung dessen, was sich in einiger Entfernung oder gar außerhalb des gesamten Organismus abspielt. Kann eine tief in Ihren Eingeweiden verborgene Leberzelle sich auf angemessene Weise verhalten, wenn Sie ein Straßenräuber anspringt? Die komplexen Verhaltenskontrollen, die ein mehrzelliger Organismus zum Überleben braucht, liegen in seiner zentralen Informationsverarbeitung.

Als sich die komplexeren Tiere entwickelten, übernahmen spezialisierte Zellen die Aufgabe, den Informationsfluss der verhaltenssteuernden Signalmoleküle zu überwachen und zu organisieren. Diese Zellen bildeten ein weit verbreitetes Nervennetzwerk und eine zentrale Verarbeitungsstelle, das Gehirn. Die Funktion des Gehirns besteht darin, in der Gemeinschaft den Austausch zwischen den Signalmolekülen zu koordinieren. Konsequenterweise muss sich in einer Zellgemeinschaft jede Zelle den informierten Entscheidungen der höchsten Wahrnehmungsautorität fügen – dem Gehirn. Das Gehirn kontrolliert das Verhalten der Körperzellen. Dieser wichtige Punkt sollte berücksichtigt werden, wenn wir die Zellen unserer Organe und Gewebe für unseren Gesundheitszustand verantwortlich machen.

## Emotionen – die Sprache der Zellen

In höheren, bewussteren Lebensformen entwickelte das Gehirn eine Spezialisierung, die es dem gesamten System ermöglichte, sich auf seine regulatorischen Signale einzuschwingen. Die Evolution des limbischen Systems erzeugte einen einzigartigen Mechanismus, der die chemischen Kommunikationssignale in Empfindungen übersetzte, die von allen Zellen der Gemeinschaft wahrgenommen werden konnten. In unserem Bewusstsein erfahren wir diese Signale als Emotionen. Das Bewusstsein nimmt nicht nur den Fluss der koordinierenden Zellsignale wahr, sondern kann auch Emotionen erzeugen, die sich im Nervensystem in Form kontrollierter Freisetzung von regulatorischen Signalen manifestieren.

Zur gleichen Zeit, in der ich mich mit dem Gehirn der Zelle und seinen Parallelen zum menschlichen Gehirn befasste, untersuchte Candace Pert das menschliche Gehirn und erkannte die Parallelen zu den Funktionsweisen des zellulären Gehirns. In ihrem Buch *Moleküle der Gefühle* erzählt Candace Pert, wie ihre Erforschung der informationsverarbeitenden Rezeptoren in den Nervenzellmembranen zu der Entdeckung führte, dass die gleichen »neuralen« Rezeptoren in den meisten, wenn nicht gar in allen Körperzellen auftreten. Ihre raffinierten Experimente offenbarten, dass der menschliche Geist nicht nur im Kopf sitzt, sondern durch Signalmoleküle im ganzen Körper verteilt ist. Genauso wichtig war ihre Erkenntnis, dass Emotionen nicht nur durch ein Feedback der Umweltinformationen des Körpers entstehen, sondern dass der seiner selbst bewusste Geist auch durch das Gehirn »Gefühlsmoleküle« erzeugen und das System damit überlagern kann. So kann der angemessene Einsatz des Bewusstseins einen kranken Körper gesunden lassen, während eine unangemessene Kontrolle der Gefühle einen gesunden Körper krank machen kann. Im sechsten und siebten Kapitel werde ich noch weiter auf dieses Thema eingehen. *Moleküle der Gefühle* ist ein hochinteressantes Buch über die wissenschaftliche Entdeckung dieses Zusammenhangs. Es berichtet unter anderem auch über die Schwierigkeiten, denen man begegnet, wenn man in den eingefahrenen Wissenschafts-Club neue Ideen einbringt – ein Thema, das mir nur allzu bekannt ist! [Pert 1997]

Durch seine Fähigkeit, den Fluss der verhaltensregulierenden Signale in der Zellgemeinschaft zu spüren und zu koordinieren, stellte das limbische System einen großen evolutionären Fortschritt dar. Je effizienter sich das interne Signalsystem entwickelte, desto größer konnte das Gehirn werden. Die mehrzelligen Organismen entwickelten immer mehr Zellen, die auf eine zunehmende Anzahl von äußeren Umweltreizen reagieren konnten. Eine einzelne Zelle kann auf einfache sensorische Wahrnehmungen wie rot, rund, aromatisch und süß reagieren, doch erst die zusätzliche Geisteskraft der mehrzelligen Lebewesen kann diese einfachen Empfindungen zu einer höheren Komplexität zusammensetzen und den Apfel erkennen.

Evolutionär erlerntes, grundlegendes Reflexverhalten wird durch genetisch festgelegte Instinkte an die Nachkommen weitergegeben. Die Evolution des größeren Gehirns mit seiner höheren Anzahl von Neuralzellen bot den Organismen die Chance, sich nicht nur auf instinktives Verhalten zu verlassen, sondern auch aus Lebenserfahrungen zu lernen. Neues Reflexverhalten entsteht durch Konditionierung. Das klassische Beispiel dafür sind die Hunde, denen Pawlow beibrachte, beim Klingeln einer Glocke zu geifern. Zuerst konditionierte er sie darauf, dass dem Klingeln einer Glocke eine Futtergabe folgte. Nach einer Weile ließ er die Glocke ertönen, ohne Futter anzubieten. Die Hunde waren inzwischen so programmiert, dass sie beim Klang der Glocke automatisch zu geifern anfingen, auch wenn weit und breit kein Futter war. Dies war eindeutig ein unbewusstes, erlerntes Reflexverhalten.

Es gibt sehr einfache Reflexverhalten wie das Ausschlagen des Beins, wenn das Reflexhämmerchen auf das Knie schlägt, und sehr komplexe wie mit hundert Stundenkilometern bei dichtem Verkehr über die Autobahn zu fahren, während man gleichzeitig tief in ein Gespräch verwickelt ist. Konditionierte Verhaltensweisen können so anspruchsvoll sein, wie sie wollen, man braucht dabei nicht zu denken. Die neuralen Verbindungen zwischen dem auslösenden Reiz und der Reaktion sind durch den Lernprozess so fest »verdrahtet«, dass eine immer gleiche Reaktion sichergestellt ist. Man nennt solche fest verankerten Reaktionsmuster auch »Gewohnheiten«. Bei niederen Tieren dient das gesamte Gehirn der rein gewohnheitsmäßigen Reaktion auf Reize. Pawlows Hunde sabbern reflexhaft, nicht absichtlich. Das Unterbewusstsein handelt immer reflexhaft, es unterliegt nicht der Vernunft oder dem Denken. Physisch gesehen wird diese Art des Bewusstseins mit den Aktivitäten jener

Gehirnstrukturen assoziiert, die in nicht selbstbewussten Tieren vorkommen.

Menschen und eine Reihe anderer, höherer Tiere haben einen besonderen Bereich des Gehirns entwickelt, mit dem sie denken, planen und Entscheidungen treffen – die vordere Großhirnrinde. Dieser Bereich des Vorderhirns ist offensichtlich der Sitz des selbst-bewussten Denkvermögens. Der selbst-bewusste Geist kann sich selbst reflektieren. Er ist eine Art Sinnesorgan, mit dem wir unser eigenes Verhalten und unsere Gefühle überwachen. Der selbst-bewusste Geist kann sich auch der meisten Daten unserer langfristig gespeicherten Erinnerungen bedienen. Dies ist eine äußerst wichtige Fähigkeit, die es uns erlaubt, unsere Zukunft in Anbetracht unserer Geschichte zu planen. Die Fähigkeit der Selbst-Reflexion verleiht dem selbst-bewussten Geist große Macht. Er kann unser programmiertes Verhalten beobachten, das Verhalten bewerten und sich entscheiden, dieses Verhalten zu verändern. Wir können aktiv wählen, ob und wie wir auf die meisten Umweltsignale reagieren wollen. Die Fähigkeit des Bewusstseins, die vorprogrammierten Verhaltensweisen des Unterbewusstseins zu verändern, ist die Grundlage unseres freien Willens.

Diese besondere Gabe geht jedoch mit einer besonderen Schwäche einher. Während fast alle anderen Organismen die Reize unmittelbar erfahren müssen, ist die Lernfähigkeit des Gehirns so weit entwickelt, dass wir Wahrnehmungen auch indirekt von unseren Lehrern übernehmen können. Und wenn wir dann diese Wahrnehmungen anderer erst mal als »Wahrheiten« akzeptiert haben, dann verankert sich diese Sichtweise in unserem eigenen Gehirn und wird zu unserer eigenen »Wahrheit«. Doch was ist, wenn die Wahrnehmung unserer Lehrer unzutreffend ist? Dann wird unser Gehirn mit Fehlwahrnehmungen gefüttert. Das Unterbewusstsein reagiert auf Reize gemäß seiner Programmierung – es gibt in diesem Bereich nichts, was sich über die langfristigen Konsequenzen unserer Programmierungen Gedanken machen könnte. Das Unterbewusstsein wirkt nur im Jetzt. Unsere einprogrammierten Fehleinschätzungen werden also nicht überprüft, weshalb wir uns in manchen Dingen immer wieder auf unangemessene Weise verhalten.

Wenn ich als besonderen »Zaubertrick« in dieses Kapitel eine

Schlange hereingeschmuggelt hätte, die Ihnen jetzt aus den Seiten heraus entgegenzischt, würden die meisten von Ihnen aus dem Zimmer rennen oder das Buch aus dem Fenster werfen, weil, wer auch immer Sie das erste Mal mit Schlangen bekannt machte, Ihnen dabei vermittelt hat: Schlange – böse! Das unterbewusste Gedächtnis reagiert blitzschnell auf Wahrnehmungen Ihrer Umgebung, die es als gefährlich einstuft. Wenn Sie also gelernt haben, dass Schlangen gefährlich sind, werden Sie jedes Mal, ohne darüber nachzudenken, flüchten oder sich schützen, wenn Sie eine Schlange in Ihrer Nähe sehen.

Doch wenn ein Herpetologe (ein Reptilienkundler) dieses Buch läse und eine Schlange daraus hervorspränge, wäre er von diesem besonderen Effekt wahrscheinlich begeistert – jedenfalls nachdem er sich vergewissert hat, dass die Schlange harmlos ist. Er würde die Schlange nehmen und sich an ihr freuen. Und er würde Ihr reflexhaftes Verhalten vermutlich für irrational halten, weil nicht alle Schlangen gefährlich sind. Vielleicht wäre er auch betrübt darüber, dass so viele Menschen nicht in den Genuss kommen, sich mit diesen hochinteressanten Tieren näher zu beschäftigen. Die gleiche Schlange, der gleiche Reiz – und völlig unterschiedliche Reaktionen.

Unsere Reaktionen auf Umweltreize werden durch unsere Wahrnehmungen gesteuert, doch nicht alle unsere erlernten Wahrnehmungen sind zutreffend. Nicht alle Schlangen sind gefährlich! Ja, die Wahrnehmung steuert die Biologie, doch wie wir gesehen haben, kann die Wahrnehmung zutreffend oder falsch sein. Daher wäre es richtiger, diese steuernde Wahrnehmung als Überzeugung zu bezeichnen.

***Unsere Überzeugungen steuern unsere Biologie!***

Lassen Sie diesen Satz einen Augenblick auf sich wirken. Wir sind in der Lage, unsere Reaktionen auf Umweltreize bewusst zu überprüfen und jederzeit alte Verhaltensweisen zu ändern – wenn wir uns dem mächtigen Unterbewusstsein stellen, über das ich im siebten Kapitel noch mehr sagen werde. Wir sind weder unseren Genen noch unseren Schutzreflexen hilflos ausgeliefert!

## Wie der Geist den Körper steuert

Meine Erkenntnis, dass unsere tiefen Überzeugungen biologische Prozesse steuern können, beruhen auf meinen Studien mit geklonten Endothelialzellen (Zellen aus der Innenwand der Blutgefäße). Die Endothelialzellen meiner Kulturen beobachteten ihre Umwelt genau und veränderten ihr Verhalten je nach den ihnen zur Verfügung stehenden Informationen. Wenn ich ihnen Nährstoffe gab, bewegten sie sich auf diese Nährstoffe mit »offenen Armen« zu. Wenn ich ihre Umgebung vergiftete, zogen sich die Zellen von diesem Reiz zurück und versuchten, sich vor diesen schrecklichen Stoffen zu schützen. Meine Forschung konzentrierte sich auf die »Wahrnehmungsschalter« in der Membran, die den Übergang von dem einen zum anderen Verhalten steuern.

Der wichtigste dieser Schalter, mit dem ich mich befasste, hat einen Proteinrezeptor, der auf Histamin reagiert, ein Molekül, das der Körper als eine Art Alarmsystem einsetzt. Ich fand zwei verschiedene Arten von Schaltern, H1 und H2, die auf das gleiche Histaminsignal reagieren. Wenn sie aktiviert werden, rufen die Schalter der H1-Histaminrezeptoren eine Schutzreaktion hervor, ähnlich wie die Zellen in den Kulturschalen mit giftiger Umgebung. Die Schalter der H2-Histaminrezeptoren rufen dagegen einen Wachstumsimpuls hervor, ähnlich wie in den Kulturen, denen ich Nährstoffe gegeben hatte. Ich erfuhr dann, dass das Signal Adrenalin, mit dem der Körper auf allgemeine Notsituationen reagiert, auch zwei verschiedene adrenalinsensitive Rezeptoren hat, die Alpha und Beta genannt werden. Die Adrenalinrezeptoren führten zum gleichen Zellverhalten wie es beim Histamin zustande kam. Wenn in einem IMP-Schalter ein Alpha-Adrenalinrezeptor sitzt, dann löst die Anwesenheit von Adrenalin eine Schutzreaktion aus. Wenn zu dem Schalter ein Beta-Rezeptor gehört, aktiviert das gleiche Adrenalinsignal eine Wachstumsreaktion [Lipton, et al 1992].

Das alles war schon ganz interessant, doch meine aufregendste Entdeckung bestand darin, was geschah, wenn ich meinen Zellkulturen gleichzeitig Histamin und Adrenalin zufügte. Ich stellte fest, dass die vom Zentralnervensystem freigesetzten Adrenalinsignale stärker sind als die lokal erzeugten Histaminsignale. An dieser Stelle kommt die bereits zuvor beschriebene hierarchische Ordnung von Gemeinschaft ins Spiel. Angenommen, Sie arbeiten in einer Bank und ihr Abteilungsleiter gibt Ihnen eine Anweisung. Dann kommt der Direktor herein und gibt Ihnen genau die entgegengesetzte Order. Welchem Auftrag würden Sie folgen? Wenn Sie Ihren Job behalten wollen, machen Sie natürlich das, was der Direktor sagt. In Ihrer Biologie gibt es eine ähnliche Hierarchie. Im Zweifelsfall folgen die Zellen den Anweisungen des Oberbosses des Nervensystems, selbst wenn es einem örtlichen Reiz widerspricht.

Ich fand meine Ergebnisse sehr aufregend, denn ich war davon überzeugt, dass sie auf der Ebene der einzelnen Zelle etwas aussagten, was sich auf mehrzellige Organismen übertragen ließ, nämlich dass der Geist – über das Adrenalin des zentralen Nervensystems – stärker ist als der Körper, dem das lokale Histaminsignal entspricht. Ich wollte die Konsequenzen dieser Entdeckung in meinem Forschungsbericht erläutern, doch meine Kollegen traf fast der Schlag bei der Vorstellung, dass in einem zellbiologischen Bericht etwas über die Beziehung zwischen Geist und Körper stehen sollte. Also fügte ich nur einen kryptischen Kommentar über die Bedeutung dieser Studie hinzu, ohne zu erklären, worin diese Bedeutung bestand. Meine Kollegen wollten nicht, dass ich diese Dinge in meinen Bericht aufnahm, da der Geist kein anerkanntes biologisches Modell abgibt. Biologen sind Newtonianer – wenn etwas keine Materie hat, dann zählt es nicht. Der Geist ist eine nicht örtlich bestimmbare Energie und spielt daher für die materiegebundene Biologie keine Rolle. Leider ist auch diese Wahrnehmung eine erlernte Überzeugung, die sich im Quantenuniversum als grundlegend verkehrt erwiesen hat!

## Placebos: Die Wirkung von Überzeugungen

Jeder Medizin-Student lernt zumindest ein bisschen etwas über die Wirkung, die der Geist auf den Körper hat, wenn er erfährt, dass sich manche Patienten besser fühlen, wenn sie (irrigerweise) annehmen, ein Medikament zu erhalten. Die Besserung, die viele Patienten verspüren, nachdem sie eine Zuckerpille genommen haben, wird in der Medizin als Placebo-Effekt bezeichnet. Mein Freund Rob Williams,

Gründer der energetischen Psychotherapie-Methode PSYCH-K, hält für diesen Mechanismus den Begriff *Wahrnehmungs-Effekt* für sinnvoller. Ich selbst nenne es den *Überzeugungseffekt*, um zu betonen, dass unsere Überzeugungen eine Wirkung auf unser Verhalten und unseren Körper haben – seien sie nun zutreffend oder unzutreffend.

Ich begrüße den Überzeugungseffekt als einen erstaunlichen Beweis für die Heilkraft des Körper-Geist-Systems. Für die Schulmedizin grenzt der »eingebildete« Placebo-Effekt jedoch an Quacksalberei oder sie führen ihn auf schwache, leicht beeinflussbare Patienten zurück. In den medizinischen Fakultäten wird er rasch abgehandelt, damit man sich den »wirksamen« Heilmethoden der modernen Medizin zuwenden kann – den Medikamenten und Operationen.

Ich halte das für einen kapitalen Fehler. Der Placebo-Effekt sollte in der medizinischen Ausbildung eine wesentliche Rolle spielen. Ich meine, man sollte den Ärzten beibringen, die Macht unserer inneren Ressourcen zu erkennen. Sie sollten die Kraft des Geistes nicht als etwas ansehen, das weniger wirksam ist als Chemikalien und Skalpelle. Es wäre sinnvoll, wenn sie ihre Überzeugung aufgeben, dass der Körper mit all seinen Teilen im Grunde genommen dumm ist und wir unsere Gesundheit nur mit äußerer Hilfe aufrecht erhalten können.

Der Placebo-Effekt bedarf gründlicher wissenschaftlicher Untersuchungen. Wenn man herausfinden könnte, wie man den Placebo-Effekt steuern kann, dann hätten Ärzte zur Krankheitsbekämpfung ein effizientes, energetisches, nebenwirkungsfreies Instrument zur Hand. Die Energie-Heiler sagen, sie hätten bereits solche Instrumente, aber ich bin Wissenschaftler und ich meine, je besser wir die Wirkungsweise des Placebo-Effekts kennen, desto wirkungsvoller können wir ihn im klinischen Bereich einsetzen.

Ich glaube, dass der Geist in der Schulmedizin nicht nur aus dogmatischen, sondern auch aus finanziellen Gründen so allgemein missachtet wird. Wenn wir unseren kranken Körper kraft unseres Geistes heilen können, brauchen wir nicht mehr zum Arzt zu gehen, und vor allem brauchen wir keine Medikamente mehr. Vor kurzem erfuhr ich zu meiner Bestürzung, dass die Pharmakonzerne tatsächlich Patienten genauer untersuchen, die auf Zuckerpillen reagieren, jedoch mit dem Ziel, sie aus den klinischen Versuchsreihen herauszuhalten. Es stört die Hersteller nämlich, dass in den meisten klinischen Versuchen die Patienten mit der »falschen« Droge fast genauso gut abschneiden wie mit ihren Chemie-Cocktails [Greenberg 2003]. Auch wenn die Pharmakonzerne behaupten, dass sie die Zulassung unwirksamer Medikamente nicht fördern, stellt die Wirksamkeit von Placebo-Pillen eine Bedrohung für sie dar. Die Botschaft ist einfach: Wenn ich die Wirksamkeit des Placebo-Effekts nicht überflügeln kann, dann versuche ich, ihn aus den Versuchsreihen auszuschalten!

Es ist schon sehr schade, dass den Ärzten nicht beigebracht wird, sich intensiver mit dem Placebo-Effekt zu beschäftigen, denn manche Historiker weisen darauf hin, dass Placebo-Effekte in der Medizin seit jeher eine große Rolle gespielt haben. Während des größten Teils der Medizingeschichte verfügten die Ärzte im Umgang mit vielen Krankheiten über keine wirksamen Methoden. So war es lange Zeit allgemein üblich, Krankheiten mit Aderlass und Wunden mit Arsen zu behandeln, und wenn gar nichts mehr half, gab es noch das berühmt-berüchtigte Allheilmittel Klapperschlangenöl.

Zweifellos ging es manchen Patienten – zumindest dem als konservativ eingeschätzten Drittel der Bevölkerung, das sich als für den Placebo-Effekt empfänglich erweist – nach diesen Behandlungen besser. Wenn in der heutigen Welt ein Arzt im weißen Kittel eine Behandlung im Brustton der Überzeugung vorschlägt, glaubt der Patient, dass sie wirkt – und dann tut sie es auch, ganz gleich ob es eine Zuckerpille ist oder eine echte Droge.

Obwohl die Frage danach, wie Placebos funktionieren, im Großen und Ganzen von der Medizin ignoriert wird, haben sich doch in letzter Zeit ein paar angesehene Wissenschaftler damit beschäftigt. Ihre Ergebnisse legen nahe, dass nicht nur die altertümlichen, fragwürdigen Behandlungen vergangener Jahrhunderte den Placebo-Effekt hervorbringen, sondern auch moderne, hochentwickelte medizinische Technologien, sogar die folgenreichste Therapie von allen, die Operation.

Eine im Jahre 2002 im *New England Journal of Medicine* veröffentlichte Studie der *Baylor School of Medicine* überwachte Patienten mit schweren Knieschmerzen, die sich operieren lassen wollten [Moseley et al., 2002]. Dr. Bruce Mosely, der Leiter der Untersuchung, »wusste«, dass die Knieoperation seinen Patienten half. »Alle guten Chirurgen wissen, dass es im Bereich der Operation keinen Placebo-Effekt gibt.« Dr. Mosely wollte jedoch herausfinden, welche Art von Operation seinen Patienten am besten half. Er teilte die Patienten der Studie in drei Gruppen auf: In der einen wurde dem Patienten der geschädigte Knorpel abgeschliffen und in der zweiten wurde das Gelenk gespült und damit alles Material entfernt, das eine Entzündung verursachen konnte. Beides waren Standardbehandlungen für chronische Knieentzündungen. Die dritte Gruppe wurde nur zum Schein operiert. Der Patient wurde betäubt, Mosely machte die drei Standard-Einschnitte und redete und bewegte sich so, als führe er eine Operation durch – er planschte sogar etwas mit Salzwasser, um die Geräusche der Kniewaschung nachzuahmen. Nach vierzig Minuten nähte Mosely die Schnitte wieder zu, wie er es bei einer gewöhnlichen Operation auch getan hätte. Alle drei Gruppen erhielten genau die gleiche postoperative Behandlung, zu der auch ein Gymnastikprogramm gehörte.

Die Ergebnisse waren schockierend. Ja, die Gruppen, die operiert wurden, erfuhren wie erwartet Besserung. Doch der Placebo-Gruppe ging es genauso gut! Trotz der Tatsache, dass jedes Jahr 650.000 arthritische Knie operiert werden, was jeweils ungefähr 5.000 Dollar kostet, war Mosely die Sache klar: »Nicht meine Operationskünste haben diesen Menschen geholfen – der Nutzen der Operation osteoarthritischer Knie ist allein dem Placebo-Effekt zuzuschreiben.« Die Fernsehprogramme stellten die erstaunlichen Ergebnisse deutlich dar. Sie zeigten Mitglieder der Placebo-Gruppe, die wandern gingen und Basketball spielten – lauter Dinge, die ihnen vor ihrer »Operation« unmöglich waren. Man hatte diesen Patienten erst zwei Jahre nach der Operation mitgeteilt, dass man an ihrem Knie nichts verändert hatte. Ein Mitglied dieser Gruppe namens Tim Perez konnte vor der Operation nur mit einem Stock gehen – jetzt spielte er mit seinen Enkeln Fußball. Er brachte das Thema dieses Buches auf den Punkt, als er bei einem Interview im Discovery-Channel erklärte: »In dieser Welt ist alles möglich, wenn man es sich in den Kopf setzt. Ich weiß, dass unser Geist Wunder vollbringen kann.«

Auch bei der Behandlung anderer Krankheiten, darunter Asthma und Parkinson, hat der Placebo-Effekt eine starke Wirkung gezeigt. Bei der Behandlung von Depressionen sind die Placebos so effektiv, dass der Psychiater Walter Brown von der Brown University School of Medicine Placebo-Pillen als Erstbehandlung für leichte und mittlere Depressionen vorschlug [Brown 1998]. Den Patienten wurde sogar mitgeteilt, dass sie ein Mittel ohne aktive Inhaltsstoffe erhielten, dass die Wirksamkeit der Tabletten dadurch jedoch nicht beeinträchtigt würde. Die Untersuchungen haben gezeigt, dass die Placebo-Pillen sogar funktionieren, wenn die Patienten wissen, dass sie kein wirkstoffhaltiges Medikament erhalten.

Ein weiterer Hinweis auf die Macht des Placebo-Effekts kommt von einem Bericht des amerikanischen Gesundheitsministeriums. Darin steht, dass sich in einer Studie die Hälfte der untersuchten depressiven Patienten durch die Einnahme eines Medikaments besser fühlten, während es bei der Placebo-Kontrollgruppe zweiunddreißig Prozent waren [Horgan 1999]. Und selbst diese beachtliche Zahl unterschätzt möglicherweise die Kraft des Placebo-Effekts, denn viele Patienten finden heraus, dass sie das echte Medikament erhalten, weil sie Nebenwirkungen verspüren, die mit dem Placebo natürlich nicht einhergehen. Sobald sie wissen, dass sie das Medikament nehmen, sind sie natürlich noch empfänglicher für den Placebo-Effekt.

Angesichts dieser Wirksamkeit des Placebo-Effekts ist es nicht erstaunlich, dass die 8,2 Milliarden Dollar schwere Antidepressiva-Industrie sich der Kritik stellen muss, dass die Pharmakonzerne die Wirksamkeit ihrer Mittel übertreibt. Unter dem Titel »The Empereror's New Drugs« (Des Kaisers neue Drogen) schreibt der Psychologieprofessor Irving Kirsch 2002 in einem Artikel der Zeitschrift des amerikanischen Psychologen-Verbands *Prevention & Treatment*, dass gemäß klinischen Studien achtzig Prozent der Wirkung von Antidepressiva dem Placebo-Effekt zugeschrieben werden könnten [Kirsch 2002]. Kirsch musste sich auf die verfassungsrechtliche Informationsfreiheit berufen, um an die Daten der klinischen Untersuchungen zu den meist verkauften Antidepressiva heranzukommen. Die Gesundheitsbehörden wollten sie nicht freigeben. Aus diesen Daten wird ersichtlich, dass in mehr als der Hälfte der klinischen

Versuche zu den sechs führenden Antidepressiva die Medikamente nicht besser abschnitten als die Placebos. In einem Interview mit dem Discovery-Channel sagte er: »Der Unterschied zwischen der Reaktion auf das Medikament und der Reaktion auf das Placebo betrug im Durchschnitt weniger als zwei Punkte auf einer klinischen Skala, die fünfzig bis sechzig Punkte erreicht. Das ist ein sehr kleiner Unterschied. Dieser Unterschied ist klinisch bedeutungslos.«

Eine weitere interessante Tatsache zur Wirksamkeit von Antidepressiva ist, dass sie in den klinischen Versuchen im Laufe der Jahre immer besser abschnitten. Das lässt darauf schließen, dass ihre Wirkung zum Teil auf geschickter Vermarktung beruht. Je stärker die wundersame Wirkung eines Mittels in den Medien und der Werbung angepriesen wird, desto besser wirkt es. Überzeugungen sind ansteckend! Wir leben heute in einer Kultur, in der die Menschen glauben, dass Antidepressiva helfen, also tun sie es.

Eine kalifornische Designerin namens Janis Schonfeld nahm 1997 an einem Test zur Wirksamkeit von Effexor teil. Sie war genauso verblüfft wie Perez, als sie erfuhr, dass sie Placebos genommen hatte. Die Pillen hatten sie nicht nur von ihrer jahrelangen Depression befreit, die EEGs zeigten auch, dass ihre Großhirnrinde viel aktiver war als zuvor [Leuchter et al., 2002]. Ihre Besserung fand nicht nur »im Kopf« statt. Wenn sich das Denken verändert, beeinflusst das unsere Biologie. Schonfeld hatte auch unter Übelkeit gelitten, einer bekannten Nebenwirkung von Effexor. Sie ist ein typisches Beispiel für Patienten, denen es mit einem Placebo besser geht – sie war zunächst davon überzeugt, dass die Ärzte einen Fehler gemacht hatten, denn sie war sich ganz sicher, dass sie das echte Medikament eingenommen hatte. Die Wissenschaftler mussten ihren Bericht zweimal überprüfen, bis sie ihnen glaubte.

## Nocebos: Die Macht negativer Überzeugungen

Während es viele Mediziner gibt, die sich des Placebo-Effekts bewusst sind, machen sich doch nur wenige Gedanken darüber, was das für die Selbstheilungskraft bedeutet. Wenn positives Denken Sie aus einer Depression holen und ein entzündetes Knie heilen kann, was wird dann negatives Denken in Ihrem Leben anrichten! Wenn der Geist durch positive Suggestion zur Heilung beiträgt, nennt man das den Placebo-Effekt. Wenn im Umkehrschluss der Geist durch negative Suggestionen die Gesundheit schädigt, nennt man das den Nocebo-Effekt.

In der Medizin kann der Nocebo-Effekt genauso mächtig sein wie der Placebo-Effekt. Das sollten Sie jedes Mal bedenken, wenn Sie ins Sprechzimmer eines Arztes treten. Durch ihre Worte und ihre Haltung können Ärzte ihren Patienten alle Hoffnung nehmen. Solche Botschaften sind meiner Ansicht nach unverantwortlich. Albert Mason hielt, wie zuvor geschildert, seine Unfähigkeit, seinen Patienten ausreichend Optimismus zu vermitteln, für ein wesentliches Hindernis bei seinen Bemühungen, seine Ichthyose-Patienten durch Hypnose zu heilen. Ein anderes Beispiel ist die potenzielle Macht der Aussage: »Sie haben noch sechs Monate zu leben.« Wenn Sie sich entscheiden, Ihrem Arzt zu glauben, wird Ihnen vermutlich auch nicht viel mehr Zeit auf Erden bleiben.

Ich habe in diesem Kapitel wiederholt die Sendereihe »Placebo: Mind over Matter« (Placebo: Der Geist beherrscht den Körper) des Discovery-Channel von 2003 zitiert, weil sie eine gute Zusammenstellung höchst interessanter medizinischer Fälle enthielt. Ein Bericht handelte von einem Arzt aus Nashville. Clifton Meador hat über dreißig Jahre lang die potenzielle Macht des Nocebo-Effekts erforscht. 1974 hatte Meador bei dem Patienten Sam Londe, einem Schuhverkäufer im Ruhestand, Speiseröhrenkrebs diagnostiziert. Diese Krankheit galt zu jener Zeit als hundertprozentig tödlich. Londe's Krebs wurde behandelt, aber unter Medizinern war klar, dass sein Krebs wiederkehren würde. Daher war niemand überrascht, als er wenige Wochen nach der Diagnose starb.

Die Überraschung war jedoch groß, als man bei der Autopsie nur sehr wenig Krebs in seinem Körper fand, jedenfalls nicht genug, um daran zu sterben. In seiner Leber und Lunge fand man ein paar Flecken, aber keine Spur von dem Speiseröhrenkrebs, der angeblich für seinen Tod verantwortlich sein sollte. Meador sagte dem Discovery-Channel: »Er starb *mit* Krebs, aber nicht *an* Krebs.« Woran war Londe gestorben, wenn nicht an Krebs? Starb er, weil er glaubte, dass er sterben würde? Dieser Fall verfolgte Meador noch drei Jahrzehnte nach Londes Tod. »Ich dachte, er hätte Krebs. Er dachte, er hätte Krebs. Jeder um ihn herum dachte, er hätte Krebs. Habe ich ihm irgendwie die Hoffnung genommen?« Solche Nocebo-Fälle legen den Verdacht nahe, dass Ärzte, Eltern und Lehrer uns die Hoffnung nehmen können, indem sie uns darauf programmieren, dass wir ohnmächtig sind.

Unsere positiven und negativen Überzeugungen beeinflussen nicht nur unsere Gesundheit, sondern jeden Aspekt unseres Lebens. Henry Ford hatte Recht, sowohl in Bezug auf die Effizienz der Fließbandarbeit als auch in Bezug auf die Macht des Geistes: »Ob du glaubst, du kannst es, oder ob du glaubst, du kannst es nicht – du hast Recht.« Oder erinnern Sie sich an den Mann, der mutig das Wasser, verseucht mit Bakterien, trank, von denen die Medizin beschlossen hatte, dass sie Cholera verursachen. Denken Sie an die Menschen, die über glühende Kohlen gehen, ohne sich zu verbrennen. Wenn sie in ihrer Überzeugung schwanken, verbrennen sie sich die Füße. Unsere Überzeugungen sind wie die Filter vor einer Kamera – sie verändern unseren Blick auf die Welt, und unsere Biologie passt sich diesem Blick an. Wenn wir wirklich anerkennen, dass unsere Überzeugungen derart mächtig sind, haben wir den Schlüssel zur Freiheit gefunden. Unsere genetische Veranlagung können wir nicht so leicht ändern – unsere Meinung schon.

In meinen Vorträgen verteile ich an dieser Stelle rote und grüne Plastikfilter an die Zuhörer. Jeder kann sich einen aussuchen und dann durch den Filter auf eine leere Leinwand sehen. Dann bitte ich sie, laut in den Raum zu rufen, ob sie die nächsten Bilder, die ich projiziere, als friedlich oder als angsterregend wahrnehmen. Die mit den roten »Überzeugungsfiltern« sehen auf dem einen Dia das einladende Bild eines Häuschens, Blumen, einen sonnigen Himmel und auf dem nächsten die Botschaft »Ich lebe in Liebe und Frieden«. Die mit den grünen Filtern vor Augen sehen auf dem einen Bild einen bedrohlichen, dunklen Himmel, Fledermäuse, Schlangen, ein Gespenst über einem dunklen, unheimlichen Haus und auf dem anderen die Worte »Ich lebe in Angst«. Es begeistert mich immer wieder, zu sehen, wie angesichts desselben in roten und grünen Farben gehaltenen Bildes die eine Hälfte des Publikums liest »Ich lebe in Liebe und Frieden« und die andere »Ich lebe in Angst«.

Dann bitte ich die Teilnehmer, durch den anderen Filter zu schauen. Es geht mir darum, zu zeigen, dass wir wählen können, was wir sehen. Sie können Ihr Leben durch einen rosaroten Filter betrachten, der Ihren Körper gesunden lässt, oder Sie können einen dunklen Filter einsetzen, durch den alles grau erscheint und der Ihren Körper und Geist anfällig macht. Sie können ein Leben in Liebe und Frieden leben oder in Angst. Sie haben die Wahl! Ich kann Ihnen jedoch sagen, dass Ihr Körper mit zunehmender Gesundheit reagieren wird, wenn sie die Welt voller Liebe sehen. Wenn Sie sich für ein Leben in einer Welt voller Angst entscheiden, wird Ihre Gesundheit in dem Maße nachlassen, wie sie sich als Reaktion darauf hinter einen Schutzpanzer zurückziehen.

Das Geheimnis des Lebens liegt darin, unseren Geist auf Wachstum auszurichten. Natürlich ist das Geheimnis des Lebens kein Geheimnis. Lehrer wie Buddha und Jesus haben uns schon seit Jahrtausenden die gleiche Geschichte erzählt. Jetzt hat es auch die Wissenschaft gemerkt. Nicht unsere Gene, sondern unsere Überzeugungen steuern unser Leben. Oh, ihr Kleingläubigen!

Dieser Gedanke ist eine gute Überleitung zum nächsten Kapitel, in dem ich detailliert darstelle, wie ein Leben in Angst und ein Leben in Liebe und Frieden gegensätzliche Wirkungen in Körper und Geist auslöst. Bevor wir dieses Kapitel abschließen, möchte ich noch einmal unterstreichen, dass es kein Fehler ist, mit der sprichwörtlichen rosaroten Brille durchs Leben zu gehen. Tatsächlich tut diese rosarote Brille Ihren Zellen außerordentlich gut. Positive Gedanken sind eine biologische Voraussetzung für ein glückliches, gesundes Leben. In den Worten Mahatma Gandhis:

> Deine Überzeugungen werden deine Gedanken
> Deine Gedanken werden deine Worte
> Deine Worte werden dein Handeln
> Dein Handeln wird zu deinen Gewohnheiten
> Deine Gewohnheiten werden zu deinen Werten
> Deine Werte werden zu deiner Bestimmung.

# 6

## Wachstum und Schutz

Die Evolution hat uns mit vielen Überlebensmechanismen ausgestattet. Sie lassen sich grob in zwei funktionale Kategorien einteilen: Wachstum und Schutz. Die Wachstums- und Schutz-Mechanismen sind die fundamentalen Verhaltensweisen, die ein Organismus braucht, um zu überleben. Ich bin sicher, Sie wissen, wie wichtig es ist, sich zu schützen, aber vielleicht ist Ihnen nicht bewusst, dass Wachstum für Ihr Überleben genauso wichtig ist, selbst wenn Sie ein ausgereifter Erwachsener sind. Jeden Tag nutzen sich in Ihrem Körper Milliarden von Zellen ab und müssen ersetzt werden. Zum Beispiel wird die gesamte zelluläre Innenoberfläche Ihres Darms alle zweiundsiebzig Stunden ausgetauscht. Um diese ständige Zellerneuerung zu gewährleisten, muss Ihr Körper jeden Tag eine gewisse Energiemenge aufbringen.

Mittlerweile wird es Sie nicht mehr überraschen, zu erfahren, dass ich bei meinen Studien über Einzeller erstmals auf die Bedeutung des Wachstumsimpulses und des Schutzverhaltens aufmerksam wurde. Als ich menschliche Endothelialzellen klonte, zogen sie sich vor den Giften zurück, die ich ihnen in die Petrischale gab, genauso wie sich Menschen vor Löwen und Straßenräubern zurückziehen. Auf Nährstoffe bewegten sie sich jedoch zu, wie sich auch Menschen auf eine Mahlzeit oder eine geliebte Person zubewegen würden. Diese entgegengesetzten Bewegungen sind die beiden fundamentalen zellulären Reaktionen auf Umweltreize. Die Bewegung hin zu einem lebensfördernden Signal charakterisiert eine Wachstumsreaktion, der Rückzug weg von bedrohlichen Signalen deutet auf eine Schutzreaktion hin. Manche Umweltreize sind auch neutral – sie rufen weder eine Wachstums- noch eine Schutzreaktion hervor.

Meine Forschungsarbeit in Stanford zeigte, dass sowohl Wachstumsimpuls wie Schutzverhalten auch für das Überleben von Mehrzellern wie Menschen eine grundlegende Voraussetzung darstellt. Allerdings können dabei die Mechanismen, die Wachstum und Schutz gewährleisten, nicht gut gleichzeitig ablaufen. Zellen können sich nicht gleichzeitig vorwärts und rückwärts bewegen. Die menschlichen Blutgefäßzellen, die ich in Stanford untersuchte, zeigten eine bestimmte mikroskopische Anatomie für eine Wachstumsreaktion und eine vollkommen andere mikroskopische Anatomie für eine Schutzreaktion. Sie waren nicht in der Lage, beide Konfigurationen gleichzeitig zu zeigen [Lipton, et al 1991].

Genauso wie die Zellen sind auch Menschen nicht in der Lage, ihren Wachstumsimpuls vollständig beizubehalten, wenn sie in ein Schutzverhalten übergehen. Wenn Sie vor einem Löwen flüchten, ist es keine gute Idee, Energie in Ihr Wachstum zu investieren. Zum Überleben brauchen Sie in jenem Augenblick all Ihre Energie für Flucht oder Kampf. Die Umleitung von Energien zugunsten der Schutzreaktion geht immer auf Kosten des Wachstums. Dabei wird nicht nur die zur Erhaltung der Organe und Gewebe notwendige Energie abgezogen. Wachstumsprozesse erfordern auch einen offenen Austausch zwischen dem Organismus und der Umgebung, zum Beispiel wird Nahrung aufgenommen und Abfallprodukte werden ausgeschieden. Eine Schutzreaktion erfordert jedoch, das System zu schließen, um den Organismus vor der erwarteten Gefahr abzuschotten. Das Unterbinden von Wachstum ist jedoch auch schwächend, weil der Wachstumsprozess nicht nur Energie verbraucht, sondern auch produziert. Wenn die Schutzhaltung also über längere Zeit aufrechterhalten wird, hemmt das die Produktion lebenserhaltender Energie. Je länger Sie in der Schutzhaltung bleiben, desto stärker leidet Ihr Wachstum darunter. Sie können Ihre Wachstumsprozesse sogar so weit unterbinden, dass Sie sich wirklich »zu Tode fürchten« können.

Glücklicherweise fürchten sich die meisten von uns nicht zu Tode. Anders als bei Einzellern ist die Wachstums- bzw. Schutzreaktion bei mehrzelligen Organismen keine Entweder-/Oder-Entscheidung und nicht alle unserer 50 Billionen Zellen müssen gleichzeitig in eine Wachstums- oder Schutzreaktion gehen. Der Anteil der Zellen, die an einer Schutzreaktion beteiligt sind, hängt von der Schwere der wahrgenommenen Gefahr ab. So können Sie auch unter Stress weiter überleben, aber die chronische Einschränkung der Wachstumsmechanismen geht auf Kosten Ihrer Vitalität. Es ist auch wichtig zu beachten, dass zur vollen Entfaltung Ihrer Vitalität mehr nötig ist, als die Stressfaktoren in Ihrem Leben zu reduzieren. In einem Wachstums-/Schutz-Kontinuum versetzt Sie die Beseitigung der Stressfaktoren nur in eine neutrale Position. Um zu blühen und zu gedeihen müssen wir nicht nur die Stressfaktoren loswerden, wir müssen auch aktiv nach einem freudvollen, liebevollen, erfüllenden Leben streben, das uns Wachstumsreize vermittelt.

## Die Biologie der Selbstverteidigung

In mehrzelligen Organismen wird das Wachstums- bzw. Schutzverhalten durch das Nervensystem gesteuert. Die Aufgabe des Nervensystems besteht darin, die Umweltreize wahrzunehmen, zu interpretieren und eine angemessene Verhaltensreaktion zu organisieren. In einer mehrzelligen Gemeinschaft übernimmt das Nervensystem die Funktion der Regierung, die die Aktivitäten der zellulären Bürger organisiert. Wenn das Nervensystem in seiner Umgebung eine Bedrohung wahrnimmt, alarmiert es die Zellgemeinschaft, um sie vor der Gefahr zu warnen.

Der Körper besitzt zwei getrennte Schutzsysteme, die beide überlebenswichtig sind. Das erste ist das System zum Schutz gegen *äußere* Gefahren. Man nennt es die HHN-Achse (die Hypothalamus-Hypophysen-Nebennierenrinden-Achse).Wenn keine Gefahr droht, ist die HHN-Achse inaktiv und das Wachstum gedeiht. Wenn der Hypothalamus jedoch eine äußere Gefahr wahrnimmt, sendet er durch die HHN-Achse ein Signal an die Hypophyse, die »Meister-Drüse«, in deren Verantwortung es liegt, die 50 Billionen Zellen der Gemeinschaft in Bezug auf diese Gefahr hin zu organisieren. Denken Sie an die Rezeptor-/Effektor-Proteine der Zellmembran – der Hypothalamus und die Hypophyse sind unsere Äquivalente. Ähnlich wie das Rezeptor-Protein empfängt und erkennt der Hypothalamus Umweltsignale, während die Aufgabe der Hypophyse den Effektor-Proteinen ähnelt, weil sie den Körper in Aktion versetzt. Die Hypophyse reagiert auf die wahrgenommene Bedrohung, indem sie ein Signal an die Adrenalindrüsen sendet, das diese veranlasst, die »Flucht oder Kampf«-Reaktion des Körpers zu koordinieren.

Technisch gesehen folgt dieser Prozess einer einfachen Kaskade: Auf die Wahrnehmung von Stress durch das Gehirn hin setzt der Hypothalamus CRF (Corticotropin-releasing factor) frei, das zur Hypophyse wandert. CRF aktiviert bestimmte Zellen in der Hypophyse, die ACTH (Adrenocorticotropes Hormon) ins Blut ausschütten. ACTH wandert dann zu den Adrenalindrüsen und signalisiert ihnen, Adrenalin-Hormone freizusetzen. Diese Stress-Hormone koordinieren die Funktion der Körperorgane und verleihen uns für die Flucht oder den Kampf zusätzliche Körperkraft.

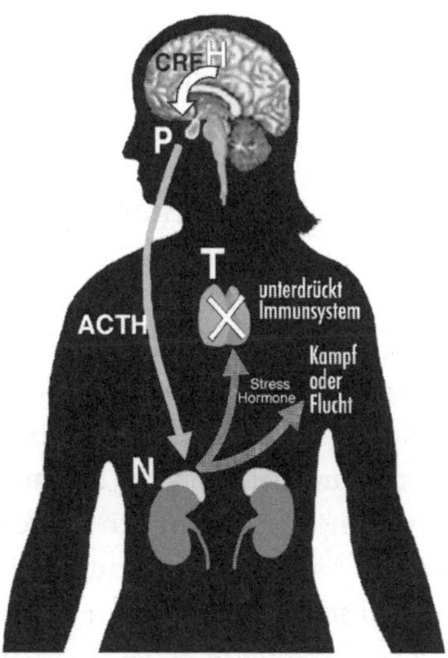


H – Ht (Hypothalamus)
P – Hp (Hypophyse)
T – T (Thymus)
N – (Nebenniere)

Wenn der Adrenalin-Alarm ausgelöst wurde, kontrahieren die Stresshormone die Blutgefäße im Verdauungstrakt, damit das nährende Blut bevorzugt die Arme und Beine versorgt, die uns aus der Gefahrenzone bringen können. Normalerweise ist das Blut eher in den Eingeweiden konzentriert. Wenn es von dort in die Extremitäten geschickt wird, um eine Kampf- oder Fluchtreaktion zu unterstützen, werden die Wachstumsprozesse reduziert, denn ohne die entsprechende Blutversorgung können die Eingeweide nicht richtig funktionieren. Diese unterbrechen ihre lebenserhaltende Arbeit wie Verdauung, Absorption und Ausscheidung, die für das Wachstum der Zellen und für die Bildung von Energiereserven verantwortlich sind. Die Stress-Reaktion behindert also die Wachstumsprozesse und das Überleben des Körpers, weil sie die Bildung lebenswichtiger Energiereserven stört.

Das zweite Schutzsystem des Körpers ist das Immunsystem, welches uns vor Gefahren schützt, die unter unserer Haut stecken, zum Beispiel hervorgerufen durch Bakterien und Viren. Wenn das Immunsystem mobilisiert wird, kann es eine Menge Körperenergie verbrauchen. Erinnern Sie sich nur daran, wie schwach Sie sich fühlen, wenn Ihr Immunsystem gegen eine Erkältung ankämpft. Wenn die HHN-Achse den Körper auf eine Kampf- oder Fluchtreaktion vorbereitet, unterdrücken die Adrenalin-Hormone das Immunsystem des Körpers, um Energie zu sparen. Die Stresshormone sind bei der Unterdrückung des Immunsystems so wirksam, dass sie von Ärzten bei Transplantationen eingesetzt werden, um eine Immunreaktion auf das Fremdgewebe zu vermeiden.

Warum unterdrückt das Adrenalinsystem das Immunsystem? Stellen Sie sich vor, Sie sitzen in Afrika in Ihrem Zelt und leiden unter einer durchfallverursachenden Bakterieninfektion. Plötzlich hören Sie draußen das Knurren eines Löwen. Ihr Gehirn muss sich entscheiden, welches die größere Bedrohung ist. Es nützt Ihrem Körper gar nichts, die Bakterien zu besiegen, wenn er in der Zwischenzeit von einem Löwen verspeist wird. Also unterbricht der Körper seinen Kampf gegen die Infektion, um seine Energie dafür einzusetzen, dem Löwen zu entkommen. Eine sekundäre Folge der aktiven HHN-Achse ist also, dass sie unsere Fähigkeit der Krankheitsabwehr mindert.

Die Aktivierung der HHN-Achse schränkt auch unsere Fähigkeit klar zu denken ein. Die Umsetzung von Information im Vorderhirn, dem Bereich der Vernunft und der Logik, ist sehr viel langsamer als die reflexhafte Aktivität des Hinterhirns. In einem Notfall kann eine möglichst schnelle Informationsverarbeitung möglicherweise lebensrettend sein. Die Stresshormone verengen die Blutgefäße im Vorderhirn und reduzieren damit seine Funktionsfähigkeit. Außerdem unterdrücken diese Hormone die Aktivität der vorderen Großhirnrinde, dem Zentrum des bewussten, willentlichen Handelns. In einer Gefahrensituation unterstützt der Blutfluss und die Hormonwirkung die Aktivierung des Hinterhirns, aus dem die lebenserhaltenden Reflexe stammen, die unser Kampf- oder Fluchtverhalten am wirkungsvollsten steuern. Nun ist es zwar notwendig, dass die Stresssignale das langsame bewusste Denken unterdrücken, um das Überleben zu sichern, das funktioniert aber nur um den Preis einer geminderten bewussten Wahrnehmung und einer reduzierten Intelligenz [Takamatsu et al., 2003; Arnsten und Goldman-Rakic 1998; Goldstein et al., 1996].

## Angst bringt uns um

Erinnern Sie sich an die schreckensstarren Gesichter meiner Studenten in der Karibik, als sie in meinem Test durchgefallen waren? Wären sie in dieser Schreckstarre verblieben, so wären sie in den Abschlussprüfungen sicher durchgefallen, denn wenn man Angst hat, ist man einfach dümmer. Lehrer erleben das immer wieder bei Schülern mit Prüfungsangst. In ihrer Panik können sie mit ihren zitternden Händen nicht die richtigen Antworten ankreuzen, weil sie keinen Zugang mehr zu der sorgfältig erlernten Information haben.

Das HHN-System funktioniert wunderbar, wenn es darauf ankommt, mit akutem Stress umzugehen. Dieses Schutzsystem eignet sich jedoch nicht dazu, ständig aktiviert zu sein. In der heutigen Welt bestehen die meisten unserer Stressfaktoren nicht aus akuten, konkreten »Bedrohungen«, die wir eindeutig identifizieren, auf die wir reagieren und die wir dann abhaken könnten. Wir leiden ständig unter einer Vielzahl unlösbarer Sorgen in Bezug auf unser persönliches Leben, unsere Arbeit und unsere durch Kriege und Katastrophen geplagte globale Gemeinschaft. Solche Bedrohungen gefährden zwar nicht unser unmittelbares Überleben, aber sie aktivieren unsere HHN-Achse, was zu einem chronisch hohen Stresshormonspiegel führt.

Um die schädliche Wirkung eines anhaltend hohen Adrenalinspiegels zu verdeutlichen, nehmen wir das Beispiel eines Wettrennens. Eine bestens trainierte, gesunde Gruppe von Spitzensportlern tritt an die Startlinie. Die Ansage ertönt: »Auf die Plätze!« Die Läufer knien nieder und richten ihre Füße in den Startblöcken ein. Dann ertönt das Kommando: »Fertig.« Die Muskeln der Sportler spannen sich an, und sie erheben sich auf Zehenspitzen und Fingerspitzen. Bei dem Kommando »Fertig« wird in ihren Körpern das Hormon der Fluchtreaktion, Adrenalin, freigesetzt, um die Muskeln auf die anstrengende Aufgabe vorzubereiten, die vor ihnen liegt. Während sie auf das Kommando »Los« warten, sind ihre Körper aufs Äußerste angespannt. In einem normalen Wettlauf währt diese Anspannung nur ein bis zwei Sekunden, dann ertönt das Kommando »Los!«. In unserer Metapher warten wir jedoch ewig auf das erlösende »Los«. Die Sportler stehen in den Startlöchern, das adrenalinhaltige Blut rauscht durch ihre Adern und die Körper ermüden durch die Erwartung eines Rennens, das nie stattfindet. Sie können so fit sein, wie sie wollen – kein Mensch kann eine solche Anspannung länger als ein paar Minuten aushalten.

Wir leben in einer Welt des »Auf die Plätze – Fertig«. Immer mehr Untersuchungen weisen darauf hin, dass unser angespannter Lebensstil gesundheitsschädlich ist. Unsere täglichen Stressfaktoren aktivieren ständig unsere HHN-Achse und versetzen den Körper in Aktionsbereitschaft. Im Gegensatz zu dem Sportler, der seine Anspannung dann in körperliche Aktivität umsetzen kann, werden wir den durch Angst und Sorgen erzeugten Stress niemals ganz los. Beinahe jede der weit verbreiteten Zivilisationskrankheiten wird mit chronischem Stress in Verbindung gebracht [Segerstrom und Miller 2004; Kopp und Réthelyi 2004; McEwen und Lasley 2002; McEwen und Seeman 1999].

Das Magazin *Science* veröffentlichte 2003 eine interessante Studie darüber, warum sich Patienten nach der Einnahme von SSRI-Antidepressiva wie Fluctin (Fluoxetin, Prozac) oder Zoloft (Sertralin,

Gladem) nicht sofort besser fühlen. In der Regel dauert es mindestens zwei Wochen, bis eine spürbare Wirkung eintritt. Die Studie ergab, dass bei depressiven Menschen die Zellteilung in einem Bereich des Gehirns namens Hippocampus stark reduziert ist. Der Hippocampus ist ein Teil des Nervensystems, der mit dem Gedächtnis zu tun hat. Die Zellteilung im Hippocampus kam zu der gleichen Zeit wieder in Gang, als die Patienten eine Stimmungsaufhellung durch die Medikamente verspürten, oft Wochen nach Beginn der Einnahme. Diese und andere Untersuchungen stellen die Theorie in Frage, dass Depression einfach ein »chemisches Ungleichgewicht« im Gehirn sei, das die Produktion von Monoamin-Botenstoffen, besonders des Serotonins beeinträchtigt. Wenn es wirklich so einfach wäre, müsste das chemische Gleichgewicht bereits kurz nach der Einnahme wieder hergestellt sein.

Immer mehr Forscher sehen in der Unterdrückung des neuronalen Wachstums durch Stresshormone eine der Ursachen für Depressionen. Bei chronisch depressiven Menschen sind der Hippocampus und die vordere Großhirnrinde, der Bereich des vernünftigen Denkens, deutlich verkleinert. In einem Artikel über diese Studie steht in *Science*: »In den letzten Jahren hat die Stresshypothese gegenüber der Monoamin-Hypothese an Gewicht gewonnen. Sie geht davon aus, dass Depression entsteht, wenn die Stress-Maschinerie des Gehirns überlastet ist. Der wichtigste Faktor in dieser Theorie ist die HHN-Achse.« [Holden 2003]

Die Wirkung der HHN-Achse auf die Zellgemeinschaft lässt sich mit dem Effekt von Stress in einer menschlichen Bevölkerung vergleichen. Versetzen wir uns zurück in die Zeit des Kalten Krieges, als die Amerikaner sich vor kaum etwas mehr fürchteten als vor einem Atombombenangriff durch die Russen. Stellen Sie sich eine lebendige Gemeinde vor, die genau wie die Zellen eines Organismus aktiv zusammenarbeitet, um das eigene und das gemeinschaftliche Wohl zu sichern und gut miteinander auszukommen. Die Fabriken produzieren, die Bauleute errichten neue Häuser, die Läden verkaufen ihre Waren und die Kinder lernen in der Schule ihr ABC. Die Gemeinschaft ist gesund und wächst, weil ihre Mitglieder auf ein gemeinsames Ziel hinwirken.

Plötzlich ertönt die Luftschutzsirene. Alle unterbrechen, was sie gerade tun, und rennen in die Schutzräume. Die Harmonie der Gemeinde reißt ab, da jeder nur sein eigenes Überleben im Sinn hat und um Zugang zu den Schutzräumen kämpft. Nach fünf Minuten ertönt das Entwarnungssignal. Die Bürger kehren zu ihren Arbeitsplätzen zurück und nehmen ihr normales Leben in ihrer blühenden Gemeinschaft wieder auf.

Doch was wäre, wenn es kein Entwarnungssignal gäbe, das die Menschen wieder erlöst? Die Leute würden ewig in ihrer Schutzhaltung bleiben. Wie lange ließe die sich aufrechterhalten? Irgendwann würde die Gemeinschaft zusammenbrechen, spätestens wenn die Vorräte knapp werden. Eine kurze Stressphase, etwa einen Probealarm, kann eine Gemeinschaft gut verkraften, doch wenn der Stress andauert, findet kein Wachstum mehr statt und die Gemeinschaft bricht irgendwann auseinander.

Ein weiteres Beispiel für eine Bevölkerung unter Stress ist die Tragödie des 11. September. Bis zu dem Terrorangriff befanden sich die USA in einer Wachstumsphase. Als unmittelbar danach die Schockwelle nicht nur New York, sondern die gesamte Nation ergriff, fühlten wir uns alle in unserem Überleben bedroht. Die Regierungserklärungen, die immer wieder betonten, die Gefahr bestehe weiterhin, wirkten wie nationales Adrenalin. Sie versetzten die Mitglieder der Gemeinschaft von einer Wachstumshaltung in eine Schutzhaltung. Nach ein paar Tagen dieser drückenden Angst brach die Ökonomie des Landes derartig ein, dass der Präsident einschreiten musste. Immer wieder betonte er, »America is open for business« (Das Geschäftsleben läuft ganz normal weiter), um das Wachstum wieder anzuregen. Es dauerte eine Weile, bis die Angst nachließ und die Wirtschaft wieder anzog. Die terroristische Bedrohung schwächt die USA jedoch nach wie vor. Wir sollten mehr darauf achten, wie unsere Angst vor Terroranschlägen unsere Lebensqualität untergräbt. In gewissem Sinne haben die Terroristen bereits gesiegt, denn es ist ihnen gelungen, die Bevölkerung in eine chronische Schutzhaltung zu versetzen, die an den seelischen Kräften zehrt.

Überprüfen Sie doch einmal selbst, welchen Einfluss Ihre Ängste und die daraus folgenden Schutzhaltungen auf Ihr Leben haben.

Welche Ängste behindern Ihr Wachstum? Woher stammen diese Ängste? Sind sie nötig? Sind sie begründet? Bereichern sie Ihr Leben? Im nächsten Kapitel werden wir uns noch intensiver mit diesen Ängsten und ihrer Entstehung befassen. Wenn wir unsere Ängste in den Griff bekommen, können wir die Kontrolle über unser Leben zurückgewinnen. Präsident Franklin D. Roosevelt hatte die zerstörerische Kraft der Angst im Sinn, als er angesichts der Weltwirtschaftskrise und eines drohenden Weltkrieges sagte: »Wir haben nichts zu befürchten außer der Furcht.« Unsere Ängste loszulassen ist der erste Schritt zu einem erfüllteren, zufriedeneren Leben.

# 7

## Bewusste Elternschaft: Eltern als Gentechniker

### Eltern sind wichtig

Zweifellos haben Sie irgendwann einmal das verführerische Argument gehört, Eltern könnten sich, sobald sie ihre Gene an ihre Kinder weitergegeben haben, zurücklehnen und ihren Kindern beim Aufwachsen zusehen: Solange sie die Kinder gut behandelten, ernährten und einkleideten, brauchten sie nur abzuwarten, was die Gene aus ihren Kindern machen. Eine solche Haltung erlaubt es Eltern, mit ihrem geschäftigen oder faulen Leben einfach fortzufahren und ihre Kinder irgendwelchen Einrichtungen oder Betreuungspersonen zu überlassen.

Das ist auch für einen Vater wie mich angenehm, der biologische Nachkommen mit vollkommen unterschiedlichen Persönlichkeiten hat. Ich hatte immer angenommen, meine Kinder seien deshalb so unterschiedlich, weil sie im Augenblick der Empfängnis einfach unterschiedliche Gene mitbekommen hätten. Schließlich waren sie meines Erachtens in dem gleichen Umfeld aufgewachsen, also musste der Grund für ihre Verschiedenheit in ihren Genen liegen. Heute weiß ich, dass die Dinge ganz anders liegen. Die neuesten wissenschaftlichen Erkenntnisse bestätigen, was einfühlsame Mütter und Väter seit langem wissen: Eltern sind wichtig. Dr. Thomas Verny, ein Pionier der pränatalen und perinatalen Psychologie erklärt: »Seit Jahrzehnten finden wir immer wieder Hinweise darauf, dass Eltern auf die mentalen und physischen Eigenschaften der Kinder, die sie aufziehen, einen überwältigenden Einfluss haben.« [Verny und Kelly 1981]

Dieser Einfluss beginnt laut Verny nicht erst nach der Geburt, sondern bereits davor. Als Verny seine Annahme, dass der Einfluss der Eltern bereits im Mutterleib beginnt, in seinem Aufsehen erregenden Buch *The Secret Life of the Unborn Child* 1981 veröffentlichte, gab es noch wenig wissenschaftliche Belege dafür, und die »Experten« reagierten skeptisch. Man nahm an, dass das menschliche Gehirn erst nach der Geburt seine Funktion aufnimmt, und schloss daraus, dass ein Fötus keine Erinnerung hat und keinen Schmerz empfindet. Sigmund Freud, der den Begriff der »infantilen Amnesie« prägte, schloss dies aus der Tatsache, dass sich die meisten Menschen an nichts erinnern können, was vor ihrem dritten bis vierten Lebensjahr geschah.

Die experimentelle Psychologie zerschlägt jedoch diesen Mythos, dass Säuglinge sich an nichts erinnern und daher auch keine Erfahrungen machen können – und damit die Haltung, dass die Eltern bei der Persönlichkeitsentfaltung ihrer Kinder nur eine Zuschauerrolle einnehmen. Das Nervensystem des Fötus und des Neugeborenen hat immense sensorische Kapazität und Lernfähigkeit und eine Art Erinnerungsvermögen, das von den Neurologen »implizites Gedächtnis« genannt wird. Ein weiterer Pionier der prä- und perinatalen Psychologie, David Chamberlain, schreibt in seinem Buch *The Mind of Your Newborn Baby*: »Die Wahrheit ist, dass vieles, was wir traditionellerweise über Babys angenommen haben, falsch ist. Sie sind nicht einfache, schlichte Wesen, sondern komplexe, alterslose Geschöpfe mit unerwartet großen Gedanken.« [Chamberlain 1998]

Diese komplexen, kleinen Geschöpfe haben ein Leben vor der Geburt, das ihr Verhalten und ihre Gesundheit langfristig beeinflusst. »Die Qualität des Lebens im Mutterleib, unserem vorübergehenden Zuhause vor unserer Geburt, programmiert unsere Anfälligkeit für Herzinfarkt, Schlaganfall, Diabetes, Fettleibigkeit und viele andere gesundheitliche Probleme unseres späteren Lebens«, schreibt Dr. Peter W. Nathanielsz in *Life in the Womb: The Origin of Health and Disease* [Nathanielsz 1999]. Vor kurzem wurde bei einer noch viel größeren Anzahl chronischer Leiden Erwachsener wie Osteoporose, Gemütskrankheiten und Psychosen ein enger Zusammenhang mit prä- und perinatalen Einflüssen hergestellt [Gluckman und Hanson 2004].

Diese starke Auswirkung des pränatalen Umfelds bei der Entstehung von Krankheiten erfordert auch einen neuen Blick auf den genetischen Determinismus. Nathanielsz schreibt: »Es gibt zunehmende Hinweise darauf, dass die Zeit im Mutterleib genauso wichtig, wenn nicht sogar noch wichtiger für die Programmierung unserer lebenslangen Gesundheit ist als unsere Gene. Die gegenwärtig verbreitete Ansicht, unsere Gesundheit und unser Schicksal würden allein durch unsere Gene bestimmt, lässt sich am besten als *genetische Kurzsichtigkeit* beschreiben. [...] Im Gegensatz zu dem relativen Fatalismus der genetischen Kurzsichtigkeit können wir durch ein Verständnis der Mechanismen, die die Programmierungen im Mutterleib bewirken, das Leben unserer Kinder und Kindeskinder von Anfang an verbessern.«

Zu diesen Programmierungsmechanismen, die Nathanielsz hier erwähnt, gehört die in einem vorhergehenden Kapitel bereits erläuterte Epigenetik, der Einfluss äußerer Reize auf die Gen-Aktivität. Nathanielsz beschreibt, wie Eltern das pränatale Umfeld ihres Kindes verbessern können. Dabei wirken sie sozusagen als Gentechniker. Die Vorstellung, dass Eltern Anpassung an Veränderungen in ihrem eigenen Leben an ihre Kinder weitervererben können, ist natürlich ein Lamarcksches Konzept, das mit dem Darwinismus nicht vereinbar ist. Nathanielsz gehört zu den Wissenschaftlern, die sich auf Lamarcks Seite geschlagen haben: »... eine generationsübergreifende Übertragung durch nichtgenetische Mittel findet tatsächlich statt. Lamarck hatte Recht, auch wenn die generationsübergreifende Übertragung von neu erworbenen Eigenschaften durch Mechanismen erfolgt, die zu seiner Zeit unbekannt waren.«

Die Fähigkeit von Individuen, auf die Lebensbedingungen einzugehen, die ihre Mütter vor ihrer Geburt erlebten, ermöglicht es ihnen, ihre genetische und physiologische Entwicklung dieser »Umweltvorhersage« optimal anzupassen. Die gleiche lebensfördernde Plastizität der menschlichen Entwicklung kann allerdings auch schief gehen und im Alter zu einer Reihe chronischer Krankheiten führen, wenn ein Mensch in seiner fötalen Entwicklung widrige Umstände erlebt [Bateson et al., 2004].

Der gleiche epigenetische Einfluss kann sich auch nach der Geburt des Kindes fortsetzen, denn die Eltern beeinflussen die Umgebung ihres Kindes weiterhin. Eine faszinierende neue Studie beschreibt die Bedeutung der elterlichen Fürsorge für die Gehirnentwicklung. »Das wachsende Gehirn eines Kindes erfährt aus seiner Umwelt die wichtigsten Erfahrungen, die den Ausdruck seiner Gene bestimmen, was wiederum die Verbindung der Neuronen definiert, die die Grundlage für mentale Aktivität sind«, schreibt Dr. Daniel Siegel in *The Developing Mind* [Siegel 1999]. Man könnte auch sagen, ein Kind braucht eine geistig anregende Umgebung, um die Gene zu aktivieren, die für die Entwicklung eines gesunden Gehirns sorgen. Eltern, so die neueste wissenschaftliche Erkenntnis, wirken selbst nach der Geburt noch als Gentechniker ihrer Kinder.

## Elterliche Programmierung: Die Macht des Unbewussten

Ich möchte Ihnen gerne davon erzählen, wie ich, der ich mich zu den Eltern zähle, die nicht darauf vorbereitet waren, Kinder zu bekommen, dazu kam, meine tiefverwurzelten Annahmen über Elternschaft in Frage zu stellen. Wie so manches, was ich in diesem Buch berichte, fing auch diese Entwicklung in der Karibik an, wo auch meine Begeisterung für die Neue Biologie begann. Die Überprüfung meiner Annahmen wurde durch ein eher unangenehmes Ereignis eingeleitet, einen Motorradunfall. Ich befand mich gerade auf dem Weg zur Vorlesung, als ich bei hoher Geschwindigkeit aus einer Kurve getragen wurde, und das Motorrad sich überschlug. Gott sei Dank trug ich einen Helm, denn ich landete hart auf dem Kopf. Ungefähr eine halbe Stunde lang war ich bewusstlos und für eine Weile dachten meine Studenten und Kollegen, die den Unfall beobachtet hatten, ich sei tot. Als ich wieder zu mir kam, hatte ich das Gefühl, jeder einzelne Knochen meines Körpers sei gebrochen.

In den Tagen danach konnte ich kaum laufen, und wenn ich es tat, humpelte ich schlimmer als Quasimodo. Jeder Schritt war eine schmerzhafte Erinnerung daran, dass hohe Geschwindigkeiten tödlich sein können. Als ich eines Nachmittags so aus dem Seminarraum schlich, schlug mir einer meiner Studenten vor, einmal zu seinem Zimmerkameraden zu gehen, der Chiropraktiker sei. Wie im vorigen Kapitel erwähnt, war ich nicht nur noch nie zuvor bei einem Chiropraktiker gewesen, sondern meine schulmedizinische Ausbildung hatte mir auch beigebracht, sie als Quacksalber zu betrachten. Nun, wenn man weit von zu Hause entfernt solche Schmerzen leidet, dann probiert man auch mal Sachen aus, über die man sonst nie nachdenken würde.

In dem zu einer »Praxis« umfunktionierten Studentenzimmer lernte ich zum ersten Mal den Muskeltest der Kinesiologie kennen. Der Chiropraktiker trug mir auf, meinen Arm ausgestreckt zu halten und dem Druck nach unten, den er ausübte, zu widerstehen. Das gelang mir mühelos, denn er drückte nur ganz leicht. Dann sollte ich, während ich den Arm weiter ausgestreckt hielt, sagen: »Ich heiße Bruce.« Ich konnte seinem Druck auch diesmal mit Leichtigkeit widerstehen, und dabei schlichen sich langsam die Vorbehalte meiner Kollegen wieder verstärkt in mein Bewusstsein. »Das ist doch alles Quatsch«, dachte ich im Stillen. Dann bat mich der Chiropraktiker, meinen Arm auszustrecken und zu sagen: »Ich heiße Mary.« Zu meinem Erstaunen musste ich meinen Arm unter seinem leichten Druck sinken lassen, obwohl ich stark dagegen hielt. »Moment mal«, sagte ich, »wahrscheinlich war ich unkonzentriert. Versuchen Sie es noch mal.« Also wiederholten wir das Ganze, und ich hielt den Arm so fest ich konnte hoch. Doch als ich sagte: »Ich heiße Mary«, sank er wie ein Stein herab. Der Student, der in dieser Situation mein Lehrer war, erklärte mir, wenn unser Bewusstsein etwas behauptet, was mit einer zuvor erlernten Wahrheit unseres Unterbewusstseins in Konflikt steht, äußert sich dieser Widerspruch in schwachen Muskeln. Zu meinem Erstaunen erlebte ich, dass mein so sorgfältig akademisch geschulter Verstand keine Macht mehr über meinen Körper besaß, wenn ich etwas behauptete, was einer in meinem Unterbewusstsein gespeicherten Wahrheit widersprach. Mein Unterbewusstsein untergrub all meine Bemühungen, meinen Arm aufrecht zu halten, solange ich behauptete, mein Name sei Mary. Es gab also irgendeine Kraft, die wie ein Kopilot mein Leben mitsteuerte. Noch erschreckender war die Tatsache, dass dieses verborgene Bewusstsein, über das ich kaum etwas wusste (außer ein paar psychologischen Theorien) mächtiger war als mein Bewusstsein, genauso wie Freud es immer behauptet hatte. Mein Besuch bei diesem Chiropraktiker wurde zu einer lebensverändernden Erfahrung. Ich erfuhr, dass ein Chiropraktiker sich mit Hilfe der Kinesiologie in die dem Körper innewohnende Heilkraft einklinken kann, um Verschiebungen in der Wirbelsäule zu lokalisieren. Nachdem der »Quacksalber« ein paar meiner Wirbel wieder eingerenkt hatte, konnte ich wie ein neuer Mensch aus dem Zimmer gehen – und das alles ohne Medikamente. Das Wichtigste war jedoch, dass ich dabei dem »Mann hinter dem Vorhang« begegnet war – meinem Unterbewusstsein!

Während ich nach diesem Erlebnis den Campus verließ, überschlugen sich meine Gedanken darüber, was eine solche Übermacht des Unterbewusstseins alles bedeutet. Ich verband diese Erkenntnisse auch mit meinen Erkenntnissen aus der Quantenphysik, die mich gelehrt hatte, dass Gedanken schneller ein bestimmtes Verhalten auslösen können als physische Moleküle. Mein Unterbewusstsein »wusste«, dass ich nicht Mary hieß, und ließ sich da von mir kein X für ein U vormachen. Was »wusste« mein Unterbewusstsein wohl noch alles, und wie hatte es das gelernt?

Um besser zu verstehen, was sich bei dem Chiropraktiker genau abgespielt hatte, wandte ich mich zunächst der vergleichenden Neuroanatomie zu. Dort erfahren wir, je tiefer ein Organismus auf dem Baum der Evolution steht, desto weniger weit entwickelt ist sein Nervensystem und umso stärker ist er daher auf vorprogrammiertes Verhalten angewiesen. Motten fliegen ins Licht, Meeresschildkröten suchen zu einer bestimmten Zeit zur Eiablage bestimmte Inseln auf, und Störche finden jedes Jahr ihr angestammtes Nest wieder. Doch soweit wir wissen, weiß keines dieser Geschöpfe, warum es das tut. Das Verhalten ist ihnen angeboren, es ist ihnen genetisch einprogrammiert. Wir nennen das Instinkt.

Organismen, die auf dem Baum der Evolution höher stehen, haben ein von immer größer werdenden Gehirnen gesteuertes komplexeres Nervensystem, das ihnen ermöglicht, sich durch Lernerfahrungen bestimmte Verhaltensmuster anzueignen. Die Komplexität dieses umweltorientierten Lernens kulminiert wahrscheinlich im Menschen, dem Lebewesen, das an der Spitze des Baumes, oder zumindest in ihrer Nähe steht. Die Anthropologen Emily A. Schultz und Robert H. Lavenda schreiben dazu: »Menschliche Wesen sind für ihr Überleben mehr als andere Arten davon abhängig, zu lernen. Wir haben keine Instinkte, die uns zum Beispiel automatisch Schutz und Nahrung finden lassen.« [Schultz und Lavenda 1987]

Natürlich haben auch wir angeborene Instinkte, man denke nur an den Instinkt des Neugeborenen, zu saugen, seine Hand vom Feuer wegzubewegen und im Wasser wie selbstverständlich zu schwimmen. Instinkte sind Verhaltensweisen, die dem Überleben aller Menschen dienen, unabhängig von der Kultur oder geschichtlichen Epoche. Wir werden beispielsweise mit der Fähigkeit zu schwimmen geboren – schon kurz nach der Geburt können Säuglinge mit der Anmut von Delfinen schwimmen. Doch von ihren Eltern lernen sie schnell, das Wasser zu fürchten. Beobachten sie nur die Reaktion von Eltern, wenn sich ein Kind einem Wasserbecken oder einem offenen Gewässer nähert. Die Kinder lernen von ihren Eltern, dass Wasser gefährlich ist. Später mühen sich die gleichen Eltern dann damit ab, den Kleinen das Schwimmen beizubringen. Dabei gilt es als Erstes, die Angst vor dem Wasser zu überwinden, die sie ihnen erst wenige Jahren zuvor beigebracht haben.

Im Laufe der Evolution wurden unsere erlernten Wahrnehmungen immer mächtiger, besonders weil sie auch genetisch programmierte Instinkte überwinden können. Die physiologischen Mechanismen des Körpers wie Herzschlag, Blutdruck und Körpertemperatur sind von Natur aus einprogrammierte Instinkte, doch Yogis und andere Geübte können durch Biofeedback lernen, diese angeborenen Funktionen willentlich zu steuern.

Die Wissenschaftler haben sich auf die fixe Idee eingeschworen, unser großes Gehirn sei dafür verantwortlich, dass wir solch komplexe Verhaltensweisen erlernen können. Diese Theorie wird jedoch durch die Tatsache in Frage gestellt, dass Meeressäuger wie Tümmler und Delfine in ihren Schädeln eine größere Hirnoberfläche besitzen als wir.

Die Ergebnisse des britischen Neurologen Dr. John Lorber, die

1980 in einem Artikel von *Science* unter dem Titel »Ist das Gehirn wirklich nötig?« dargestellt wurden, widersprechen ebenfalls der Annahme, dass die Größe des Gehirns für die menschliche Intelligenz das Wichtigste ist [Lewin 1980]. Lorber untersuchte viele Fälle von Hydrocephalus (Wasserkopf) und kam zu dem Ergebnis, dass ein Mensch ein normales Leben führen kann, selbst wenn ein wesentlicher Teil der Großhirnrinde fehlt. Roger Lewin zitiert in seinem Artikel Lorber mit den Worten: »An dieser Universität (Sheffield) gibt es einen Studenten, der einen IQ von 126 hat. Er hat mathematische Ehrenpreise gewonnen und ist sozial völlig normal. Doch der Junge hat fast kein Gehirn. Wir haben ihn untersucht und sahen, dass statt der normalen 4,5 Zentimeter Gehirnmasse zwischen den Ventrikeln und der Gehirnoberfläche bei ihm nur eine wenige Millimeter dünne Schicht vorhanden ist. Sein Schädel ist größtenteils mit zerebrospinaler Flüssigkeit gefüllt.«

Lorbers aufsehenerregende Ergebnisse weisen darauf hin, dass wir unsere althergebrachten Überzeugungen über die Funktion des Gehirns und die Grundlagen der menschlichen Intelligenz in Frage stellen müssen. Im Epilog dieses Buches führe ich die Annahme aus, dass wir die menschliche Intelligenz nur ganz verstehen können, wenn wir einen höheren Geist (Energie) oder das, was die Quantenphysiker das Überbewusstsein nennen, miteinbeziehen. Im Augenblick möchte ich jedoch bei dem Konzept des Bewusstseins und Unterbewusstseins bleiben, mit dem die Psychologen seit langem arbeiten. Ich verwende es hier, um die biologischen Grundlagen sowohl für bewusste Elternschaft als auch für energetisch-psychologische Heilweisen zu erläutern.

## Menschliche Programmierung: Wenn gute Mechanismen fehlschlagen

Kehren wir zurück zu der evolutionären Herausforderung des Menschen, der so viel lernen muss, um zu überleben und Teil seiner sozialen Gemeinschaft zu werden. Die Evolution hat unsere Gehirne mit der Fähigkeit versorgt, in kurzer Zeit eine unvorstellbar große Anzahl von Verhaltensweisen und Überzeugungen abzuspeichern.

Derzeitige Forschungen weisen darauf hin, dass ein Schlüssel zum Verständnis dieser schnellen Speicherfähigkeit in der fluktuierenden elektrischen Aktivität des Gehirns liegt, die wir in Elektroenzephalogrammen (EEGs) ablesen können. Die zunehmend komplexeren Bilder dieser EEGs zeigen eine große Bandbreite menschlicher Gehirnaktivität. Sowohl Erwachsene als auch Kinder zeigen Variationen von langsamen Delta-Wellen bis hin zu schnellen Beta-Wellen. Man hat jedoch festgestellt, dass bei Kindern in jedem Entwicklungsstadium eine ganz bestimmte Wellenfrequenz vorherrscht.

Dr. Rima Laibow [Laibow 1999 und 2002] beschreibt in dem Buch *Quantitative EEG and Neurofeedback* den Ablauf dieser Entwicklungsstadien der Gehirnaktivität. Von der Geburt bis zum Alter von zwei Jahren funktioniert das Gehirn hauptsächlich in der tiefsten EEG-Frequenz von 0,5 bis 4 Zyklen pro Sekunde (Hz), die wir Delta-Wellen nennen. Doch auch wenn sich ihre Gehirnaktivität die meiste Zeit in Delta-Wellen messen lässt, lassen sich auch bei Säuglingen kurze Ausschläge in höhere Frequenzbereiche feststellen. Im Alter von zwei bis sechs Jahren befindet sich das Gehirn des Kindes dann hauptsächlich in einem etwas höheren Frequenzbereich, den Theta-Wellen (4-8 Hz). Ein Hypnotherapeut versetzt seine Patienten in einen Delta- und Theta-Zustand, weil diese niedrige Gehirnfrequenz sehr empfänglich für Programmierungen ist.

Das gibt uns einen wichtigen Hinweis darauf, wie Kinder, deren Gehirn bis zum Alter von sechs Jahren hauptsächlich in diesen Frequenzen schwingt, die unglaubliche Menge an Informationen abspeichern können, die sie brauchen, um sich ihrer Umgebung anzupassen und Entwicklungsfortschritte zu machen. Die Fähigkeit, derart viele Informationen zu verarbeiten, ist eine wichtige neurologische Anpassungsleistung, die diesen informationsintensiven Prozess des Hineinwachsens in eine Kultur ermöglicht. Die menschliche Umgebung und die sozialen Sitten und Gebräuche ändern sich so schnell, dass es nicht sinnvoll wäre, kulturelles Verhalten über genetisch programmierte Instinkte zu vermitteln. Kleine Kinder beobachten ihre Umgebung genau und speichern das Weltwissen ihrer Eltern direkt in ihr Unterbewusstsein ab. So werden die Verhaltensweisen und Überzeugungen der Eltern zu ihren eigenen.

Wissenschaftler des Primaten-Forschungsinstituts von Kyoto haben festgestellt, dass auch kleine Schimpansen lernen, indem sie ihre Mütter beobachten. In einer Reihe von Experimenten wurde einer Schimpansenmutter beigebracht, die japanischen Schriftzeichen für bestimmte Farben zu erkennen. Auf einem Computerbildschirm wurde ein Schriftzeichen für eine bestimmte Farbe gezeigt und die Schimpansin hatte dann auf den Knopf mit der richtigen Farbe zu drücken, um eine Münze zu erhalten, die sie dann in einen Automaten steckte, um ein Stück Obst zu erhalten. Während sie all das lernte, hielt sie ihr Junges immer dicht bei sich. Als die Mutter eines Tages wieder einmal ihr Obst aus dem Automaten nahm, aktivierte zur Überraschung der Forscher das Schimpansenjunge den Computer. Als sich das Schriftzeichen zeigte, drückte das Kleine auf die richtige Farbtaste, nahm seine Münze in Empfang und ging zum Automaten. Die erstaunten Forscher schlossen daraus, dass auch kleine Menschenaffen komplexe Verhaltensweisen allein schon durch Beobachten erlernen können, ohne direkt dazu angeleitet zu werden [Science 2001].

Auch beim Menschen werden die grundlegenden Verhaltensweisen, Überzeugungen und Einstellungen, die wir bei unseren Eltern beobachten, in den synaptischen Verbindungen unseres Unterbewusstseins »verdrahtet«. Sobald sie einmal fest in unserem Unterbewusstsein einprogrammiert sind, steuern sie uns für den Rest unseres Lebens – es sei denn, wir finden heraus, wie wir sie umprogrammieren können. Und für den Fall, dass Sie nicht glauben, dass das alles so unmittelbar abgespeichert wird: Erinnern Sie sich einfach mal an das erste Mal, als Ihr Kind plötzlich ein Schimpfwort aussprach, das es von Ihnen aufgeschnappt hatte. Ich bin sicher, auch Ihnen ist aufgefallen, dass die Aussprache, die Betonung und der Kontext ganz Ihre eigene Handschrift trug.

Vor dem Hintergrund dieses präzisen Aufzeichnungssystems mag man sich gar nicht vorstellen, was in einem kindlichen Bewusstsein ausgelöst wird, wenn Eltern solche Dinge sagen wie »dummes Kind«, »Das hast du gar nicht verdient«, »Das schaffst du nie«, »So etwas wie du hätte nie geboren werden sollen« oder »Du bist einfach ein Schwächling«. Wenn gedankenlose oder lieblose Eltern an ihre kleinen Kinder solche Botschaften weitergeben, ist ihnen nicht bewusst, dass diese Kommentare direkt als Tatsachen im Unterbewusstsein abgespeichert werden. In der frühen Entwicklung ist das Bewusstsein des Kindes noch nicht ausreichend entwickelt, um zu erkennen, dass solche elterlichen Aussagen nur verbaler Müll sind und keine echten Charakterisierungen ihrer selbst. Wenn sie jedoch erst einmal im Unterbewusstsein einprogrammiert sind, werden solche verbalen Übergriffe zu inneren Wahrheiten, die unbewusst das Verhalten und das Potenzial des Kindes sein ganzes Leben lang beeinflussen.

Wenn wir älter werden und unser Gehirn verstärkt in Alpha-Frequenzen schwingt, werden wir weniger leicht beeinflussbar. Die Alpha-Aktivität (8-12 Hz) entspricht einem Zustand ruhigen Bewusstseins. Die meisten unserer Sinnesorgane wie Augen, Ohren und Nase beobachten die äußere Welt, während unser Bewusstsein einem Sinnesorgan gleicht, das die inneren Abläufe der körpereigenen Zellgemeinschaft widerspiegelt. Es ist sich seiner selbst bewusst.

Im Alter von ungefähr zwölf Jahren zeigt das EEG-Spektrum des Kindes bereits längere Phasen der noch höher schwingenden Beta-Wellen (12-35 Hz). Beta-Zustände werden als »aktives oder fokussiertes Bewusstsein« bezeichnet. Diese Art von Gehirnaktivität nutzen Sie zum Beispiel, um dieses Buch zu lesen. Vor kurzem wurde ein fünfter, noch höherer Zustand von Gehirnaktivität definiert, die Gamma-Wellen (> 35 Hz). Diese Frequenz taucht in Phasen höchster geistiger Anstrengung auf, zum Beispiel wenn ein Pilot von Hand ein Flugzeug landet oder wenn ein Tennis-Profi in einen intensiven Ballaustausch verwickelt ist.

Wenn das Kind erwachsen wird, ist sein Unterbewusstsein randvoll mit Informationen, die von der Fertigkeit des Laufenkönnens bis zu dem Wissen, »dass ich ohnehin nichts tauge« oder dem Wissen, »dass ich alles sein kann, was ich will«, reichen. Die Summe unserer genetisch programmierten Instinkte bildet zusammen mit den Überzeugungen, die wir von unseren Eltern erlernt haben, unser Unterbewusstsein. Es hat so viel Macht über uns, dass wir beim Kinesiologen bei einer falschen Aussage unseren Arm sinken lassen, auch wenn wir das gar nicht wollen, und es ist in der Lage, unsere guten Vorsätze fürs Neue Jahr, dass wir uns gesünder ernähren wollen, zu untergraben.

Ich will wieder zu den Zellen zurückkehren, die uns so viel über uns selbst lehren können. Ich habe schon oft gezeigt, dass einzelne Zellen intelligent sind. Doch erinnern Sie sich daran: Wenn sich die Zellen zu mehrzelligen Gemeinschaften zusammenschließen, folgen sie der »kollektiven Stimme« des Organismus, selbst wenn diese Stimme ein selbstzerstörerisches Verhalten verlangt. Unsere Physiologie und unsere Verhaltensweisen halten sich an die »Wahrheiten« der zentralen Stimme, ganz egal, ob sie konstruktiv oder destruktiv sind.

Ich habe die Macht des Unterbewusstseins beschrieben, doch ich möchte auch betonen, dass unser Unterbewusstsein keine furchterregende, übermächtige, Freudsche Quelle zerstörerischer Programme ist. Das Unterbewusstsein ist nicht mehr und nicht weniger als eine emotionslose Datengrundlage, deren Aufgabe nur darin besteht, Umweltsignale wahrzunehmen und die entsprechenden programmierten Verhaltensweisen aufzurufen – ohne Fragen zu stellen, ohne zu urteilen. Das Unterbewusstsein ist unsere programmierbare »Festplatte«, in die unsere Lebenserfahrungen abgespeichert werden. Die Programme sind fest verankerte, durch bestimmte Reize ausgelöste Verhaltensweisen. Solche Reize können durch das Nervensystem im Außen wahrgenommen werden oder in Form von Emotionen, Genuss oder Leiden aus dem Körperinneren stammen. Wenn ein Reiz wahrgenommen wird, löst er automatisch die Verhaltensreaktion aus, die beim ersten Erleben dieses Reizes erlernt wurde.

Bevor sich das bewusste Denken entwickelte, funktionierten die Gehirne der Tiere nur durch das, was wir mit dem Unterbewusstsein verbinden. Diese primitiveren Gehirne waren einfache, automatisch auf Umweltreize reagierende Organe, die auf instinktive oder einfache, erlernte Verhaltensweisen zurückgriffen. Diese Tiere verhalten sich nicht bewusst, die meisten merken ihr Verhalten nicht einmal. Sie reagieren mit programmierten Reflexen, wie mit dem Blinzeln des Auges, wenn es von einem Luftzug gestreift wird, oder mit dem Ausschlagen des Knies, wenn wir auf einen bestimmten Punkt schlagen.

## Das Bewusstsein: Der innere Schöpfer

Die Evolution der höheren Säugetiere, darunter auch der Menschenaffen, Meeressäuger und Menschen, hat eine neue Wahrnehmungsebene hervorgebracht, die wir Selbst-Bewusstsein nennen. Dieses neue, bewusste Denken ist ein wichtiger evolutionärer Fortschritt. Das unterbewusste Denken ist unser »Autopilot«, das bewusste Denken ist unsere manuelle Steuerung. Wenn zum Beispiel etwas in die Nähe Ihres Auges fliegt, dann ist das bewusste Denken mit seiner Verarbeitungsgeschwindigkeit von ungefähr vierzig äußeren Reizen pro Sekunde nicht schnell genug, um auszuweichen. Das Unterbewusstsein jedoch, das pro Sekunde bis zu 20 Millionen äußere Reize verarbeiten kann, veranlasst das Auge, sich blitzschnell zu schließen.

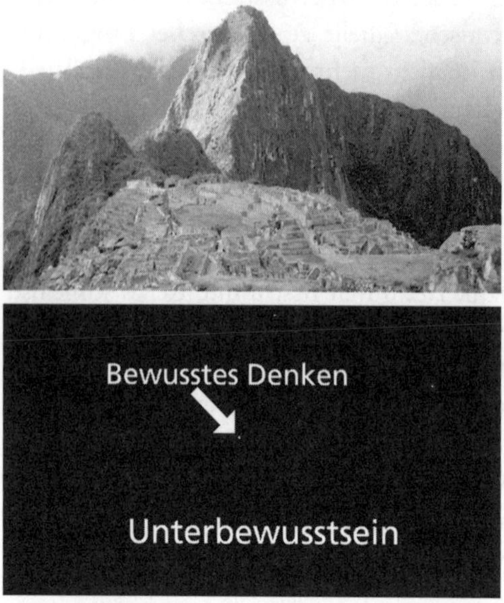


Eine Veranschaulichung der Informationsverarbeitung des bewussten und des unbewussten Denkens. Das obere Bild von Machu Picchu besteht aus 20 Millionen Pixel-Punkten, von denen jeder ein Bit an Informationen darstellt, die das Unterbewusste pro Sekunde empfangen kann. Wie viel von diesen Informationen erreicht das bewusste Denken? In dem unteren Bild zeigt der Punkt die Menge an Informationen, die das bewusste Denken in der gleichen Zeit verarbeiten kann. (Genau genommen musste ich den Punkt sogar noch zehnfach vergrößern, damit er überhaupt sichtbar wurde.) Das mächtige Unterbewusstsein kann dagegen in einer Sekunde eine Informationsmenge aufnehmen, die der gesamten übrigen schwarzen Fläche entspricht.

Die beiden Arten unseres Denkens sind ein dynamisches Duo. Wenn sie zusammenwirken, kann sich das bewusste Denken auf etwas Bestimmtes konzentrieren, wie zum Beispiel auf die Party, zu der Sie am Freitag gehen wollen, während Ihr Unterbewusstsein dafür sorgt, dass Sie den Rasenmäher sicher über Ihr Grundstück steuern und dabei weder Ihren Fuß aus Versehen mit abschneiden noch die Katze überfahren, obwohl Sie mit Ihrem Bewusstsein kaum aufs Rasenmähen achten.

Die beiden Arten unseres Denkens kooperieren auch beim Erlernen komplexer Verhaltensweisen, die später unbewusst durchgeführt werden können. Erinnern Sie sich an den ersten Tag, als Sie aufgeregt hinter dem Steuer eines Autos saßen, um Fahren zu lernen? Die Anzahl von Dingen, auf die Sie achten sollten, kam Ihnen schier überwältigend vor. Sie sollten auf die Straße schauen, den Rück- und Seitenspiegel, den Tachometer und andere Anzeigen beachten, mit zwei Füßen die drei Pedale bedienen und dabei möglichst entspannt und gelassen wirken, während Sie an Freunden und Nachbarn vorüber fuhren. Es schien ziemlich lange zu dauern, bis all diese Dinge fest einprogrammiert waren.

Doch heute setzen Sie sich in Ihr Auto, lassen den Motor an und überlegen mit Ihrem bewussten Denken, was Sie alles einkaufen wollen, während Ihr Unterbewusstsein pflichtschuldig all die komplexen Handlungsabläufe erledigt, die notwendig sind, um Sie sicher durch die Stadt zu bringen, ohne dass Sie auch nur einmal bewusst ans Fahren denken müssen. Oder Sie fahren munter dahin, während Sie ein interessantes Gespräch mit Ihrem Beifahrer führen. Ihr Bewusstsein kann so in das Gespräch eingebunden sein, dass Sie irgendwann merken, dass Sie die letzten fünf Minuten des Fahrens überhaupt nicht mitbekommen haben. Doch überraschenderweise sind Sie immer noch auf der richtigen Straßenseite und bewegen sich harmonisch mit dem Verkehr dahin. Ein kurzer Blick in den Rückspiegel bestätigt Ihnen, dass Sie keine Schilder oder Papierkörbe überfahren haben. Doch wenn Sie selbst nicht bewusst gefahren sind, wer fuhr dann? Das Unterbewusstsein! Auch ohne überwacht zu werden hat Ihr Unterbewusstsein genauso gute Arbeit geleistet, wie Sie es damals in den Fahrstunden gelernt haben.

Das bewusste Denken verfügt jedoch über die Möglichkeit, auf Umwelteinflüsse spontan und kreativ zu reagieren. Durch seine Fähigkeit der Selbstreflexion kann das bewusste Denken sein Verhalten beobachten, während es abläuft. Wenn sich ein vorprogrammiertes Verhalten zeigt, kann das bewusste Denken einschreiten, das Verhalten unterbrechen und eine neue Reaktion entwickeln. So bietet uns das bewusste Denken den freien Willen – wir sind also nicht einfach nur Opfer unserer Programmierungen. Um das zu nutzen, muss man jedoch sehr bewusst handeln, sonst übernimmt einfach die Programmierung das Geschehen. Das ist nicht einfach, wie jeder weiß, der es schon ausprobiert hat. Die unterbewussten Programme setzen ein, sobald das bewusste Denken nicht aufpasst.

Das bewusste Denken ist auch in der Lage, in der Zeit vorwärts und rückwärts zu denken, während das Unterbewusstsein immer im gegenwärtigen Zeitpunkt agiert. Während das bewusste Denken vielleicht vor sich hinträumt, zukünftige Pläne entwirft oder vergangenen Ereignissen nachhängt, ist das Unterbewusstsein immer auf Draht, um das Verhalten zu steuern, das gerade erforderlich ist, ohne dass sich das bewusste Denken darum kümmern muss.

Diese beiden Denkarten sind ein wirklich phänomenales Gespann, doch es kann auch einmal etwas schief gehen. Das bewusste Denken ist das Selbst, die Stimme unserer eigenen Gedanken. Es kann großartige Visionen und Pläne für eine Zukunft voller Liebe, Gesundheit und Wohlstand haben. Doch wer kümmert sich in der Zwischenzeit ums Tagesgeschäft, während wir ganz mit unseren schönen Gedanken beschäftigt sind? Das Unterbewusstsein. Und wie geht es diesen Geschäften nach? Genauso wie es programmiert wurde. Das Verhalten, das unser Unterbewusstsein an den Tag legt, wenn wir nicht aufpassen, entspricht nicht immer unseren Zielen, denn die meisten unserer grundlegenden Verhaltensweisen wurden durch die Beobachtung anderer Menschen programmiert. Und gerade weil unsere unbewussten Verhaltensweisen eben *nicht* willensgesteuert und bewusst ablaufen, reagieren die meisten Menschen überrascht, wenn sie von anderen hören, dass sie »genauso sind wie ihre Mutter oder ihr Vater«, wie jene Menschen also, die ihr Unterbewusstsein programmiert haben.

Die von unseren Eltern, Freunden, Lehrern und anderen Vorbildern erlernten Verhaltensweisen und Überzeugungen stimmen nicht immer mit unseren eigenen Zielen und Wünschen überein.

Das größte Hindernis für die Erfüllung unserer Träume sind die in unserem Unterbewusstsein fest programmierten Selbstbeschränkungen. Diese beeinflussen nicht nur unser Verhalten, sie können auch für unsere Physiologie und unsere Gesundheit eine wesentliche Rolle spielen. Wie wir bereits gesehen haben, hat unser Denken eine bemerkenswerte Wirkung auf unser biologisches System.

Doch die Natur hat uns schließlich nicht mit zwei Arten des Denkens gesegnet, um uns zu ärgern. Diese Dualität bietet uns vielmehr einen einzigartigen Vorteil im Leben. Sehen Sie es einmal so: Wie wäre es, wenn wir bewusste Eltern und Lehrer hätten, die uns großartige Vorbilder wären und mit all ihren Mitmenschen menschliche und gleichberechtigte Beziehungen führten, die allen zum Nutzen wären? Dann würde unser Unterbewusstsein von Anfang an mit so gesunden Programmen gefüttert, dass wir ein vollkommen zufriedenes und erfolgreiches Leben führen würden, ohne uns desssen auch nur im Geringsten bewusst zu sein und ohne es je richtig schätzen zu können!

## Das Unterbewusstsein: Ich rufe, doch niemand antwortet

Während unser bewusstes Denken ein bisschen an den »Geist der Maschine« erinnert, gibt es in unserem Unterbewusstsein kein entsprechendes Selbst-Bewusstsein. Es ähnelt mehr diesen altmodischen Musikautomaten. Angefüllt mit Verhaltensprogrammen ist es jederzeit bereit, wenn ein entsprechendes Umweltsignal den Knopf drückt, sein Lied abzuspielen. Doch welchen Sinn macht es, die Maschine anzubrüllen, wenn uns das Lied nicht gefällt? In meiner Studentenzeit sah ich so manchen angetrunkenen Kommilitonen wütend mit dem Fuß gegen die Jukebox treten, ohne dass diese deshalb seinen Wünschen eher entgegengekommen wäre. Genauso gilt es für uns zu erkennen, dass kein Schimpfen auf unser Unterbewusstsein etwas an den Programmen ändern wird, die es abspielt. Sobald wir die Nutzlosigkeit unseres Zorns erkennen, können wir aufhören, gegen unser Unterbewusstsein anzukämpfen und das Ganze strukturierter angehen. Der Kampf mit dem Unterbewusstsein ist so nutzlos wie gegen eine Jukebox zu treten, weil nicht das richtige Lied darin ist.

Die Vergeblichkeit unseres Kampfes mit unserem Unterbewusstsein ist eine schwierige Botschaft, denn die meisten von uns haben schon früh gelernt, dass ein starker Wille etwas Bewundernswertes ist. Also versuchen wir immer wieder, unser unterbewusstes Programm zu übertrumpfen. Doch diese Bemühungen treffen auf Widerstand, denn die Zellen sind dazu verpflichtet, dem unterbewussten Programm zu gehorchen.

Die Anspannungen zwischen dem bewussten Willen und den unterbewussten Programmierungen kann zu ernsten neurologischen Störungen führen. Ein beeindruckendes Beispiel für die Gefahren, die darin lauern, wurde in dem Film *Shine* gezeigt. In dem auf einer wahren Geschichte beruhenden Film trotzt der australische Konzertpianist David Helfgott seinem Vater, indem er nach London geht, um Musik zu studieren. Helfgotts Vater ist ein Holocaust-Überlebender, der das Unterbewusstsein seines Sohnes damit programmiert hat, dass die Welt ein unsicherer Ort ist und dass es lebensgefährlich sein kann, sich zu zeigen. Sein Vater bestand darauf, dass es am sichersten sei, eng bei der Familie zu bleiben. Doch trotz der ständigen Programmierung durch seinen Vater wusste Helfgott, dass er ein großartiger Pianist war und dass er sich von seinem Vater lösen musste, um seinen Traum zu verwirklichen.

In London spielt Helfgott dann in einem öffentlichen Musikwettbewerb das schwierige Dritte Klavierkonzert von Rachmaninow. Der Film zeigt den Konflikt zwischen seinem bewussten Denken, das erfolgreich sein will, und seinem Unterbewusstsein, das es für lebensgefährlich hält, sichtbar und bekannt zu werden. Während er sich hoch konzentriert durch das Konzert arbeitet und ihm vor Anstrengung der Schweiß von der Stirn tropft, kämpft Helfgotts Bewusstsein darum, die Kontrolle zu behalten, während sein Unterbewusstsein mit ebenso großer Intensität versucht, die Kontrolle über den Körper zu gewinnen, weil es sich zu Tode davor fürchtet, erfolgreich zu sein. Helfgotts Bewusstsein erzwingt sich die Kontrolle, bis der letzte Ton gespielt ist. Dann wird er ohnmächtig, weil ihn der Kampf mit seinen unterbewussten Programmierungen zu viel Energie gekostet hat. Sein Sieg über sein Unterbewusstsein kostet ihn einen hohen Preis: Als er wieder zu sich kommt, ist er geistesgestört.

Für die meisten von uns ist der Kampf mit unserem Unterbewusstsein weniger dramatisch. Und doch haben wir die Fähigkeit, immer wieder eine Arbeit zu finden, in der wir versagen, oder ewig in einem Job zu bleiben, den wir hassen, bloß weil uns beigebracht wurde, dass wir es »nicht besser verdienen«.

Zu den konventionellen Methoden, mit destruktivem Verhalten umzugehen, gehören Medikamente und Gesprächstherapien. Neuere Ansätze legen uns nahe, unsere Programmierungen zu ändern, weil man erkannt hat, dass dem unterbewussten Tonband nicht mit Vernunft beizukommen ist. Diese Methoden bauen auf den Erkenntnissen der Quantenphysik auf, die Energien und Gedanken mit einbeziehen. Solche Wege, erlerntes Verhalten umzuprogrammieren, lassen sich unter dem Begriff *Energetische Psychologie* zusammenfassen, ein aufkeimendes neues Feld, das auf der Neuen Biologie beruht.

Doch es wäre so viel einfacher, von Anfang an gut programmiert oder »enkulturiert« zu werden, um sein volles genetisches und schöpferisches Potenzial entfalten zu können. Wenn wir uns als bewusste Eltern verhalten, werden auch unsere Kinder und Kindeskinder bewusste Eltern sein. Dann brauchen wir nichts mehr umzuprogrammieren, um auf einem glücklichen, friedvollen Planeten zu leben.

## Mit einem wissenden Lächeln der Eltern: Bewusste Empfängnis und Schwangerschaft

Vielleicht kennen Sie den Ausdruck: »Zu der Zeit wussten deine Eltern noch nicht, dass es dich geben würde.« In diesem Satz klingt die Vorfreude und das Glück liebevoller Eltern nach, die sich von ganzem Herzen ihr Kind gewünscht haben. Es zeigt sich, dass dieser Satz auch zu den neuesten genetischen Erkenntnissen passt, die nahe legen, dass Eltern ruhig erst ein paar Wochen dieses »Lächeln« einüben sollten, bevor sie ein Kind zeugen. Die wachstumsfördernde Aufmerksamkeit und der feste Wunsch erzeugt klügere, gesündere und glücklichere Kinder.

Die Forschungen bestätigen auch, dass Eltern schon in den Monaten vor der Empfängnis als »Gentechniker« ihrer Kinder am Werk sind. In den Endstadien der Eizellen- und Samenzellenreifung findet ein Prozess namens *Genomische Prägung* statt, der bestimmt, welche Gruppen von Genen den Charakter des noch zu zeugenden Kindes bilden werden [Surani 2001; Reik und Walter 2001]. Die Untersuchungen lassen vermuten, dass die Lebensumstände der Eltern während der genomischen Prägung auf den Körper und Geist des Kindes einen großen Einfluss haben. Das ist kein schöner Gedanke, wenn man sich daran erinnert, wie viele Menschen völlig unvorbereitet Kinder bekommen. Verny schreibt in seinem Buch *Preparenting: Nurturing Your Child from Conception*: »Es ist ein Unterschied, ob wir in Liebe, Eile oder Hass empfangen werden, und ob die Mutter schwanger sein will. [...] Eltern geht es besser, wenn sie in einem ruhigen, stabilen Umfeld leben, ohne Süchte und mit der Unterstützung von Familie und Freunden.« [Verny 2002] Bei den australischen Ureinwohnern ist der Einfluss des Umfelds auf die Empfängnis seit Jahrtausenden bekannt. Bevor sie ein Kind zeugen, reinigt das Paar rituell seinen Körper und seinen Geist.

Es gibt eine Unmenge an Material darüber, wie wichtig *nach* der Empfängnis die Haltung der Eltern für die Entwicklung des Fötus ist. Ich zitiere noch einmal Verny: »Das große Gewicht der wissenschaftlichen Beweise, die in den letzten Jahrzehnten aufgetaucht sind, erfordert ein Umdenken, was die mentalen und emotionalen Fähigkeiten der ungeborenen Kinder betrifft. Die Studien zeigen, dass die Kinder, ganz gleich, ob sie wach sind oder schlafen, ständig auf jede Handlung, jeden Gedanken und jedes Gefühl ihrer Mutter eingeschwungen sind. Vom Augenblick der Empfängnis an formt die Erfahrung im Mutterleib das Gehirn und bildet die Grundlage für die Persönlichkeit, Emotionalität und Denkfähigkeit des Kindes.«

Ich möchte an dieser Stelle betonen, dass es hier *nicht* darum geht, wie in alten Zeiten die Mütter für jedes Leiden verantwortlich zu machen, für das die Medizin keine Erklärung hat – von Schizophrenie bis zum Autismus. An dem Prozess von Empfängnis und Schwangerschaft haben sowohl Mütter als auch Väter ihren Anteil. Was der Vater tut, hat eine starke Wirkung auf die Mutter, was wiederum das sich entwickelnde Kind beeinflusst. Wenn zum Beispiel der Vater die Mutter verlässt und die Mutter daraufhin daran zweifelt, dass sie es schafft, allein über die Runden zu kommen, dann hinterlässt das Fortgehen des Vaters in der Beziehung zwischen Mutter und Kind eine deutliche Spur. Auch soziale Probleme wie Arbeitslosigkeit, Wohnungsnot, Krankheit oder endlose Kriege, die durch den Militärdienst die Abwesenheit der Väter bedingen, wirken auf die Eltern und damit auf das Kind ein.

Die Essenz der bewussten Elternschaft ist, dass sowohl Mütter als auch Väter eine wichtige Verantwortung für die Entwicklung gesunder, intelligenter, produktiver und lebensfroher Kinder haben. Natürlich können wir weder uns selbst noch unsere Eltern für die Fehler in unserem eigenen Leben oder in dem Leben unserer Kinder anklagen. Doch die Wissenschaft hat unser Augenmerk zu lange auf den genetischen Determinismus gerichtet, ohne uns den Einfluss bewusst zu machen, den Überzeugungen auf unser Leben haben, geschweige denn wie unser Verhalten und unsere innere Einstellung das Unterbewusstsein unserer Kinder prägen.

Auch die meisten Geburtshelfer haben keine Ahnung von der Bedeutung der inneren Einstellung der Eltern für die Entwicklung des Kindes. Als Medizinstudenten haben sie gelernt, dass die fötale Entwicklung von den Genen abhängt und die Mutter dabei nur eine geringe Rolle spielt. Daher fragen die Frauenärzte nur, ob die werdende Mutter sich richtig ernährt, ihre Vitamine und Medikamente nimmt, und sich ausreichend bewegt. Diese Fragen richten sich auf das, was man lange Zeit für die wesentliche Rolle der Mutter hielt: den Fötus mit ausreichend Nährstoffen zu versorgen, damit er sich seiner genetischen Programmierung entsprechend entwickeln kann.

Doch das Kind empfängt weit mehr als nur Nährstoffe von der Mutter. Zusammen mit den Nährstoffen absorbiert es auch ein Übermaß an Glukose, wenn die Mutter Diabetes hat, oder ein Übermaß an Cortisol und anderen Kampf-oder-Flucht-Hormonen, falls die Mutter chronisch unter Stress steht.

Die Forschung fängt nun langsam an zu verstehen, wie dieses System tatsächlich funktioniert. Wenn eine Mutter unter Stress steht, aktiviert ihr Hormonsystem die HHN-Achse, die ihr in einer bedrohlichen Umgebung eine Kampf- oder Fluchtreaktion ermöglicht. Stresshormone bereiten den Körper auf eine Schutzreaktion vor. Wenn diese mütterlichen Signale in den Kreislauf des Kindes kommen, rufen sie in den gleichen Organen und Geweben eine Reaktion hervor wie bei der Mutter. In einer angespannten Umgebung fließt das Blut des Fötus eher zu den Muskeln und dem Hinterhirn, um jene Körperteile, wie Arme und Beine, zu versorgen, die für ein lebensrettendes Reflexverhalten notwendig sind. Entsprechend dieser Schutzreaktion fließt weniger Blut zu den Eingeweiden, und die Stresshormone unterdrücken auch die Funktion des Vorderhirns. Die Entwicklung der Gewebe und Organe ist von der Menge an Blut abhängig, mit der sie versorgt werden. Die Hormone einer Mutter, die ständig unter Stress lebt, haben also eine deutliche Wirkung auf die Blutverteilung im Kind und beeinflussen daher die Physiologie des zukünftigen Menschen [Lesage et al., 2004; Christensen 2000; Arnsten 2000; Leutwyler 1998; Sapolsky 1997; Sandman et al., 1994].

An der Universität von Melbourne hat E. Marilyn Winter Untersuchungen an schwangeren Schafen durchgeführt, die physiologisch den Menschen recht ähnlich sind. Sie hat festgestellt, dass ein hohes Cortisol-Niveau während der Schwangerschaft später zu hohem Blutdruck führt [Dodic et al., 2002].

Das Cortisol-Niveau im Blut des Kindes spielt auch eine wichtige Rolle bei der Entwicklung der Filtereinheiten der Nieren, den Nephronen. Die Zellen der Nephronen hängen eng mit dem Salzhaushalt des Körpers zusammen und steuern darüber hinaus auch den Blutdruck. Ein Überschuss an Cortisol durch eine gestresste Mutter beeinflusst die fötale Nephronen-Bildung. Außerdem bewirkt das Cortisol, dass die Systeme von Mutter und Kind von einer Wachstumshaltung in eine Schutzhaltung übergehen. Die wachstumshemmenden Auswirkungen des Cortisols im Mutterleib führen dann dazu, dass die Kinder bei der Geburt kleiner sind.

Suboptimale Bedingungen im Mutterleib, die zu Neugeborenen mit Untergewicht geführt haben, werden in Verbindung mit einer Reihe von gesundheitlichen Problemen bei Erwachsenen in Verbindung gebracht, wie Nathanielsz in seinem Buch *Life in the Womb* darstellt, zum Beispiel mit Diabetes, Herzkrankheiten und Fettleibigkeit. Dr. David Baker von der Universität von Southampton hat zum Beispiel herausgefunden, dass Männer, die bei der Geburt weniger als

5,5 Pfund wogen, mit um 50 Prozent höherer Wahrscheinlichkeit an einer Herzkrankheit sterben als Männer mit einem höheren Geburtsgewicht. An der Harvard University haben Forscher festgestellt, dass Frauen, die bei der Geburt weniger als 5,5 Pfund wogen mit 23 Prozent höherer Wahrscheinlichkeit an einer Herz-Kreislauferkrankung leiden als Frauen, die mit höherem Geburtsgewicht auf die Welt kamen. Und David Leon von der London School of Hygiene and Tropical Medicine hat beobachtet, dass bei 60 Jahre alten Männern dreimal häufiger Diabetes auftritt, wenn sie bei der Geburt klein und dünn waren.

Die neue Aufmerksamkeit in Bezug auf die vorgeburtlichen Umstände umfasst auch eine Untersuchung des IQ, den Anhänger des genetischen Determinismus und Rassisten einst einfach von den Genen abhängig machten. Im Jahre 1997 analysierte Bernie Devlin, Psychiatrie-Professor an der University of Pittsburgh School of Medicine, sorgfältig 212 frühere Studien, in denen der IQ von Zwillingen und ihren Geschwistern sowie von Eltern und ihren Kindern verglichen wurde. Er konnte erkennen, dass Gene nur 48 Prozent der Faktoren darstellen, die den IQ bestimmen. Und wenn man die synergistischen Effekte der Vermischung der Gene der Mutter und des Vaters hinzuzählt, dann fällt der wirklich ererbte Anteil der Intelligenz noch weiter bis auf 34 Prozent [Devlin et al., 1997; McGue 1997].

Andererseits fand Devlin, dass die Bedingungen während der vorgeburtlichen Entwicklung eine signifikante Rolle für den IQ spielen. Er zeigt, dass bis zu 51 Prozent der potenziellen Intelligenz eines Kindes von Umweltfaktoren abhängen. Frühere Studien haben bereits festgestellt, dass Alkohol oder Nikotingenuss während der Schwangerschaft zu einer Minderung des IQs beim Kind führen kann, ebenso wie der Kontakt mit Blei. Für künftige Eltern ist es wichtig zu wissen, dass sie auf die Intelligenz ihres zukünftigen Kindes bereits in der Schwangerschaft einwirken können. Diese IQ-Veränderungen sind kein Zufall – sie stehen in direktem Zusammenhang mit der veränderten Blutversorgung im Gehirn unter Stress.

In meinen Vorträgen über bewusste Elternschaft zitiere ich Forschungsergebnisse, aber ich zeige auch ein Video von einer Gruppe zur bewussten Elternschaft in Italien, der Associazione Nazionale Educazione Prenatale. Hier wird die Beziehung zwischen den Eltern und dem ungeborenen Kind deutlich gezeigt. In dem Video sieht man einen Vater und eine Mutter in einem lautstarken Streit. Gleichzeitig wird das Kind im Mutterleib durch ein Sonogramm überwacht. Man kann deutlich erkennen, wie der Fötus heftig zuckt, als der Streit beginnt. Das erschreckte Kind beugt und streckt seinen Körper, und als der Streit mit einem zerschmetterten Glas seinen Höhepunkt erreicht, springt er hoch wie auf einem Trampolin. Durch die moderne Technik kann ein für alle Mal der Mythos ad acta gelegt werden, dass ein ungeborenes Kind noch nicht entwickelt genug ist, um auf irgendetwas anderes als seine Ernährung zu achten.

### Der naturgegebene Vorsprung

Sie fragen sich vielleicht, warum die Evolution solch eine fötale Entwicklung bestärkt hat, die so voller Gefahren und so abhängig vom elterlichen Umfeld zu sein scheint. Doch eigentlich ist es ein geniales System, um das Überleben der Nachkommen zu sichern. Später wird sich dieses Kind in der gleichen Umgebung wiederfinden, in der auch seine Eltern gelebt haben. Die von den Eltern übernommene Wahrnehmung der Umgebung beeinflusst durch die Plazenta die physiologische Entwicklung des Kindes und bereitet es so darauf vor, mit den Schwierigkeiten, die ihm nach der Geburt begegnen können, besser umzugehen. Die Natur hilft dem Kind einfach, in dieser Umgebung so gut wie möglich zu überleben. Doch auf Grund der neuesten Erkenntnisse haben Eltern jetzt die Wahl: Sie können aktiv ihre limitierenden Kernüberzeugungen (»limiting beliefs«) sorgfältig umprogrammieren, bevor sie ein Kind in die Welt setzen.

Die Bedeutung der elterlichen Programmierung stellt die Annahme in Frage, dass all unsere Eigenschaften, gute und schlechte, durch unsere Gene bestimmt werden. Wie wir gesehen haben, werden die Gene durch unsere Lernerfahrungen in unserer Umwelt geformt, geführt und abgestimmt. Uns wurde beigebracht, dass künstlerische, sportliche oder intellektuelle Begabungen durch die Erbmasse bestimmt werden. Doch wir können so »gute« Gene haben, wie wir wollen, wenn nicht alles zur bestmöglichen Entwicklung unserer Anlagen getan wird, sondern wir nur Missbrauch, Vernachlässigung oder Fehleinschätzungen erleben, dann wird die Entfaltung dieses Genpotenzials untergraben. Liza Minelli erhielt ihre Gene durch ihre Star-Mutter Judy Garland und ihren filmemachenden Vater Vincent Minelli. Die Höhen und Tiefen ihrer Karriere und ihres persönlichen Lebens entsprechen den Programmen, die ihre Eltern gelebt und in ihrem Unterbewusstsein abgespeichert haben. Wenn Liza mit denselben Genen in einer einfachen, protestantischen Bauernfamilie in Pennsylvania aufgewachsen wäre, hätte dieses Umfeld epigenetisch eine andere Auswahl ihrer Gene angesprochen. Die Gene, mit denen sie eine erfolgreiche Karriere in der Unterhaltungsbranche machen konnte, wären durch die kulturellen Anforderungen einer ländlichen Gemeinschaft vermutlich verborgen oder unterdrückt geblieben.

Ein wundervolles Beispiel für die Effektivität von bewusster elterlicher Programmierung ist der Golf-Star Tiger Woods. Sein Vater war zwar kein herausragender Golfer, aber er tat alles, um Tiger ein Umfeld zu schaffen, in dem er den Fokus, die Fähigkeiten, die Haltung und die Techniken eines meisterhaften Golfers lernen konnte. Zweifellos ist Tigers Erfolg auch dem Einfluss seiner buddhistisch orientierten Mutter zuzuschreiben. Die Gene sind wichtig – aber ihr Potenzial kann nur durch bewusste Elternschaft und reichhaltige Chancen im Umfeld verwirklicht werden.

## Bewusste Elternschaft

Früher schloss ich meine Vorträge mit dem Hinweis, dass wir für alles in unserem Leben persönlich verantwortlich sind. Mit einer solchen Schlussbemerkung habe ich mich nicht besonders beliebt gemacht, für manche Menschen war das einfach zu viel. Nach einem meiner Vorträge war eine ältere Frau darüber so aufgebracht, dass sie mit ihrem Mann hinter die Bühne kam und mir tränenreich widersprach. Sie wollte nicht für die Tragödien verantwortlich sein, die sich in ihrem Leben abgespielt hatten. Diese Frau überzeugte mich, so dass ich mich entschloss, mein Fazit am Ende des Vortrags zu ändern. Ich wollte ja schließlich niemandem Schuldgefühle einreden, zumal wir uns in unserer Gesellschaft sowieso schon ständig in Schuldgefühlen wälzen oder Unschuldige zum Sündenbock für einen Missstand machen. Aber es war andererseits auch nicht zu leugnen, dass wir durch die Erkenntnisse, die wir im Laufe des Lebens sammeln, lernen, unser Schicksal selbst in die Hand zu nehmen. Nachdem wir eine Weile diskutiert hatten, kam ich mit der Zuhörerin zu folgender Einigung: Wir sind für alles in unserem Leben verantwortlich, *sobald wir erkannt haben*, dass wir für alles verantwortlich sind. Niemand ist »schuld« für das, was er bei seinen Kindern hätte besser machen können, wenn er es nicht vorher wusste. Sobald Sie sich dieser Informationen aber bewusst sind, gilt es, sie anzuwenden und Ihr Verhalten umzuprogrammieren.

Und wenn wir schon mal bei den Mythen über Elternschaft sind: Es ist absolut unwahr, dass Sie für alle Ihre Kindern die gleichen Eltern sind. Ihr zweites Kind ist kein Klon des ersten. In Ihrer Welt geschehen heute andere Dinge als damals, als Ihr erstes Kind geboren wurde. Wie bereits erwähnt, glaubte ich einst selbst, ich sei meinen beiden Kindern der gleiche Vater gewesen. Doch als ich mein Verhalten genauer betrachtete, stellte ich fest, dass das nicht stimmte. Als mein erstes Kind geboren wurde, begann ich gerade meine Universitätslaufbahn, was für mich eine schwierige Zeit mit sehr viel Arbeit und großer materieller Unsicherheit bedeutete. Als meine zweite Tochter auf die Welt kam, hatte ich schon mehr Selbstbewusstsein gewonnen, ich fühlte mich sicherer als Wissenschaftler und war bereit für meine akademische Karriere. Also hatte ich mehr Zeit und psychische Energie, um meiner zweiten Tochter ein guter Vater zu sein und mich zugleich intensiver um meine erste Tochter zu kümmern, die damals im Krabbelalter war.

Ein weiterer Mythos, den ich gerne ansprechen möchte, ist die Idee, dass Kleinkinder viel Anregung in Form von Lernspielzeug brauchen, das angeblich ihre Intelligenz steigern soll. Das inspirierende Buch von Michael Mendizza und Joseph Chilton Pearce *Neue Kinder, neue Eltern* macht deutlich, dass Spielen, nicht Programmierung der Schlüssel zu besserer Lern- und Leistungsfähigkeit bei Kindern ist [Mendizza und Pearce 2001]. Kinder brauchen Eltern, die ganz bewusst die Neugier, die Kreativität und das Staunen fördern, mit dem Kinder ihrer Welt begegnen.

Was Menschenjunge in ihrer Entwicklung offensichtlich brauchen, ist »Nahrung« in Form von Liebe und der Möglichkeit, erwachsene Menschen dabei zu beobachten, wie sie ihrem täglichen Leben nachgehen. Kinder aus Waisenhäusern, die nur physisch ernährt und nie angelächelt oder umarmt werden, zeigen schwerwiegende Entwicklungsstörungen. Eine Studie aus rumänischen Waisenhäusern von Mary Carlson, einer Neurobiologin der Harvard Medical School, beobachtete, dass der Mangel an Berührung und Aufmerksamkeit in rumänischen Waisenhäusern und sehr schlecht ausgestatteten Kindertagesstätten das Wachstum der Kinder behindert und ihr Verhalten negativ beeinflusst. Carlson begleitete sechzig Kinder von wenigen Monaten bis zum Alter von drei Jahren und maß ihren Cortisolspiegel in Speichelproben. Je stärker ein Kind unter Stress stand, was durch einen erhöhten Cortisolspiegel ablesbar war, desto schlechter waren seine Entwicklungschancen [Holden 1996].

Carlson und andere haben auch Affen und Ratten untersucht und deutliche Zusammenhänge zwischen der Berührungshäufigkeit, der Ausschüttung von Cortisol und der sozialen Entwicklung festgestellt. Studien von James W. Prescott, dem früheren Direktor der Abteilung für Gesundheit und Entwicklung von Kindern der amerikanischen Bundesgesundheitsbehörde, hat beobachtet, dass neugeborene Affen, die weder Körperkontakt mit ihrer Mutter noch sozialen Kontakt mit anderen haben, abnorme Stressprofile entwickeln und zu gewalttätigen Soziopathen werden [Prescott 1996 und 1990].

Nach diesen Ergebnissen führte er eine Studie durch, wie Menschen ihre Kinder aufziehen. Er stellte fest, dass eine Kultur friedlich ist, in der Kinder geliebt werden, viel Körperkontakt haben und ihre Sexualität nicht unterdrückt wird. Friedliche Kulturen haben Eltern, die ihre kleinen Kinder den ganzen Tag in ihrer Nähe haben oder an ihrem Körper tragen. In Gesellschaften, die ihren Kindern diesen Kontakt verweigern, gibt es dagegen deutlich mehr Gewalt. Ein weiterer Unterschied besteht darin, dass in den Bevölkerungen, in denen Kinder wenig Berührung erfahren, viele Menschen unter somatosensorischen Gemütsstörungen leiden. Diese Störungen sind beispielsweise durch die Unfähigkeit gekennzeichnet, aufwallende Stresshormonschübe zu unterdrücken, ein Vorläufer von Gewalttätigkeit.

Diese Erkenntnisse geben Aufschluss über die Gewalt, die in den USA vorherrscht. Unsere medizinischen und psychologischen Institutionen neigen dazu, von Körperkontakt mit Kindern eher abzuraten, statt ihn zu fördern. Das beginnt bereits mit dem unnatürlichen Einschreiten der Ärzte in den natürlichen Prozess der Geburt, mit der Trennung der Neugeborenen von ihren Eltern in abgelegene Säuglingszimmer und mit dem Rat an die Eltern, ihr Kind nicht zu verwöhnen, indem sie auf jedes Schreien eingehen. Solche Praktiken, die angeblich wissenschaftlich begründet sind, tragen zweifellos zu der Gewalt in unserer Gesellschaft bei. Auf der Website www.violence.de finden Sie mehr Informationen über den Zusammenhang zwischen Berührung und Gewalt.

Doch was ist mit den rumänischen Kindern, die trotz der Vernachlässigung unbeschadet bleiben und die ein Forscher die »unverwüstlichen Wunderkinder« nannte? Warum gelingt es manchen Kindern, sich trotz schwieriger Umstände gut zu entwickeln? Haben sie »bessere« Gene? Mittlerweile wissen Sie sicher, dass ich das nicht glaube. Es erscheint mir wahrscheinlicher, dass die biologischen Eltern dieser »Wunderkinder« ihnen doch in entscheidenden Entwicklungsphasen ein nährendes Umfeld geboten haben.

Für Adoptiveltern bedeutet das, dass sie nicht so tun können, als hätte das Leben ihres Kindes erst begonnen, als es zu ihnen kam. Das Kind wurde vielleicht bereits von seinen biologischen Eltern mit der Überzeugung programmiert, dass es nicht liebenswert oder gar unerwünscht ist. Wenn das Kind Glück hat, erhält es vielleicht an entscheidenden Punkten seiner Entwicklung positive, lebensfördernde Botschaften von seinen Betreuern. Wenn Adoptiveltern jedoch nicht berücksichtigen, dass es bereits eine Programmierung vor und während der Geburt gab, können sie mit Problemen nach der Adoption nicht entsprechend gut umgehen. Das Kind kommt eben nicht wie ein unbeschriebenes Blatt Papier zu ihnen, nicht einmal ein Neugeborenes. Es ist besser, man berücksichtigt die Programmierung und arbeitet, wenn nötig, daran, sie zu ändern.

Sowohl für Adoptiv- als auch für biologische Eltern ist die Botschaft klar: Die Gene der Kinder weisen nur auf ihr Potenzial hin, nicht auf ihr Schicksal. Es liegt an den Eltern, ihnen die Umgebung zu geben, in der sie ihr Potenzial entfalten können.

Bitte beachten Sie, ich habe nicht gesagt, dass Eltern viele Bücher über Elternschaft lesen müssen. Ich bin vielen Menschen begegnet, die sich intellektuell zu den Ideen hingezogen fühlen, die ich in diesem Buch präsentiere. Aber intellektuelles Interesse allein genügt nicht. Das weiß ich von mir selbst. Vom Verstand her war mir all das, was in diesem Buch steht, durchaus bewusst, doch erst als ich mich um Veränderungen bemühte, gewann es Einfluss auf mein Leben. Wenn Sie einfach nur dieses Buch lesen und meinen, dass sich dadurch Ihr Leben und das Leben Ihrer Kinder ändern wird, dann ist das genauso, als schluckten Sie die neueste pharmazeutische Wunderpille in der Erwartung, dass dann alles gut wird. Nichts wird gut, solange man sich nicht um praktische Veränderung bemüht.

Ich möchte Sie herausfordern: Lassen Sie alle unbegründeten Ängste los und achten Sie darauf, Ihren Kindern keine unnötigen Ängste und einschränkenden Überzeugungen einzuimpfen. Vor allem, unterwerfen Sie sich nicht der fatalistischen Botschaft des genetischen Determinismus. Sie können Ihren Kindern helfen, ihr volles Potenzial zu erreichen, und Sie können dadurch gleichzeitig Ihr persönliches Leben verändern. Sie sind nicht auf Gedeih und Verderb Ihren Genen ausgeliefert. Nutzen Sie die Lehren der Zellen über Wachstum und Schutz und gehen Sie mit Ihrem Leben so oft wie möglich in eine Wachstumshaltung. Denken Sie daran, dass für uns Menschen Wachstum nicht unbedingt durch die modernste Schule, das teuerste Spielzeug oder den bestbezahlten Job entsteht. Lange vor der Entwicklung der Zellbiologie und vor wissenschaftlichen Studien über vernachlässigte Waisenkinder und über bewusste Elternschaft, wusste der persische Dichter Rumi, dass das Wachstum kleiner und großer Menschen am besten durch Liebe gefördert wird.

*Ein Leben ohne Liebe zählt nicht*
*Liebe ist das Wasser des Lebens*
*Trinke es von ganzem Herzen und mit ganzer Seele!*

# Epilog
## Geist und Wissenschaft

*Das schönste und ergreifendste unserer Gefühle ist die Empfindung des Mystischen. Diese Empfindung ist die treibende Kraft hinter jeder wahren Wissenschaft.*

ALBERT EINSTEIN

Seit ich im ersten Kapitel meinen verschreckten Studenten gegenüber gesessen habe und meine Reise in die Neue Biologie begann, haben wir einen langen Weg zurückgelegt. Ich bin jedoch nie weit von meinem Thema abgekommen: dass kluge Zellen uns lehren, wie wir besser leben können. Jetzt, am Ende dieses Buches, möchte ich darüber berichten, wie mein Studium der Zellen mich zu einem spirituellen Menschen gemacht hat. Ich möchte auch erklären, warum ich in Bezug auf das Schicksal dieses Planeten optimistisch bin, auch wenn einem das angesichts der täglichen Nachrichten manchmal nicht leicht fällt.

Ich habe meine Ausführungen über Geist und Wissenschaft absichtlich getrennt von den übrigen Kapiteln in den Epilog gelegt. Ein Epilog ist in der Regel ein kurzer Abschnitt am Ende eines Werkes, in dem das weitere Schicksal der Hauptfigur erläutert wird – die in diesem Fall ich selbst bin. Als mir die Erkenntnis, die zu diesem Buch führte, vor zwanzig Jahren zum ersten Mal durch den Kopf schoss, wurde mir etwas klar, was mein Leben von Grund auf veränderte. Im ersten Moment meines großen Aha-Erlebnisses staunte mein Gehirn nur über diese neue Sicht auf die Zellmembran. Ein paar Herzschläge später überwältigte mich eine so tiefe Freude, dass es mir wie ein Stich ins Herz fuhr und mir Tränen in die Augen schossen. Diese Wirkweise der Zellmembran offenbarte mir die Existenz unserer spirituellen Natur und unserer Unsterblichkeit. Aus meiner Sicht waren die Schlussfolgerungen so über jeden Zweifel erhaben, dass ich auf der Stelle zum Gläubigen wurde.

Ich weiß, dass die Schlussfolgerungen, die ich Ihnen hier darstellen möchte, manchen zu spekulativ sein werden. Die in den vorherigen Kapiteln dargestellten Erkenntnisse beruhen auf einem fünfundzwanzigjährigen Studium geklonter Zellen. Sie wurzeln in den erstaunlichen neuen Entdeckungen, die uns ein neues Verständnis der Geheimnisse des Lebens vermitteln. Die Schlussfolgerungen, die ich in diesem Epilog darstellen möchte, beruhen ebenfalls auf meiner wissenschaftlichen Arbeit. Sie haben nichts mit religiöser Erweckung oder dergleichen zu tun. Ich weiß, dass sich so mancher konventionelle Wissenschaftler damit nicht befassen will, weil es hier um Spiritualität geht, aber aus zwei Gründen möchte ich sie trotzdem hier präsentieren.

Zum einen gibt es in der Philosophie und in der Wissenschaft das so genannte Ökonomieprinzip. Wenn zur Erklärung eines Phänomens mehrere Hypothesen gebildet wurden, dann gilt diesem Prinzip zufolge die einfachste Hypothese, die für die meisten Beobachtungen zutrifft, als die wahrscheinlichste. Die neue Wissenschaft der magischen Membran bietet im Zusammenhang mit den Prinzipien der Quantenphysik die einfachste Erklärung, die sich nicht nur im Bereich der Schulmedizin, sondern auch im Bereich der alternativen und spirituellen Heilweisen bestätigt. Und nach vielen Jahren, in denen ich diese Wissenschaft auch auf mein persönliches Leben angewandt habe, kann ich bezeugen, dass sie auch Leben verändern kann.

Ich gebe zu, dass meine euphorischen Momente der Erkenntnis zwar durch einen wissenschaftlichen Ansatz eingeleitet wurden, dass die Erfahrung selbst jedoch den spontanen Offenbarungen ähnelte, die von manchen Mystikern beschrieben werden. Erinnern Sie sich an die Geschichte von Saul, der von einem Blitz getroffen vom Pferd geworfen wurde? In meinem Fall fuhr zwar kein Blitz aus dem karibischen Himmel herab, doch ich lief mit irrem Blick in die medizinische Bibliothek, weil meine neue Sicht auf die Funktionen der Zellmembran, die mir in den frühen Morgenstunden zuteil geworden war, mich davon überzeugt hatte, dass wir unsterbliche, spirituelle Wesen sind, die unabhängig von den Körpern existieren. Ich hatte eine nicht zu leugnende innere Stimme gehört, die mir vermittelte, dass ich mein Leben nicht nur unter der falschen Prämisse lebte, dass die Gene unsere Biologie steuern, sondern auch unter der falschen Prämisse, dass es mit uns vorbei ist, wenn unser Körper stirbt. Jahrelang hatte ich die molekularen Kontrollmechanismen unseres Körpers studiert, doch in diesem Augenblick erkannte ich, dass die »Protein-Schalter«, die das Leben steuern, im Wesentlichen durch Signale aus der Umgebung – dem Universum – an- und ausgeschaltet werden.

Es überrascht Sie vielleicht, dass mich die Wissenschaft zu solch einer spirituellen Erkenntnis geführt hat. In wissenschaftlichen Kreisen ist alles Spirituelle ebenso gern gehört wie das Wort »Evolution« bei den religiösen Fundamentalisten. Wie Sie wissen, betrachten tief religiöse Menschen und rationale Wissenschaftler das Leben auf höchst unterschiedliche Weise. Wenn im Leben etwas schief geht, dann wenden sich religiöse Menschen an Gott oder eine andere unsichtbare Macht. Der Wissenschaftler wendet sich hingegen an seinen Arzt oder Apotheker.

Es ist durchaus stimmig, dass mich die Wissenschaft zu dieser Erkenntnis gebracht hat, denn die neuesten Entdeckungen der Physik und der Zellforschung schmieden neue Verbindungen zwischen der Welt des Geistes und der Welt der Wissenschaft. Zu Descartes' Zeiten wurden diese Welten getrennt – ich glaube jedoch, dass wir erst durch die Verbindung von Geist und Wissenschaft die Mittel finden werden, eine bessere Welt zu erschaffen.

## Der Zeitpunkt der Entscheidung

Die jüngste Wissenschaft verweist auf eine Sicht der Dinge, die der Haltung früher Zivilisationen ähnelt, nämlich dass jedes materielle Objekt der Natur einen geistigen Aspekt hat. Es gibt immer noch kleine Gruppen von Urvölkern, die das Universum als EIN unzertrennliches Ganzes betrachten. Diese Kulturen unterscheiden nicht wie wir zwischen einem Stein, der Luft und einem Menschen – alles ist von dem gleichen, unsichtbaren Geist (= Energie) durchdrungen.

Klingt das nicht bekannt? Dies ist die Welt der Quantenphysik, in der Materie und Energie untrennbar miteinander verwoben sind. Und es ist die Welt von Gaia, die ich im ersten Kapitel erwähnt habe – eine Welt, in welcher der ganze Planet als ein einziger, lebendiger, atmender Organismus betrachtet wird, der vor menschlicher Gier, Unachtsamkeit und Fehlplanung geschützt werden muss.

Noch nie zuvor haben wir eine solche Weltsicht so dringend benötigt. Als sich die Wissenschaft vom Geistigen abwandte, veränderte sich ihre Aufgabe von Grund auf. Anstatt weiter zu versuchen, die »natürliche Ordnung« der Dinge zu ergründen, damit die Menschen in größerer Harmonie mit dieser Ordnung leben können, hat sich die moderne Wissenschaft die Kontrolle und Beherrschung der Natur auf die Fahne geschrieben. Die aus dieser Haltung hervorgegangene Technologie hat die Menschheit kurz vor die Selbstzerstörung gebracht. Die Evolution unserer Biosphäre wurde durch fünf »Massenvernichtungen« unterbrochen. Einer davon fielen die Dinosaurier zum Opfer. Jede dieser Vernichtungswellen tötete fast das gesamte Leben auf dem Planeten. Manche Forscher glauben, wie ich im ersten Kapitel bereits erwähnt habe, dass wir bereits tief in der sechsten Massenvernichtung stecken. Doch im Gegensatz zu den anderen, die durch galaktische Kräfte wie Kometen ausgelöst wurden, steckt hinter dieser Vernichtung eine uns sehr viel näher stehende Kraft – der Mensch. Wenn Sie das nächste Mal einen farbenprächtigen Sonnenuntergang sehen, denken Sie daran, dass ein großer Teil dieses Farbenspiels durch die Luftverschmutzung zustande kommt. Wenn das Ökosystem dieser Erde ganz zusammenbricht, wird es ein noch großartigeres Spektakel geben.

Unterdessen leben wir ohne moralischen Kontext weiter. Die moderne Welt strebt nicht mehr danach, Gott näher zu kommen, sondern nach materiellem Wohlstand. Wer die meisten Spielzeuge hat, gewinnt. Mein Lieblingsbild für die Situation, in die uns die Wissenschaftler und Technologen gebracht haben, stammt aus dem Disneyfilm *Fantasia* (nach dem Gedicht »Zauberlehrling« von Goethe). Micky Maus ist hier ein unglücklicher Zauberlehrling, der in der Abwesenheit seines Meisters verschiedene Aufgaben erledigen soll, unter anderem ein großes Becken mit Wasser füllen. Micky versucht, sich die Arbeit zu erleichtern, indem er die Magie seines Meisters nachahmt und einen Besen in einen wassertragenden Diener verzaubert.

Als Micky einschläft, schleppt der Besen weiter seine Eimer, bis alles überflutet ist. Micky erwacht und versucht, den Besen zu stoppen, weiß aber so wenig über Zaubersprüche, dass er nicht nur versagt, sondern die Situation sogar noch verschlimmert. Erst als der Meister zurückkehrt und den Besen zur Ruhe bringt, kann das Gleichgewicht wieder hergestellt werden. Der Film wird mit den Worten angekündigt: »Dies ist die Legende von einem Zauberer, der einen Lehrling hatte. Der Lehrling ist ein heller Bursche, der eifrig lernt. Allerdings ist er ein wenig zu eifrig, denn er wendet heimlich die Tricks seines Meisters an, bevor er sie wirklich beherrscht.« Auf ähnliche Weise spielen die heutigen superschlauen Wissenschaftler mit unseren Genen und unserer Umwelt, ohne zu verstehen, wie eng alles auf diesem Planeten zusammenhängt – und das wird vielleicht genauso schief gehen wie beim Zauberlehrling.

Wie sind wir in dieses Dilemma hineingeraten? Es gab einen Zeitpunkt, da mussten sich die Wissenschaftler vom Geistigen lossagen, oder genauer gesagt: von der Korruption des Geistigen durch die Kirche. Diese mächtige Institution unterdrückte alle wissenschaftlichen Erkenntnisse, die den kirchlichen Dogmen widersprachen. Im Jahr 1543 begründete der geniale Astronom und gerissene Politiker Nikolaus Kopernikus die Spaltung zwischen Glaube bzw. Religion und Wissenschaft mit der Veröffentlichung seines Werkes *De Revolutionibus Orbium Coelestium* (Über die Kreisbewegungen der Himmelskörper). Darin erklärt er kühn, dass die Sonne und nicht die Erde der Mittelpunkt der himmlischen Sphären sei. Heutzutage finden wir das selbstverständlich, doch zu seiner Zeit galt das als Gotteslästerung, weil es der »unfehlbaren« Lehre der Kirche widersprach. Kopernikus glaubte, dass die Inquisition sowohl ihn als auch sein Werk vernichten würde, daher wartete er mit der Veröffentlichung, bis er auf dem Sterbebett lag. Seine Sorge war völlig berechtigt. Siebenundfünfzig Jahre später wurde der Dominikanermönch Giordano Bruno dafür auf dem Scheiterhaufen verbrannt, dass er die kopernikanische Kosmologie vertrat. Kopernikus selbst hatte die Kirche jedoch überlistet

– einen Toten kann man nicht mehr zum Widerruf zwingen. Sie konnten dem Boten nichts mehr anhaben, also mussten sie irgendwann die Botschaft akzeptieren.

Ein Jahrhundert später bestand der Mathematiker und Philosoph René Descartes darauf, alle bis dahin anerkannten Wahrheiten wissenschaftlich zu überprüfen. Die unsichtbaren Kräfte der geistigen Welt entzogen sich natürlich solch einer Überprüfung. In dem postreformatorischen Zeitalter wurden die Wissenschaftler dazu angehalten, sich mit Phänomenen der Natur zu befassen und alle spirituellen Bereiche der Religion und Metaphysik zu überlassen. Von da an galt alles Spirituelle und Religiöse als »unwissenschaftlich«, weil man es nicht analytisch erfassen konnte. Die rationalen Wissenschaftler bestimmten von nun an, was im Leben und im Universum wirklich wichtig ist.

Einen weiteren großen Impuls erhielt die Spaltung zwischen Geist und Wissenschaft im Jahre 1859 durch Darwins Evolutionstheorie. Sie verbreitete sich in Windeseile um den ganzen Globus und fand überall bereitwillige Aufnahme, weil sich ihre Prinzipien mit den Erfahrungen der Menschen in der Tier- und Pflanzenzucht deckten. Der Darwinismus sah den Ursprung der Menschheit in der Zufälligkeit der Vererbung. Man brauchte also keine göttliche Intervention mehr, um das Leben zu erklären. Die modernen Wissenschaftler staunten genauso über das Universum wie ihre Vorgänger, aber vor dem Hintergrund von Darwins Theorie erübrigte sich die Idee von Gott als dem großen »Designer« der komplexen Ordnung der Natur. Der berühmte Darwinist Ernst Mayr schrieb: »Wenn wir danach fragen, wie diese Vollkommenheit entstanden ist, scheint es nichts als Willkür, Zufall und Wahllosigkeit zu geben.« [Mayr 1976]

Während Darwins Theorie davon ausgeht, dass die Natur rein vom Kampf ums Überleben geprägt ist, lässt sie doch offen, welche Mittel dafür eingesetzt werden. Es scheint dabei jedoch alles erlaubt zu sein, denn es geht um das Überleben um jeden Preis. Der Neo-Darwinist Mayr nimmt an, dass wir noch immer nach dem Gesetz des Dschungels leben und nicht nach irgendwelchen moralischen Maßstäben. Der Neo-Darwinismus geht einfach davon aus, dass jene, die mehr haben, dies offensichtlich auch verdienen. Im Westen haben wir die

Unausweichlichkeit einer Zivilisation des Habens und Nichthabens akzeptiert. Wir wollen nicht wahrhaben, dass alles seinen Preis hat. Leider gehören zu diesem Preis neben einem ökologisch bedrohten Planeten auch die Opfer von Hunger, Obdachlosigkeit und Kinderarbeit, wobei letztere uns mit preiswerten Designer-Jeans versorgen. Sie alle sind die Verlierer in diesem Kampf.

## Wir sind als Ebenbild des Universums erschaffen

An jenem frühen Morgen in der Karibik wurde mir klar, dass selbst die »Gewinner« unserer darwinschen Welt Verlierer sind, weil wir eins sind mit dem größeren Universum, mit Gott. Das Verhalten der Zelle entsteht dadurch, dass ihr Gehirn, die Membran, auf Umweltsignale reagiert. Tatsächlich ist jedes funktionale Protein unseres Körpers ein komplementäres »Abbild« eines Umweltsignals. Wenn ein Protein kein komplementäres Signal hätte, mit dem es sich verbinden kann, könnte es nicht funktionieren. Das bedeutet, wie mir damals klar wurde, dass jedes Protein in unserem Körper ein physikalisch-elektromagnetisches Gegenstück zu etwas in unserem Umfeld ist. Weil wir aus Proteinen bestehende Maschinen sind, sind wir also ein Abbild unseres »Umfelds«. Und dieses Umfeld ist das Universum – manche nennen es auch Gott.

Zurück zu den Gewinnern und Verlierern. Die Menschen entwickelten sich also komplementär zu ihrer Umgebung. Wenn wir diese Umgebung jedoch zu sehr verändern, werden wir nicht mehr komplementär dazu sein – wir werden nicht mehr »passen«. Im Augenblick verändern die Menschen diesen Planeten so drastisch, dass wir unser eigenes Überleben ebenso gefährden wie das aller anderen, immer schneller aussterbenden Organismen. Diese Bedrohung betrifft Porschefahrer und Fastfood-Mogule mit einem Haufen Geld – also die »Gewinner« – genauso wie arme Wanderarbeiter und andere »Verlierer« dieses Überlebenskampfes. Es gibt zwei mögliche Auswege aus diesem Dilemma: aussterben oder mutieren. Darüber sollte man ernsthaft nachdenken. Das Bedürfnis, möglichst viele BigMäcs zu verkaufen, zerstört den Regenwald, immer mehr benzinsaufende Fahrzeuge verpesten die Luft, und die Ölindustrie verwüstet die Erde und vergiftet das Wasser. Die Natur hat uns als Ebenbild einer natürlichen Umwelt erschaffen, nicht der Umwelt, die wir zur Zeit erzeugen.

Von den Zellen habe ich gelernt, dass wir ein Teil des Ganzen sind und dass wir dazu neigen, das in unserer Not zu vergessen. Aber ich weiß auch, dass jeder von uns eine einzigartige, biologische Identität besitzt. Warum eigentlich? Was macht die Zellgemeinschaft eines jeden Menschen so einzigartig?

Auf der Oberfläche unserer Zellen gibt es eine Gruppe von Identitätsrezeptoren, die ein Individuum vom anderen unterscheiden. Eine gut untersuchte Untergruppe dieser Identitätsrezeptoren sind die HLA-Antigene (Human Leucocyte Antigene), die zum Immunsystem gehören. Ohne Ihre Identitätsrezeptoren wären Ihre Zellen nicht mehr als Ihre eigenen zu erkennen. Sie wären einfach allgemein menschliche Zellen. Doch mit diesen Identitätsrezeptoren sind sie eindeutig als Ihre persönlichen Zellen zu identifizieren.

Bei Organspenden ist es sehr wichtig, dass die Identitätsrezeptoren des Spenders zu denen des Empfängers passen. Je besser sie übereinstimmen, desto geringer die Abstoßungsreaktion des Immunsystems. Angenommen, es gäbe auf der Oberfläche der Zelle 100 verschiedene Identitätsrezeptoren, die Sie als Individuum kennzeichnen. Wenn ich Ihnen jetzt ein Organ spenden wollte, dann würden meine 100 Identitätsrezeptoren mit den Ihrigen verglichen. Wenn man dabei nur eine Übereinstimmung bei 10 Rezeptoren fände, wäre ich kein guter Spender für Sie. Die geringe Überschneidung wäre ein Hinweis darauf, dass wir sehr unterschiedliche Identitäten aufweisen. Der große Unterschied würde Ihr Immunsystem mobilisieren, die fremden Zellen des transplantierten Organs abzustoßen. Ihre Heilungschancen wären größer, wenn Sie einen Spender finden würden, dessen Identitätsrezeptoren den Ihrigen ähnlicher sind.

Sie würden jedoch niemals einen hundertprozentig übereinstimmenden Spender finden. Bislang haben die Wissenschaftler noch keine zwei Individuen gefunden, die biologisch vollkommen übereinstimmen. Theoretisch ist es möglich, universelles Spendergewebe zu erzeugen, indem man die Identitätsrezeptoren entfernt. Diese Zellen würden dann nicht abgestoßen. Allerdings wurde das bisher noch nicht versucht.

Die Wissenschaftler konzentrieren sich ganz auf diese mit dem Immunsystem zusammenhängenden Rezeptoren, doch letztlich sind es nicht die Proteinrezeptoren, die einem Individuum seine Identität verleihen, sondern das, was sie aktiviert. Jede individuelle Gruppe von Identitätsrezeptoren auf der Membranoberfläche empfängt wie eine Antenne ihre komplementären Signale aus ihrer Umgebung. Die Identitätsrezeptoren empfangen Signale der »Identität«, die nicht aus dem Inneren der Zelle heraus bestimmt wird, sondern von der äußeren Umgebung.

Stellen Sie sich den menschlichen Körper wie ein Fernsehgerät vor. Sie sind in dieser Analogie das Bild auf dem Bildschirm. Aber das Bild ist nicht in dem Fernsehgerät entstanden. Ihre Identität wird per Funk an die Antenne des Gerätes gesendet. Eines Tages stellen Sie den Fernseher an und die Bildröhre geht kaputt. Ihre erste Reaktion ist: »Oh Sch..., jetzt ist der Fernseher kaputt!« Aber ist das Bild auch kaputt? Wenn Sie sich einen anderen Fernseher besorgen und ihn auf den Sender einstellen, den Sie zuvor empfangen haben, merken Sie, dass das Bild immer noch gesendet wird, obwohl Ihr vorheriges Fernsehgerät »gestorben« ist. Der »Tod« des Fernsehers als Empfänger kann dem aus der Umwelt gesendeten Bild nichts anhaben.

In unserer Analogie entspricht der Fernseher der Zelle. Die empfangende Antenne entspricht unserer Gruppe von Identitätsrezeptoren und die Sendung entspricht einem Umweltsignal. Durch unsere Fixierung auf die materielle Welt Newtons glauben wir zunächst, dass die Proteinrezeptoren der Zelle das »Selbst« sind. Das wäre so, als glaubten Sie, dass Ihre Fernsehbilder aus der Antenne kommen. Die Rezeptoren der Zelle sind nicht die Quelle Ihrer Identität, sondern das »Gerät«, in welches das »Selbst« aus der Umwelt heruntergeladen wird.

Als ich diese Beziehung ganz begriffen hatte, erkannte ich, dass meine Identität, mein »Selbst«, in der Umwelt existiert, ganz gleich ob mein Körper hier ist oder nicht. Das ist genauso wie bei der Analogie mit dem Fernseher: Wenn mein Körper stirbt und in der Zukunft ein neues Individuum mit genau der gleichen Gruppe von Identitäts-Rezeptoren geboren wird, »lädt« mich dieses Individuum in sein System und »ich« werde wieder in der Welt präsent sein. Auch wenn mein physischer Körper stirbt, ist die »Sendung« immer noch aktiv. Meine Identität ist eine komplexe Signatur innerhalb der riesigen Menge an Informationen, die alle gemeinsam die Umwelt ausmachen.

Meine Überzeugung, dass die »Sendung« eines Individuums auch nach seinem Tod immer noch präsent ist, wird durch die Berichte von Transplantationspatienten unterstützt, die davon berichten, dass sie mit ihren neuen Organen auch neue Verhaltensweisen und Körperempfindungen erhalten haben. Die konservative, gesundheitsbewusste Claire Sylvia aus Neu-England staunte sehr, als sie nach einer Herz- und Lungentransplantation eine Vorliebe für Bier, Brathähnchen und Motorräder entwickelte. Sie sprach mit der Familie des Spenders und erfuhr, dass sie das Herz eines achtzehnjährigen Motorradfans erhalten hatte, der sich am liebsten von Bier und Brathähnchen ernährte. In ihrem Buch *A Change of Heart* beschreibt Sylvia ihre transformierenden persönlichen Erfahrungen und die Erfahrungen anderer Transplantationspatienten aus ihrer therapeutischen Begleitgruppe [Sylvia und Novak 1997]. In seinem Buch *The Heart's Code: The True Stories of Organ Transplant Patients* präsentiert Paul P. Pearsall eine Reihe ähnlicher Geschichten [Pearsall 1998]. Die Detailliertheit der Erinnerungen, die mit diesen Transplantationen einhergingen, ist mehr als nur Zufall. Ein Mädchen hatte nach einer Herztransplantation heftige Albträume, in denen es um Mord ging. Ihre Träume waren so aussagekräftig, dass sie dazu beitrugen, den Mörder ihres Spenders zu überführen.

Eine Theorie, wie diese neuen Verhaltensweisen übertragen werden, ist das »Zellgedächtnis«, das heißt die Annahme, dass mit den Zellen irgendeine Art von Gedächtnis übertragen wird. Nun wissen Sie, dass ich eine große Hochachtung vor der Intelligenz der Zelle habe, aber für mich ist an dieser Stelle Schluss. Ja, Zellen können sich daran »erinnern«, dass sie eine Muskelzelle oder eine Leberzelle sind, aber ihre Intelligenz ist begrenzt. Ich glaube nicht, dass es in der Zelle Wahrnehmungsmechanismen gibt, die sich an eine Vorliebe für Brathähnchen erinnern können!

Ein psychologisches und verhaltensorientiertes Erinnerungsvermögen scheint jedoch möglich, wenn wir bedenken, dass in dem transplantierten Organ immer noch die Identitäts-Rezeptoren des

Spenders vorhanden sind, die offensichtlich weiter ihr ursprüngliches Programm empfangen. Obwohl der Körper des Spenders längst tot ist, läuft die Sendung noch. Sie sind unsterblich – wie wir es nach meiner Erkenntnis über die Mechanik der Zellmembran alle sind.

Zellen- und Organtransplantationen bieten nicht nur ein Modell für unsere Unsterblichkeit, sondern auch für die Reinkarnation. Denken Sie nur an die Möglichkeit, dass ein zukünftiger Embryo über genau die gleichen Identitäts-Rezeptoren verfügt wie ich jetzt. Dieser Embryo wird »mich« empfangen. Meine Identität ist dann wieder da, allerdings in einem anderen Körper. Wenn man sich klarmacht, dass dieser neue Körper weiß, schwarz, braun, gelb, weiblich oder männlich sein kann, wird aller Rassismus und Sexismus nicht nur lächerlich, sondern auch unmoralisch. Wenn die Umwelt das Alles, was ist (= Gott) umfasst und unsere Identitäts-Rezeptoren immer nur einen kleinen Ausschnitt aus diesem riesigen Spektrum »downloaden«, dann wird klar, dass wir ein kleiner Teil des Großen Ganzen sind – ein kleiner Teil Gottes.

## Unsere Mission als »Erd-Sonden«

Unsere Fernsehgerät-Analogie ist zwar nützlich, aber nicht ganz umfassend, weil ein Fernseher nur ein Abspielgerät ist. Im Verlauf unseres Lebens verändern wir jedoch unsere Umwelt, schon allein durch unser Dasein. Eine vollständigere Analogie würde vielleicht darin bestehen, uns mit den beiden Mars-Rovern der NASA, »Spirit« und »Opportunity« zu vergleichen: Wir Menschen können zwar bisher nicht selber zum Mars fliegen, aber wir möchten gerne wissen, wie es dort ist. Also schicken wir maschinelle Forscher hoch. Obgleich diese Mars-Rover einem Menschen nicht ähnlich sehen, haben sie vergleichbare Funktionen und Fertigkeiten: Mit ihren Kameras »sehen« sie den Planeten, mit Schwingungsdetektoren »hören« sie, mit chemischen Sensoren »schmecken« sie und so weiter. Durch all diese Geräte können diese Landeroboter den Mars ein wenig so wie ein Mensch erfahren.

Doch schauen wir uns diese Roboter ein bisschen genauer an. Sie haben Antennen (Rezeptoren), die dazu dienen, Sendesignale von

Menschen auf der Erde zu empfangen. Die NASA-Bodenstation sendet Informationen, die dem Roboter sagen, was er tun soll. Doch auch der Roboter schickt Signale über seine Erfahrungen auf dem Mars zurück zur Erde. Das Lernen findet also auf beiden Seiten statt. Die NASA-Ingenieure interpretieren die Informationen des Roboters und können dann unter anderem dem Roboter wieder neue Anweisungen geben, wie er sich besser auf dem Mars zurechtfinden kann.

Sie und ich, wir sind wie »Erd-Sonden«, die von einem Ingenieur aus der uns umgebenden geistigen Welt Informationen empfangen. Während unseres Lebens auf Erden senden wir unsere Erfahrungen zurück an den Sender, unseren höheren Geist. Die Art, wie Sie Ihr Leben führen, beeinflusst also die Art Ihres »Selbst«. Diese Interaktion ähnelt dem Gesetz des Karma. Wenn wir das begreifen, müssen wir uns um unser Leben hier auf diesem Planeten kümmern, denn Bedeutung und Wirkung unseres Lebens überdauern unseren Körper. Was wir im Verlauf unseres Lebens tun, kann später auf uns zurückfallen, oder auf eine zukünftige körperliche Version unseres Selbst.

Diese Erkenntnisse aus der Zellbiologie bestätigen die Weisheit der spirituellen Lehrer aller Zeiten. Jeder von uns verkörpert das Geistige in einer materiellen Form. Ein anschauliches Bild für diese spirituelle Weisheit ist Licht, das sich in einem Prisma bricht. Wenn ein weißer Lichtstrahl durch ein Prisma fällt, fraktioniert die Kristallstruktur des Prismas das Licht in alle Farben des Regenbogens. Jede Farbe ist zwar eine Komponente des weißen Lichts, wird aber durch ihre eigene Frequenz getrennt sichtbar. Wenn Sie diesen Prozess umkehren, indem Sie ein Regenbogenspektrum in den Kristall schicken, bilden die einzelnen Frequenzen wieder einen gemeinsamen weißen Lichtstrahl. Stellen Sie sich jetzt die Identität jedes einzelnen Menschen als eine Farbe des Regenbogenspektrums vor. Wenn wir dabei einfach eine Farbe weglassen würden, weil wir sie »nicht mögen«, dann wird auf der anderen Seite des Prismas kein weißer Lichtstrahl entstehen, denn weißes Licht besteht per definitionem aus allen Frequenzen.

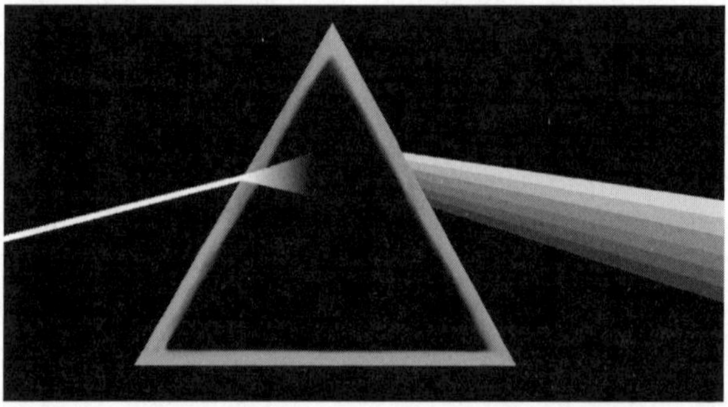

Viele spirituelle Menschen erwarten, dass das weiße Licht zum Planeten zurückkehrt. Sie meinen, es werde in Form eines einzigartigen Menschen wie Jesus, Buddha oder Mohammed unter uns erscheinen. Aus der Sicht meiner neu gewonnenen Spiritualität erscheint es mir jedoch eher so, dass das weiße Licht erst dann wieder auf unseren Planeten zurückkehren wird, wenn jeder Mensch jeden anderen Menschen als individuellen Bestandteil des Weißen Lichts anerkennt. Solange wir andere Menschen, von denen wir meinen, wir mögen sie nicht, gering schätzen oder außen vor lassen und damit die Frequenz des Spektrums zerstören, werden wir das weiße Licht nicht erfahren. Unsere Aufgabe ist es, jede menschliche Frequenz so zu schützen und zu nähren, dass das weiße Licht vollständig erstrahlen kann.

## Die fraktale Evolution – eine Theorie, mit der wir leben können

Ich habe erklärt, warum ich jetzt ein spiritueller Wissenschaftler bin. Jetzt möchte ich erläutern, warum ich ein Optimist bin. Meiner Ansicht nach ist die Geschichte der Evolution eine Geschichte sich wiederholender Muster. Wir stecken in einer Krise, aber für den Planeten ist es nicht die erste. Die Evolution hat immer wieder Zeiten des Umbruchs durchgemacht, in denen alle existierenden Arten praktisch ausgerottet wurden, darunter bekanntlich auch die Dinosaurier. Genau wie unsere heutige Krise standen diese Umbrüche in direktem

Zusammenhang mit Umweltkatastrophen. Die ständig zunehmende menschliche Bevölkerung tritt mit den anderen Organismen immer stärker in Konkurrenz um Lebensraum. Die gute Nachricht ist, dass ein solcher Druck in der Vergangenheit stets neue Lebensformen hervorgebracht hat und es auch diesmal wieder so sein wird. Wir beenden einen evolutionären Zyklus und bereiten uns auf den nächsten vor. Doch während dieser Zyklus nun zu Ende geht, ängstigen sich die Menschen angesichts zunehmend versagender zivilisatorischer Strukturen. Ich glaube jedoch, dass die »Dinosaurier«, die derzeit unsere Umwelt vergewaltigen, aussterben werden. Überleben werden jene, die erkannt haben, dass unsere »Kavaliersdelikte« den Planeten und uns selbst zerstören werden.

Wie kann ich mir da so sicher sein? Nun, ich habe mich mit fraktaler Geometrie befasst. Geometrie spielt für das Verständnis der Struktur unserer Biosphäre eine wichtige Rolle, denn sie veranschaulicht mathematisch, wie die verschiedenen Teile eines Ganzen miteinander in Beziehung stehen. Bis 1975 gab es nur die euklidische Geometrie, beruhend auf dem dreizehnbändigen antiken griechischen Werk *Die Elemente des Euklid*, das etwa 300 v.Chr. verfasst wurde. Menschen mit gutem räumlichem Vorstellungsvermögen begreifen die euklidische Geometrie leicht, denn sie befasst sich mit Strukturen wie Würfeln, Kugeln und Kegeln, die zeichnerisch dargestellt werden können.

Die euklidische Geometrie lässt sich jedoch nicht auf die Natur anwenden. Sie kann mit ihren Formeln keinen Baum, keine Wolke und keinen Berg erfassen. Die meisten organischen und anorganischen natürlichen Strukturen haben chaotischere, unregelmäßigere Formen. Diese lassen sich nur mit Hilfe der erst vor kurzem entdeckten fraktalen Geometrie beschreiben. Der französische Mathematiker Benoit Mandelbrot entdeckte 1975 das Feld der fraktalen Geometrie und Mathematik. Wie die Quantenphysik zwingt uns auch die fraktale Geometrie, in den unregelmäßigen Mustern einer chaotischen Welt voller gekrümmter Formen und von Objekten mit mehr als drei Dimensionen zu denken.

Die Mathematik der Fraktale ist erstaunlich einfach, weil man nur eine Gleichung braucht, in der es nichts als einfache Multiplikationen und Additionen gibt. Diese Gleichung wird dann unendlich oft wiederholt. Die Mandelbrot-Menge basiert auf einer einfachen Formel: Man nehme eine Zahl, multipliziere sie mit sich selbst und addiere die ursprüngliche Zahl. Das Ergebnis ist dann die Ausgangszahl für die nächste Gleichung und so weiter. Das Problem dabei ist jedoch, dass diese Gleichungen millionenfach wiederholt werden müssen, um das fraktale Muster zu erkennen. Die dafür notwendige Zeit und Arbeit machte es früheren Mathematikern unmöglich, den Wert der fraktalen Geometrie zu erkennen. Doch mit Hilfe von Computern konnte Mandelbrot dieser neuen Mathematik zum Durchbruch verhelfen.

In der Geometrie der Fraktale werden sich wiederholende, einander ähnliche Muster erzeugt, die ineinander eingebettet sind. Eine ungefähre Vorstellung davon vermitteln die ineinander steckenden russischen Holzpuppen: Jede kleinere Struktur ist eine ähnliche, verkleinerte Version der vorherigen Form. Fraktale Geometrien betonen die Beziehung zwischen dem Muster der Gesamtstruktur und den Mustern ihrer Teile. Die Wachstumsmuster eines Zweiges ähneln beispielsweise den Ästen desselben Baums. Das Fließmuster eines Stroms ähnelt den Fließmustern seiner Zuflüsse. In der menschlichen Lunge wiederholt sich das fraktale Verzweigungsmuster der Bronchien in den kleineren Bronchiolen. Auch die arteriellen und venösen Blutgefäße sowie unser Nervensystem sind auf diese Weise in sich wiederholenden Mustern aufgebaut.

Sind diese sich wiederholenden Muster, die wir in der Natur beobachten können, einfach nur Zufälle? Ich glaube es nicht. Um zu begründen, warum die fraktale Geometrie meiner Meinung nach die Struktur des Lebens beschreibt, will ich auf zwei Punkte zurückgreifen. Wie ich in diesem Buch schon mehrfach betont habe, ist zum einen die Evolution eine Entwicklung hin zu einem höheren Bewusstsein. Zum anderen will ich daran erinnern, dass wir im Zusammenhang mit der Zellmembran den Rezeptor-Effektor-Komplex als die fundamentale Grundeinheit von Wahrnehmung oder von Intelligenz kennen gelernt haben. Je mehr Rezeptor-Effektor-Proteine ein Organismus besitzt, desto größer ist seine Wahrnehmung und desto höher ist die evolutionäre Stufe, auf der er steht.

Es gibt jedoch physikalische Grenzen für die Anzahl der Rezeptor-Effektor-Proteine, die in eine Zellmembran gepackt werden können. Eine Zellmembran ist sieben bis acht Nanometer dick, was dem Durchmesser der Phosphorlipidschicht entspricht. Die Rezeptor-Effektor-Proteine sind im Durchschnitt genauso breit wie die Phosphorlipide, in die sie eingebettet sind. Weil der Durchmesser der Membran dadurch sehr eng definiert ist, lassen sich die »Wahrnehmungsproteine« nicht übereinander stapeln. Die einzige Möglichkeit, die Anzahl der »Wahrnehmungsproteine« zu erhöhen, besteht darin, die Oberfläche der Membran zu erweitern.

Kehren wir noch einmal zu unserem Sandwich-Modell zurück. Mehr Oliven bedeuten also bessere Wahrnehmung – je mehr Oliven hineinpassen, umso »klüger« ist das Sandwich. Wer hat dann wohl eine größere Kapazität für Intelligenz – ein Baguettescheibchen oder eine Schnitte Bauernbrot? Natürlich: Je größer die Oberfläche des Brotes ist, desto mehr Oliven passen darauf. In Bezug auf die biologische Wahrnehmungsfähigkeit bedeutet das, je mehr Oberfläche eine Zelle hat, desto mehr Protein-»Oliven« passen hinein. Die Evolution als Prozess der Wahrnehmungserweiterung lässt sich somit physisch als Vergrößerung der Membranoberfläche definieren. Mathematische Untersuchungen haben gezeigt, dass die fraktale Geometrie der beste Weg ist, um in einem dreidimensionalen Raum (Zelle) eine maximale Oberfläche (Membran) zu gewinnen. So wurde aus der Evolution eine fraktale Angelegenheit. Sich wiederholende Muster sind in der Natur eine Notwendigkeit, kein Zufall.

Ich will mich gar nicht so lange bei den mathematischen Details des Modells aufhalten. Die wunderschönen Computerbilder von Fraktalmustern können uns jedenfalls daran erinnern, dass die Natur trotz unserer Angst vor dem scheinbaren Chaos in der Welt einer inneren Ordnung folgt. Es gibt nie etwas wirklich Neues unter der Sonne. Die sich wiederholenden fraktalen Muster der Evolution ermöglichen uns, vorherzusehen, dass die Menschen einen Weg finden werden, ihr Bewusstsein so zu erweitern, dass sie eine weitere Sprosse der evolutionären Leiter erklimmen können. Diese aufregende, geheimnisvolle Welt der fraktalen Geometrie bietet uns ein anschauliches Modell, mit dem wir die Willkür, die Wahllosigkeit und den Zufall, die Mayr der Evolution zuschrieb, überwinden können. Ich halte seine überholte Theorie von der Evolution ohnehin für eine Vorstellung, die der Menschheit nicht dienlich ist und die wir so schnell wie möglich genauso zu den Akten legen sollten wie das vor-kopernikanische Weltbild, dass sich die Sonne um die Erde dreht.

Wenn wir erkennen, dass es in der Natur und in der Evolution sich wiederholende, geordnete Muster gibt, wird das Leben der Zellen, das dieses Buch inspiriert und mein Leben verändert hat, noch interessanter. Seit Milliarden von Jahren verfolgen die lebendigen, zellulären Wesen einen wirkungsvollen Plan, ihr eigenes Überleben und das Überleben anderer Organismen in der Biosphäre zu ermöglichen. Stellen Sie sich vor, wie eine Bevölkerung von Billionen von Individuen glücklich unter einem gemeinsamen Dach zusammenlebt. Solch eine Gemeinschaft gibt es – es ist der gesunde, menschliche Körper. Offensichtlich funktionieren die Zellgemeinschaften besser als die menschlichen Gemeinschaften – es gibt in unserem Körper keine »heimatlosen« Zellen, niemand wird ausgelassen. Es sei denn, unsere Zellgemeinschaft ist im Unfrieden, weshalb sich manche Zellen aus der Kooperation mit der Gemeinschaft zurückziehen. Krebszellen sind in gewissem Sinne heimatlose Zellen, die nicht in eine Funktion für die Zellgemeinschaft eingebunden sind und sich auf Kosten der anderen Zellen und zum Schaden der anderen Zellen entwickeln.

Wenn die Menschen den Lebensstil eines gedeihlichen Zellverbandes nachahmen würden, ginge es in unserer Gesellschaft und auf unserem Planteten friedlicher und lebendiger zu. Solch eine friedvolle Gemeinschaft entstehen zu lassen ist eine echte Herausforderung für die Menschheit, da jedes Individuum die Welt ein wenig anders sieht. Es gibt also sechs Milliarden menschliche Versionen der Wirklichkeit auf diesem Planeten, die alle als Wahrheit angesehen werden. Je stärker die Bevölkerung wächst, desto öfter prallen diese Versionen der Wirklichkeit aufeinander.

In einem früheren Stadium der Evolution erging es den Einzellern ganz ähnlich, wie bereits im ersten Kapitel dargestellt, doch es lohnt sich, diesen Fakt noch einmal zu wiederholen: Nachdem sich die Erde gebildet hatte, entstanden die Einzeller. Innerhalb von dreieinhalb Milliarden Jahren entwickelten sich Tausende von Varianten einzelliger Bakterien, Algen, Pilze und Protozäen, die allesamt unterschiedliche Wahrnehmungsebenen hatten. Wahrscheinlich vermehrten sie sich, ähnlich wie wir, einfach immer stärker, bis sie einander ständig anrempelten und sich allmählich fragten: »Ist denn auch noch genug für mich da?« Vielleicht ängstigten sie sich auch. Mit der erzwungenen Nähe und der damit einhergehenden Veränderung ihrer Umgebung suchten sie einen Weg, dem Druck auszuweichen. Das leitete eine neue, glorreiche Epoche der Evolution ein, in der sich einzelne Zellen selbstlos zu mehrzelligen Gemeinschaften zusammenschlossen. Das Endergebnis dieser Entwicklung sind wir Menschen auf der höchsten Stufe der Evolution (oder zumindest in ihrer Nähe).

Ich glaube, dass der Druck der zunehmenden Bevölkerungsdichte uns auf ähnliche Weise dazu zwingen wird, uns auf eine höhere Sprosse der evolutionären Leiter zu begeben. Ich bin davon überzeugt, dass wir uns in Zukunft zu einer globalen Gemeinschaft zusammenfinden. Die Mitglieder dieser Gemeinschaft werden erkennen, dass wir das Abbild unserer Umwelt, d.h. göttlichen Ursprungs, sind und uns auf eine Weise verhalten müssen, die nicht nur die Stärksten überleben lässt, sondern alle und alles, was auf diesem Planeten lebt.

## Die Liebevollsten werden überleben

Vielleicht finden Sie Rumis Worte über die Macht der Liebe auch wunderschön, glauben aber nicht, dass sie in diesen schwierigen Zeiten, wo nur der Stärkste zu überleben, scheint noch Geltung haben. Hatte Darwin nicht doch Recht? Beruht das Leben nicht etwa auf einem ständigen Kampf? Findet nicht auch in der Natur ständig Gewalt statt? Tiere töten Tiere. Hat nicht auch der Mensch eine angeborene Neigung zur Gewalt? Dieser Logik zufolge sind Tiere gewalttätig, Menschen sind Tiere, also sind auch Menschen gewalttätig.

Aber das stimmt so nicht! Menschen sind ihren Impulsen, um jeden Preis konkurrieren zu müssen, ebenso wenig ausgeliefert wie krankmachenden Genen. Die Schimpansen, die den Menschen genetisch am nächsten stehen, beweisen uns, dass Gewalt kein zwangsläufiger Bestandteil unserer Biologie ist. Eine Art von Schimpansen, die Bonobos, leben in friedvollen Gemeinschaften, in denen Männchen und Weibchen gleichermaßen Führungsaufgaben übernehmen. Im Gegensatz zu anderen Schimpansenarten lösen die Bonobos ihre inneren Spannungen nicht durch Gewalt, sondern eher durch eine »Make Love – Not War«-Strategie. Wenn Mitglieder ihrer Gemeinschaft unter Druck geraten oder sich aufregen, verwickeln sie sich nicht in blutige Kämpfe, sondern agieren ihre Energie über die Sexualität aus.

Neuere Untersuchungen der Biologen Robert M. Sapolsky und Lisa J. Share von der Stanford University haben beobachtet, dass sogar wilde Paviane, die zu den aggressivsten Tieren auf diesem Planeten gehören, nicht genetisch zur Gewalt verpflichtet sind [Sapolsky und Share 2004]. In einer über lange Zeit hinweg beobachteten Pavian-Horde starben alle aggressiven Männchen an vergiftetem Fleisch, das sie sich aus einem Müllbehälter der Touristen geholt hatten. Nach ihrem Tod musste die soziale Struktur der Gruppe neu geordnet werden. Die Forscher hatten den Eindruck, dass die Weibchen die überlebenden Männchen zu einem kooperativeren Verhalten anhielten, was zu einer bemerkenswert friedlichen Gemeinschaft führte. In einem Artikel in *Public Library of Science Biology*, in dem über die Forschungsarbeit berichtet wurde, schrieb der Schimpansenforscher Frans B.M. deWaal: »... selbst die grimmigsten Primaten brauchen offensichtlich nicht immer so zu bleiben.« [deWaal 2004]

Wir Menschen stehen in der Nahrungskette ganz oben. Unser Überleben beruht darauf, dass wir Organismen zu uns nehmen, die hierarchisch unter uns stehen, aber wir brauchen nicht zu fürchten, von Organismen verspeist zu werden, die in der Nahrungskette über uns stehen. Ohne natürliche Feinde laufen die Menschen nicht Gefahr, Beute zu werden. Daher besteht auch keine Notwendigkeit für die damit verbundene Gewalt.

Das bedeutet nicht, dass die Menschen nicht unter den Naturgesetzen stünden. Letztendlich werden auch wir aufgefressen. Wir sind sterblich und nach einem hoffentlich langen und gewaltfreien Leben werden unsere körperlichen Überreste wieder in den natürlichen Kreislauf des Lebens eingehen. Wie eine Schlange, die sich in den Schwanz beißt, werden die ganz oben in der Nahrungskette stehenden Menschen zu guter Letzt von Organismen verspeist, die in der Nahrungskette ganz unten stehen, den Bakterien.

Doch bevor sich diese Schlange windet, sind wir mancherlei Gefahren ausgesetzt. Trotz unserer erhabenen Position sind wir selbst unser ärgster Feind. Mehr als jedes andere Tier wenden wir uns gegen unsere eigene Art. Niedriger entwickelte Tiere wenden sich manchmal gegen ihre Artgenossen, doch die meisten aggressiven Begegnungen zwischen Tieren der gleichen Art beschränken sich auf Drohgebärden, Geräusche und Gerüche, die nicht auf den Tod des Gegners zielen. In nicht-menschlichen Gemeinschaften geht es bei Gewalt unter Artgenossen meist um überlebenswichtige Ressourcen wie Luft, Wasser oder Nahrung oder um die Partnerwahl zur Fortpflanzung.

Die Gewalt unter Menschen steht dagegen nur selten im Zusammenhang mit überlebenswichtigen Elementen oder der Partnerwahl zur Fortpflanzung. Meist geht es um die Ansammlung von mehr weltlichen Gütern als zum Überleben nötig ist, um den Erwerb und die Verteilung von Drogen, mit denen wir diesem Albtraum von Welt, den wir uns erschaffen haben, zu entfliehen suchen oder um Gewalt in Familien, die seit Generationen weitergegeben wird. Die meistverbreitete und hinterlistigste Form menschlicher Gewalt ist jedoch die ideologische Kontrolle. Im Laufe der Geschichte haben religiöse und weltliche Herrscher immer wieder ihre Anhänger, Untertanen und Mitglieder dazu gebracht, gewaltsam gegen Andersdenkende und Ungläubige vorzugehen.

Der größte Teil der menschlichen Gewalt ist weder notwendig, noch entspricht er einem angeborenen Trieb. Wir haben die Fähigkeit und meiner Meinung nach den evolutionären Auftrag, diese Gewalt zu beenden. Der beste Weg dazu ist, zu erkennen, wie ich im letzten Kapitel dieses Buches betont habe, dass wir spirituelle Wesen sind, die Liebe genauso dringend benötigen wie Nahrung. Die nächste evolutionäre Stufe erreichen wir jedoch nicht, indem wir über diese Dinge nur nachdenken, genauso wenig wie wir uns selbst oder unsere Kinder dadurch verändern, indem wir Bücher lesen. Sinnvoller ist es, sich mit Gleichgesinnten zusammenzufinden und gemeinsam auf eine Weiterentwicklung der menschlichen Zivilisation hinzuarbeiten – in dem Bewusstsein, dass das Überleben des Liebevollsten die einzige Ethik ist, die uns nicht nur ein gesundes persönliches Leben, sondern auch einen gesunden Planeten sichert.

Erinnern Sie sich an die schlecht vorbereiteten, unterschätzten Studenten meines ersten Lehrauftrags in der Karibik, die sich zusammenrotteten wie die Zellen – das eigentliche Thema in ihrem Histologiekurs – und dadurch zu einer Gemeinschaft erfolgreicher Studenten wurden? Nehmen Sie sich ein Vorbild an ihnen, und Sie werden damit auch Ihren Mitmenschen nützen, die sich noch mit selbstsabotierenden Überzeugungen abmühen, und diesem Planeten zu einer glücklichen Perspektive verhelfen. Nutzen Sie die Intelligenz der Zellen, um die Menschheit eine weitere Sprosse auf der evolutionären Leiter emporzuheben, wo die Liebevollsten nicht nur überleben, sondern blühen und gedeihen.

# Anhang

Die in diesem Buch dargestellten wissenschaftlichen Erkenntnisse zeigen, wie Überzeugungen unser Verhalten und die Aktivität unserer Gene beeinflussen, und damit unser Leben. Das Kapitel über bewusste Elternschaft beschreibt, wie die meisten von uns unwillkürlich einschränkende oder selbstsabotierende Überzeugungen übernommen haben, die schon in der Kindheit in unser Unterbewusstsein eingegangen sind.

Wie bereits erwähnt, gibt es eine ganze Reihe von energetischen, psychologischen Techniken, die sich der neuesten wissenschaftlichen Erkenntnisse bedienen, um zu diesen unterbewussten Programmen Zugang zu erhalten und sie umzuprogrammieren. Bevor ich mich von Ihnen verabschiede, möchte ich noch ein wenig über eine dieser Techniken namens PSYCH-K™ berichten, weil ich damit persönliche Erfahrungen gesammelt habe und von ihrer Integrität, Einfachheit und Wirksamkeit überzeugt bin.

Ich bin Rob Williams, dem Urheber von PSYCH-K™ 1990 auf einer Konferenz begegnet, auf der wir beide Vorträge hielten. Wie üblich beendete ich meine Rede damit, dass ich meinen Zuhörern versicherte, wenn sie ihre Überzeugungen änderten, würde sich auch ihr Leben ändern. Und wie üblich reagierten sie damit, dass sie sagten: »Das ist ja alles prima, Bruce, aber wie macht man das?«

Damals war mir die entscheidende Rolle des Unterbewusstseins für diesen Veränderungsprozess noch nicht voll bewusst. Stattdessen verließ ich mich darauf, mittels positivem Denken und Willenskraft gegen das negative Verhalten anzugehen. Mir war jedoch klar, dass ich in meinem eigenen Leben damit nur beschränkten Erfolg erzielte. Und wenn ich meinem Publikum diesen Vorschlag machte, sank das Energieniveau im Saal jedes Mal herab wie ein Stein im Wasser. Mit positivem Denken und Willenskraft hatte mein kluges Publikum offensichtlich bereits ebenfalls unbefriedigende Erfahrungen gemacht.

Doch wie das Schicksal so spielt, war der nächste Redner Rob Williams. Mit seiner Eingangsbemerkung weckte er sofort unser aller gebannte Aufmerksamkeit. Rob erklärte, PSYCH-K™ könne innerhalb von Minuten tiefsitzende einschränkende Überzeugungen verändern. Dann fragte er, ob jemand aus dem Publikum gerne an einem Thema arbeiten wolle, das ihn oder sie seit langem quäle. Seine und meine Aufmerksamkeit wanderten zu einer Frau, die ihre Hand zögernd hob, dann wieder sinken ließ und sie dann doch wieder hob. Ihre Schüchternheit war überdeutlich. Als Rob sie fragte, was ihr Problem sei, wurde sie rot, und ihre Antwort war kaum hörbar. Rob musste zu ihr hingehen, um direkt mit ihr zu sprechen, erst dann konnte er dem Publikum mitteilen, dass sie Angst davor habe, in der Öffentlichkeit zu reden. Rob kehrte zum Podium zurück, und die Frau folgte ihm zögernd. Dann bat Rob sie, dem Publikum von über hundert Leuten etwas über ihre Angst zu erzählen. Wiederum konnte sie kaum sprechen.

Rob arbeitete etwa zehn Minuten mit ihr und wandte eine seiner PSYCH-K™-Techniken an. Dann bat er die Frau, dem Publikum zu sagen, wie sie sich jetzt fühle. Der Unterschied war erstaunlich. Sie war nicht nur deutlich entspannter, sie begann auch, mit aufgeregter, aber selbstbewusster, hörbarer Stimme zum Publikum zu reden. Die Teilnehmer staunten nicht schlecht, als diese Frau geschlagene fünf Minuten lang die Bühne beherrschte. Sie war so überwältigt, dass Rob sie schließlich unterbrechen musste, um seinen Vortrag weiterführen zu können.

Da diese Frau regelmäßig zu dieser jährlichen Konferenz kam und ich dort oft Vorträge hielt, konnte ich ihre beeindruckende Verwandlung im Laufe der Jahre weiter verfolgen. Sie überwand nicht nur ihre Angst, öffentlich zu reden, sie fing sogar an, in ihrer Gemeinde Rhetorik-Kurse zu organisieren. Schließlich wurde sie zu einer preisgekrönten Rednerin! In wenigen Minuten hatte sich damals das Leben dieser Frau von Grund auf verändert. In den fünfzehn Jahren, die seitdem vergangen sind, habe ich auch andere Menschen erlebt, die mit Hilfe von PSYCH-K™ in kürzester Zeit ihr Selbstbewusstsein gestärkt, ihre Beziehungen verändert und ihre Finanzen und ihre Gesundheit verbessert haben.

Der Prozess von PSYCH-K™ ist einfach, direkt und überprüfbar. Er wirkt über dieselben Muskeltests (Kinesiologie), die auch ich damals bei dem Chiropraktiker in der Karibik kennen gelernt habe, um mit ihrer Hilfe Zugang zu den »Aktenordnern« voller selbstlimitierender gespeicherter Überzeugungen meines Unterbewusstseins zu erlangen. Durch Techniken zur Integration der linken und rechten Gehirnhälfte werden auf raschem Weg langfristige Veränderungen erzielt. Darüber hinaus integriert PSYCH-K™ das Geistige in den Veränderungsprozess, genauso wie ich das Geistige in mein wissenschaftliches Verständnis integriert habe. Mit Hilfe des Muskeltests erhält PSYCH-K™ Zugang zu dem, was Rob das »Überbewusstsein« nennt, um sicherzustellen, dass die von der Person vorgetragenen Ziele sicher und angemessen sind. Diese Sicherheitsmaßnahme ermöglicht es, dass die Methode zur persönlichen Veränderung unbedenklich von jedem durchgeführt werden kann, der daran interessiert ist, sein Leben frei von Angst und in Liebe zu leben.

Ich verwende PSYCH-K™ in meinem eigenen Leben. Es hat mir geholfen, meine selbsteinschränkenden Überzeugungen aufzulösen, darunter auch die Idee, dass ich mit diesem Buch niemals fertig werde. Die Tatsache, dass Sie dieses Buch in den Händen halten, ist ein Beweis für die Wirksamkeit von PSYCH-K™! Ich halte auch regelmäßig mit Rob zusammen Vorträge. Statt den Teilnehmern dann am Ende positives Denken und Willenskraft vorzuschlagen, überlasse ich Rob das Wort. Dieses Buch handelt von der Neuen Biologie. Ich glaube, dass PSYCH-K™ ein wichtiger Schritt zu einer Neuen Psychologie ist. Sie finden mehr Informationen über PSYCH-K™ auf Robs Website www.psych-k.com.

Mehr Informationen und das Neueste über meine eigene Arbeit finden Sie unter www.brucelipton.com.

# Über dieses Buch

»Bruce Liptons Buch ist die umfassendste Darstellung der Neuen Biologie. Es hat Tiefe und liest sich wunderbar spannend. Bruce Lipton fasst darin eine enorme Fülle an neuen, faszinierenden Forschungsergebnissen auf brillante und doch leicht verständliche Weise zusammen. Diese Seiten geben Einblick in eine echte Revolution des Denkens und Verstehens, die so umfassend ist, dass sie die Welt verändern kann.«

Joseph Chilton Pearce, Ph.D. Autor von *Neue Kinder, neue Eltern*

»Bruce Liptons herrlich geschriebenes Buch *Intelligente Zellen* ist das notwendige Gegenmittel zum allgegenwärtigen Materialismus der heutigen Welt. In der modernen Genforschung wird die Vorstellung, dass die DNS die Entwicklung des Lebens steuert, erfolgreich ausgebeutet, doch gleichzeitig zeigen sich auch die Schwächen dieses Ansatzes. *Intelligente Zellen* vermittelt einen Überblick über die Forschungsergebnisse der Epigenetik, die vom *Wall Street Journal* Mitte 2004 als ein wichtiger neuer Wissenschaftsbereich bezeichnet wurde. Der sehr persönlich gehaltene Stil des Buchs macht es gut und angenehm lesbar.«

Karl H. Pribram, M.D., Ph.D., Professor Emeritus, Stanford University

»Bedeutend! Elegant! Einfach! In einem sowohl verständlichen als auch faktenreichen Stil präsentiert Dr. Bruce Lipton in seinem Buch nicht weniger als das lang gesuchte »Missing Link« zwischen Leben und Bewusstsein. Dabei beantwortet er uralte Fragen und löst tiefe Rätsel auf. Ich bin mir sicher, *Intelligente Zellen* wird einmal zum Markstein der Wissenschaft im Neuen Jahrtausend.«

Gregg Braden, Autor von *The God Code* und *Der Jesaja-Effekt*

# Quellen

**Einführung**

Lipton, B. H. (1977a). »A fine structural analysis of normal and modulated cells in myogenic culture.« Developmental Biology 60: 26-47.

Lipton, B. H. (1977b). »Collagen synthesis by normal and bromodeoxyuridine-treated cells in myogenic culture.« Developmental Biology 61: 153-165.

Lipton, B. H., K. G. Bensch, et al. (1991). »Microvessel Endothelial Cell Transdifferentiation: Phenotypic Characterization.« Differentiation 46: 117-133.

Lipton, B. H., K. G. Bensch, et al. (1992). »Histamine-Modulated Transdifferentiation of Dermal Microvascular Endothelial Cells.« Experimental Cell Research 199: 279-291.

**1. Kapitel**

Adams, C. L., M. K. L. Macleod, et al. (2003). »Complete analysis of the B-cell response to a protein antigen, from in vivo germinal centre formation to 3-D modelling of affinity maturation.« Immunology 108: 274-287.

Balter, M. (2000). Was Lamarck Just a Little Bit Right? Science 288: 38.

Blanden, R. V. and E. J. Steele (1998). »A unifying hypothesis for the molecular mechanism of somatic mutation and gene conversion in rearranged immunoglobulin variable genes.« Immunology and Cell Biology 76(3): 288.

Boucher, Y., C. J. Douady, et al. (2003). »Lateral Gene Transfer and the Origins of Prokaryotic Groups.« Annual Review of Genetics 37: 283-328.

Desplanque, B., N. Hautekeete, et al. (2002). »Transgenic weed beets: possible, probable, avoidable?« Journal of Applied Ecology 39((4)): 561-571.

Diaz, M. and P. Casali (2002). »Somatic immunoglobulin hypermutation.« Current Opinion in Immunology 14: 235-240.

Dutta, C. and A. Pan (2002). »Horizontal gene transfer and bacterial diversity.« Journal of BioSciences (Bangalore) 27 (1 Supplement 1): 27-33.

Gearhart, P. J. (2002). »The roots of antibody diversity.« Nature 419: 29-31.

Gogarten, J. P. (2003). »Gene Transfer: Gene Swapping Craze Reaches Eukaroytes.« Current Biology 13: R53-R54.

Haygood, R., A. R. Ives, et al. (2003). »Consequences of recurrent gene flow from crops to wild relatives.« Proceedings of the Royal Society of London, Series B: Biological Sciences 270((1527)): 1879-1886.

Heritage, J. (2004). »The fate of transgenes in the human gut.« Nature Biotechnology 22(2): 170+.

Jordanova, L. J. (1984). Lamarck. Oxford, Oxford University Press.

Lamarck, J.-B. d. M., Chevalier de (1809). Philosophie zoologique, ou exposition des considerations relatives l'histoire naturelle des animaux. Paris, Libraire.

Lamarck, J.-B. d. M., Philos. Zoologie. *Nebst einer biogr. Einl. von Charles Martins. Aus dem Frz. übers. von Arnold Lang*, Jena 1876. 2., unveränd. [anastat.] Abdr., Leipzig 1903

Lamarck, J.-B. d. M., Chevalier de (1914). Zoological Philosophy: an exposition with regard to the natural history of animals. London, Macmillan.

Lamarck, J.-B. d. M., Chevalier de (1963). Zoological Philosophy (facsimile of 1914 edition). New York, Hafner Publishing Co.

Lenton, T. M. (1998). »Gaia and natural selection.« Nature 394: 439-447.

Li, Y., H. Li, et al. (2003). »X-ray snapshots of the maturation of an antibody response to a protein antigen.« Nature Structural Biology 10(6).

Lovell, J. (2004). Fresh Studies Support New Mass Extinction Theory. Reuters. London.

Mayr, E. (1976). Evolution and the Diversity of Life: selected essays. Cambridge, Mass., The Belknap Press of Harvard University Press. (Dt: (1979) Evolution und die Vielfalt des Lebens, Berlin)

Milius, S. (2003). When Genes Escape: Does it matter to crops and weeds? Science News 164: 232+.

Netherwood, T., S. M. Mart'n-Orœe, et al. (2004). »Assessing the survival of transgenic plant DNA in the human gastrointestinal tract.« Nature Biotechnology 22(2): 204+.

Nitz, N., C. Gomes, et al. (2004). »Heritable Integration of kDNA Minicircle Sequences from Trypanosoma cruzi into the Avian Genome: Insights into Human Chagas Disease.« Cell 118: 175-186.

Pennisi, E. (2001). »Sequences Reveal Borrowed Genes.« Science 294: 1634-1635.

Pennisi, E. (2004) »Researchers Trade insights About Gene Swapping.« Science 305: 334-335

Ruby, E., B. Henderson, et al. (2004). »We Get By with a Little Help from Our (Little) Friends.« Science 303: 1305-1307.

Ryan, F. (2002). Darwin's Blind Spot: Evolution beyond natural selection. New York, Houghton Mifflin.

Spencer, L. J. and A. A. Snow (2001). »Fecundity of transgenic wild-crop hybrids of Cucurbita pepo (Cucurbitaceae): implications for crop-to-wild gene flow.« Heredity 86: 694-702.

Steele, E. J., R. A. Lindley, et al. (1998). Lamarck's Signature: how retrogenes are changing Darwin's natural selection paradigm. St Leonards NSW Australia, Allen & Unwin.

Stevens, C. J., N. B. Dise, et al. (2004). »Impact of Nitrogen Deposition on the Species Richness of Grasslands.« Science 303: 1876-1879.

Thomas, J. A., M. G. Telfer, et al. (2004). »Comparative Losses of British Butterflies, Birds, and Plants and the Global Extinction Crisis.« Science 303: 1879+.

Waddington, C. H. (1975). The Evolution of an Evolutionist.

Watrud, L. S., E. H. Lee, et al. (2004). »Evidence for landscape-level, pollen-mediated gene flow from genetically modified creeping bentgrass with CP4 EPSPS as a marker.« Proc. National Academy of Science s 101(40):14533-14538

Wu, X., J. Feng, et al. (2003). »Immunoglobulin Somatic Hypermutation: Double-Strand DNA Breaks, AID and Error-Prone DNA Repair.« Journal of Clinical Immunology 23(4).

**2. Kapitel**

Avery, O. T., C. M. MacLeod, et al. (1944). »Studies on the chemical nature of the substance inducing transformation of pneumococcal types. Induction of transformation by a deoxyribonucleaic acid fraction isolated from Pneumococcus Type III.« Journal of Experimental Medicine 79: 137-158.

Baltimore, D. (2001). »Our genome unveiled.« Nature 409: 814-816.

Baylin, S. B. (1997). »DNA METHYLATION: Tying It All Together: Epigenetics, Genetics, Cell Cycle, and Cancer.« Science 277(5334): 1948-1949.

Blaxter, M. (2003). »Two worms are better than one.« Nature 426: 395-396.

Bray, D. (2003). »Molecular Prodigality.« Science 299: 1189-1190.

Celniker, S. E., D. A. Wheeler, et al. (2002). »Finishing a whole-genome shotgun: Release 3 of the Drosophila melanogaster euchromatic genome sequence.« Genome Biology 3(12): 0079.1-0079.14.

Chakravarti, A. and P. Little (2003). »Nature, nurture and human disease.« Nature 421: 412-414.

Darwin, F., Ed. (1888). Charles Darwin: Life and Letters. London, Murray. (Dt: (1910) Leben und Briefe, Stuttgart)

Dennis, C. (2003). »Altered states.« Nature 421: 686-688.

Goodman, L. (2003). »Making a Genesweep: It's Official!« Bio-IT World.

Jablonka, E. and M. Lamb (1995). Epigenetic Inheritance and Evolution: The Lamarckian Dimension. Oxford, Oxford University Press.

Jones, P. A. (2001). »Death and Methylation.« Nature 409: 141-144.

Kling, J. (2003). »Put the Blame on Methylation.« The Scientist: 27-28.

Lederberg, J. (1994). Honoring Avery, MacLeod, and McCarty: The Team That Transformed Genetics. The Scientist. 8: 11.

Lipton, B. H., K. G. Bensch, et al. (1991). »Microvessel Endothelial Cell Transdifferentiation: Phenotypic Characterization.« Differentiation 46: 117-133.

Nijhout, H. F. (1990). »Metaphors and the Role of Genes in Development.« Bioessays 12(9): 441-446.

Pearson, H. (2003). »Geneticists play the numbers game in vain.« Nature 423: 576.

Pennisi, E. (2003a). »A Low Number Wins the GeneSweep Pool.« Science 300: 1484.

Pennisi, E. (2003b). »Gene Counters Struggle to Get the Right Answer.« Science 301: 1040-1041.

Pray, L. A. (2004). »Epigenetics: Genome, Meet Your Environment.« The Scientist: 14-20.

Reik, W. and J. Walter (2001). »Genomic Imprinting: Parental Influence on the Genome.« Nature Reviews Genetics 2: 21+.

Schmucker, D., J. C. Clemens, et al. (2000). »Drosophila Dscam is an Axon Guidance Receptor Exhibiting Extraordinary Molecular Diversity.« Cell 101: 671-684.

Seppa, N. (2000). »Silencing the BRCA1 gene spells trouble.« Science News 157: 247.

Silverman, P. H. (2004). »Rethinking Genetic Determinism: With only 30,000 genes, what is it that makes humans human?» The Scientist: 32-33.

Surani, M. A. (2001). »Reprogramming of genome function through epigenetic inheritance.« Nature 414: 122+.

Tsong, T. Y. (1989). »Deciphering the language of cells.« Trends in Biochemical Science s 14: 89-92.

Waterland, R. A. and R. L. Jirtle (2003). »Transposable Elements: Targets for Early Nutritional Effects on Epigenetic Gene Regulation.« Molecular and Cell Biology 23(15): 5293-5300.

Willett, W. C. (2002). »Balancing Life-Style and Genomics Research for Disease Prevention.« Science 296: 695-698.

**3. Kapitel**

Cornell, B. A., V. L. B. Braach-Maksvytis, et al. (1997). »A biosensor that uses ion-channel switches.« Nature 387: 580-583.

Tsong, T. Y. (1989). »Deciphering the language of cells.« Trends in Biochemical Science s 14: 89-92.

**4. Kapitel**

Anderson, G. L., H. L. Judd, et al. (2003). »Effects of Estrogen Plus Progestin on Gynecologic Cancers and Associated Diagnostic

Procedures: The Women's Health Initiative Randomized Trial.« Journal of the American Medical Association 290(13): 1739-1748.

Blackman, C. F., S. G. Benane, et al. (1993). »Evidence for direct effect of magnetic fields on neurite outgrowth.« Federation of American Societies for Experimental Biology 7: 801-806.

Blank, M. (1991). Na,K-ATPase function in alternating electric fields. 75th Annual Meeting of the Federation of American Societies for Experimental Biology, April 23, Atlanta, Georgia.

Cauley, J. A., J. Robbins, et al. (2003). »Effects of Estrogen Plus Progestin on Risk of Fracture and Bone Mineral Density: The Women's Health Initiative Randomized Trial.« Journal of the American Medical Association 290(13): 1729-1738.

Chapman, M. S., C. R. Ekstrom, et al. (1995). »Optics and Interferometry with Na2 Molecules.« Physical Review Letters 74(24): 4783-4786.

Chu, S. (2002). »Cold atoms and quantum control.« Nature 416: 206-210.

Giot, L., J. S. Bader, et al. (2003). »A Protein Interaction Map of Drosophila melanogaster.« Science 302: 1727+.

Goodman, R. and M. Blank (2002). »Insights Into Electromagnetic Interaction Mechanisms.« Journal of Cellular Physiology 192: 16-22.

Hackermüller, L., S. Uttenthaler, et al. (2003). »Wave Nature of Biomolecules and Fluorofullerenes.« Physical Review Letters 91(9): 090408-1.

Hallett, M. (2000). »Transcranial magnetic stimulation and the human brain.« Nature 406: 147-150.

Helmuth, L. (2001). »Boosting Brain Activity From The Outside In.« Science 292: 1284-1286.

Jansen, R., H. Yu, et al. (2003). »A Bayesian Networks Approach for Predicting Protein-Protein Interactions from Genomic Data.« Science 302: 449-453.

Jin, M., M. Blank, et al. (2000). »ERK1/2 Phosphorylation, Induced by Electromagnetic Fields, Diminishes During Neoplastic Transformation.« Journal of Cell Biology 78: 371-379.

Kübler-Ross, Elisabeth (1997). »On Death and Dying.« New York, Scribner. (Dt.: (1974) Interviews mit Sterbenden, Kreuz Verlag, Stuttgart)

Li, S., C. M. Armstrong, et al. (2004). »A Map of the Interactome Network of the Metazoan C. elegans.« Science 303: 540+.

Liboff, A. R. (2004). »Toward an Electromagnetic Paradigm for Biology and Medicine.ç Journal of Alternative and Complementary Medicine 10(1): 41-47.

Lipton, B. H., K. G. Bensch, et al. (1991). »Microvessel Endothelial Cell Transdifferentiation: Phenotypic Characterization.« Differentiation 46: 117-133.

McClare, C. W. F. (1974). »Resonance in Bioenergetics.« Annals of the New York Academy of Science s 227: 74-97.

Null, G., Ph.D., C. Dean, M.D. N.D., et al. (2003). Death By Medicine. New York, Nutrition Institute of America.

Oschman, J. L. (2000). Chapter 9: Vibrational Medicine. Energy Medicine: The Scientific Basis. Edinburgh, Harcourt Publishers: 121-137.

Pagels, H. R. (1982). The Cosmic Code: Quantum Physics As the Language of Nature. New York, Simon and Schuster. (Dt: (1983) Cosmic Code, Ullstein, Berlin)

Pool, R. (1995). »Catching the Atom Wave.« Science 268: 1129-1130.

Pophristic, V. and L. Goodman (2001). »Hyperconjugation not steric repulsion leads to the staggered structure of ethane.« Nature 411: 565-568.

Rosen, A. D. (1992). »Magnetic field influence on acetylcholine release at the neuromuscular junction.« American Journal of Physiology-Cell Physiology 262: C1418-C1422.

Rumbles, G. (2001). »A laser that turns down the heat.« Nature 409: 572-573.

Shumaker, S. A., C. Legault, et al. (2003). »Estrogen Plus Progestin and the Incidence of Dementia and Mild Cognitive Impairment in Postmenopausal Women: The Women's Health Initiative Memory Study: A Randomized Controlled Trial.« Journal of the American Medical Association 289(20): 2651-2662.

Sivitz, L. (2000). »Cells proliferate in magnetic fields.« Science News 158: 195.

Starfield, B. (2000). »Is US Health Really the Best in the World?« Journal of the American Medical Association 284(4): 483-485.

Szent-Gyorgyi, A. (1960). Introduction to a Submolecular Biology. New York, Academic Press.

Tsong, T. Y. (1989). »Deciphering the language of cells.« Trends in Biochemical Science s 14: 89-92.

Wassertheil-Smoller, S., S. L. Hendrix, et al. (2003). »Effect of Estrogen Plus Progestin on Stroke in Postmenopausal Women: The Women's Health Initiative: A Randomized Trial.« Journal of the American Medical Association 289(20): 2673-2684.

Weinhold, F. (2001). »A new twist on molecular shape.« Nature 411: 539-541.

Yen-Patton, G. P. A., W. F. Patton, et al. (1988). »Endothelial Cell Response to Pulsed Electromagnetic Fields: Stimulation of Growth Rate and Angiogenesis In Vitro.« Journal of Cellular Physiology 134: 37-46.

Zukav, G. (1979). The Dancing Wu Li Masters: An Overview of the New Physics. New York, Bantam. (Dt: (1985) Die tanzenden Wu Li Meister, Rowohlt, Reinbak bei Hamburg)

**5. Kapitel**

Brown, W. A. (1998). »The Placebo Effect: Should doctors be prescribing sugar pills?« Scientific American 278(1): 90-95.

DiRita, V. J. (2000). »Genomics Happens.« Science 289: 1488-1489.

Discovery (2003). Placebo: Mind Over Medicine? Medical Mysteries. Silver Spring, MD, Discovery Health Channel.

Greenberg, G. (2003). Is It Prozac? Or Placebo? Mother Jones: 76-81.

Horgan, J. (1999). Chapter 4: Prozac and Other Placebos. The Undiscovered Mind: How the Human Brain Defies Replication, Medication, and Explanation. New York, The Free Press: 102-136.

Kirsch, I., T. J. Moore, et al. (2002). »The Emperor's New Drugs: An Analysis of Antidepressant Medication Data Submitted to the U.S. Food and Drug Administration.« Prevention & Treatment (American Psychological Association) 5: Article 23.

Leuchter, A. F., I. A. Cook, et al. (2002). »Changes in Brain Function of Depressed Subjects During Treatment With Placebo.« American Journal of Psychiatry 159(1): 122-129.

Lipton, B. H., K. G. Bensch, et al. (1992). »Histamine-Modulated Transdifferentiation of Dermal Microvascular Endothelial Cells.« Experimental Cell Research 199: 279-291.

Mason, A. A. (1952). »A Case of Congenital Ichthyosiform Erythrodermia of Brocq Treated by Hypnosis.« British Medical Journal 30: 442-443.

Moseley, J. B., K. O'Malley, et al. (2002). »A Controlled Trial of Arthroscopic Surgery for Osteoarthritis of the Knee.« New England Journal of Medicine 347(2): 81-88.

Pert, Candace (1997). Moleküle der Gefühle – Körper, Geist und Emotionen, (dt. Ausgabe 2001, Reinbek bei Hamburg)

Ryle, G. (1949). The Concept of Mind. Chicago, University of Chicago Press.

**6. Kapitel**

Arnsten, A. F. T. and P. S. Goldman-Rakic (1998). »Noise Stress Impairs Prefrontal Cortical Cognitive Function in Monkeys: Evidence for a Hyperdopaminergic Mechanism.« Archives of General Psychiatry 55: 362-368.

Goldstein, L. E., A. M. Rasmusson, et al. (1996). »Role of the Amygdala in the Coordination of Behavioral, Neuroendocrine, and

Prefrontal Cortical Monoamine Responses to Psychological Stress in the Rat.« Journal of NeuroScience 16(15): 4787-4798.

Holden, C. (2003). »Future Brightening for Depression Treatments.« Science 302: 810-813.

Kopp, M. S. and J. Réthelyi (2004). »Where psychology meets physiology: chronic stress and premature mortality--the Central-Eastern European health paradox.« Brain Research Bulletin 62: 351-367.

Lipton, B. H., K. G. Bensch, et al. (1991). »Microvessel Endothelial Cell Transdifferentiation: Phenotypic Characterization.« Differentiation 46: 117-133.

McEwen, B. S. and T. Seeman (1999). »Protective and Damaging Effects of Mediators of Stress: Elaborating and Testing the Concepts of Allostasis and Allostatic Load.« Annals of the New York Academy of Science s 896: 30-47.

McEwen, B. and Elizabeth N. Lasley (2002). The End of Stress As We Know It. Washington, National Academies Press.

Segerstrom, S. C. and G. E. Miller (2004). »Psychological Stress and the Human Immune System: A Meta-Analytic Study of 30 Years of Inquiry.« Psychological Bulletin 130(4): 601-630.

Takamatsu, H., A. Noda, et al. (2003). »A PET study following treatment with a pharmacological stressor, FG7142, in conscious rhesus monkeys.« Brain Research 980: 275-280.

**7. Kapitel**

Arnsten, A. F. T. (2000). »The Biology of Being Frazzled.« Science 280: 1711-1712.

Bateson, P., D. Barker, et al. (2004) »Developmental plasticity and human health.« Nature 430: 419-421

Chamberlain, D. (1998). The Mind of Your Newborn Baby. Berkeley, CA, North Atlantic Books. (Dt: (2001) Woran Babys sich erinnern, Kösel Verlag, München)

Christensen, D. (2000). »Weight Matters, Even in the Womb: Status at birth can foreshadow illnesses decades later.« Science News 158: 382-383.

Devlin, B., M. Daniels, et al. (1997). »The heritability of IQ.« Nature 388: 468-471.

Dodic, M., V. Hantzis, et al. (2002). »Programming effects of short prenatal exposure to cortisol.« Federation of American Societies for Experimental Biology 16: 1017-1026.

Gluckman, P. D. and M. A. Hanson (2004). »Living with the Past: Evolution, Development, and Patterns of Disease.« Science 305: 1733-1736

Holden, C. (1996). »Child Development: Small Refugees Suffer the Effects of Early Neglect.« Science 274(5290): 1076-1077.

Laibow, R. (1999). Clinical Applications: Medical applications of neurofeedback. Introduction to Quantitative EEG and Neurofeedback. J. R. Evans and A. Abarbanel. Burlington, MA, Academic Press (Elsevier).

Laibow, R. (2002). Im persönlichen Gespräch mit B. H. Lipton. New Jersey.

Lesage, J., F. Del-Favero, et al. (2004). »Prenatal stress induces intrauterine growth restriction and programmes glucose intolerance and feeding behaviour disturbances in the aged rat.« Journal of Endocrinology 181: 291-296.

Leutwyler, K. (1998). »Don't Stress: It is now known to cause developmental problems, weight gain and neurodegeneration.« Scientific American 28-30.

Lewin, R. (1980). »Is Your Brain Really Necessary?« Science 210: 1232-1234.

McGue, M. (1997). »The democracy of the genes.« Nature 388: 417-418.

Mendizza, M. and J. C. Pearce (2001). Magical Parent, Magical Child. Nevada City, CA, Touch the Future. (Dt: (2004) Neue Kinder, Neue Eltern, Arbor Verlag, Freiburg)

Nathanielsz, P. W. (1999). Life In the Womb: The Origin of Health and Disease. Ithaca, NY, Promethean Press. (Dt.: (1995) Leben im Mutterleib, List, München)

Norretranders, T. (1998). The User Illusion: Cutting Consciousness Down to Size. New York, Penguin Books. (Dt.: (1994) Spüre die Welt: Die Wissenschaft des Bewusstseins, Reinbek bei Hamburg)

Prescott, J. W. (1990). Affectional Bonding for the Prevention of Violent Behaviors: Neurobiological, Psychological and Religious/ Spiritual Determinants. Violent Behaviour, Volume I: Assessment & Intervention. L. J. Hertzberg, G. F. Ostrum and J. R. Field. Great Neck, NY, PMA Publishing Corp. One: 95-125.

Prescott, J. W. (1996). »The Origins of Human Love and Violence.« Journal of Prenatal & Perinatal Psychology & Health 10(3): 143-188.

Reik, W. and J. Walter (2001). »Genomic Imprinting: Parental Influence on the Genome.« Nature Reviews Genetics 2: 21+.

Sandman, C. A., P. D. Wadhwa, et al. (1994). »Psychobiological Influences of Stress and HPA Regulation on the Human Fetus and Infant Birth Outcomes.« Annals of the New York Academy of Science s 739(Models of Neuropeptide Action): 198-210.

Sapolsky, R. M. (1997). »The Importance of a Well-Groomed Child.« Science 277: 1620-1621.

Schultz, E. A. and R. H. Lavenda (1987). Cultural Anthropology: A Perspective on the Human Condition. St. Paul, MN, West Publishing.

Science (2001). »Random Samples.« Science 292(5515): 205+.

Siegel, D. J. (1999). The Developing Mind: How Relationships and the Brain Interact to Shape Who We Are. New York, Guilford. (Dt.: (2006) Wie wir werden, die wir sind, Jungfermann, Paderborn)

Surani, M. A. (2001). »Reprogramming of genome function through epigenetic inheritance.« Nature 414: 122+.

Verny, T. and John Kelly (1981). The Secret Life of the Unborn Child. New York, Bantam Doubleday Dell. (Dt.: (1983) Das Seelenleben des Ungeborenen, Ullstein, Berlin)

Verny, T. R. and Pamela Weintraub (2002). Pre-Parenting: Nurturing Your Child from Conception. New York, Simon & Schuster. (Dt.: (2003)Das Baby von morgen, 2001 Verlag, Frankfurt)

## Epilog

DeWaal, F. B. M. (2004). »Peace Lessons from an Unlikely Source.« Public Library of Science -Biology 2(4): 0434-0436.

Mayr, E. (1976). Evolution and the Diversity of Life: selected essays. Cambridge, Mass., The Belknap Press of Harvard University Press. (Dt: (1979) Evolution und die Vielfalt des Lebens, Berlin)

Pearsall, P. (1998). The Heart's Code: Tapping the Wisdom and Power of Our Heart Energy. New York, Random House. (Dt.: (1999) Heilung aus dem Herzen, Goldmann, München)

Sapolsky, R. M. and L. J. Share (2004). »A Pacific Culture among Wild Baboons: Its Emergence and Transmission.« Public Library of Science -Biology 2(4): 0534-0541.

Sylvia, C. and W. W. Novak (1997). A Change of Heart: A Memoir. Boston, Little, Brown and Company. (Dt.: (1998) Wie ein Spenderherz mein Leben veränderte, Hoffmann und Campe, Hamburg)

# Index

*Kursiv gesetzte Seitenzahlen stehen für eine Abbildung*

## B



## C



## D

## I



## J



## K

## L



## M

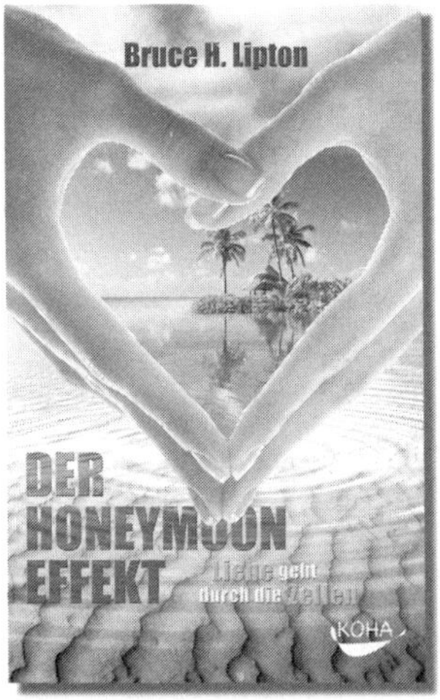


Bruce Lipton
**Der Honeymoon-Effekt**
Liebe geht durch die Zellen

gebunden, 192 Seiten
€ [D] 14,95
ISBN 978-3-86728-211-6

Bruce Lipton erklärt auf seine wundervoll einprägsame, leicht verständliche und amüsante Art mit Hilfe der Zellbiologie, der Quantenphysik und der Neurologie, wie wir das herrliche Gefühl der Flitterwochen dauerhaft in unsere Beziehungen holen können. Jede Zelle strahlt Energie aus – also auch jeder Einzelne von uns –, und ihre Frequenz hat erheblichen Einfluss darauf, was in unserem Leben geschieht. Und was bestimmt die Frequenz unserer Energie? Unser Bewusstsein und unser Unterbewusstsein. In einer Paarbeziehung also vier unterschiedliche Bewusstsein mit jeweils eigenen Zielen, Absichten und Programmen. Neben Einblicken in die persönliche glückliche Liebesgeschichte mit seiner Partnerin Margaret gibt Lipton konkrete Hinweise, was wir tun können, um den Honeymoon-Effekt in unserem Leben zu etablieren.

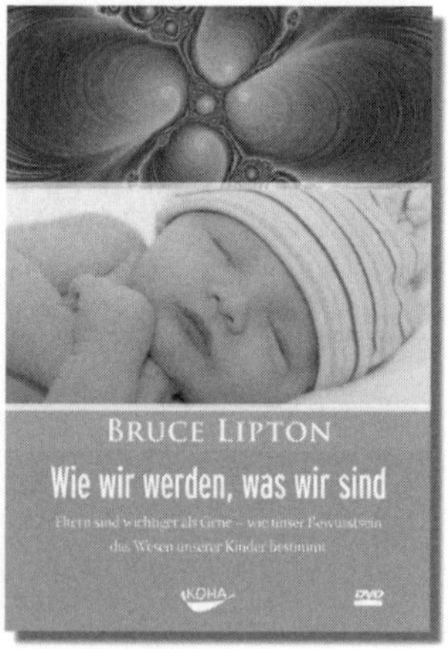


**Bruce H. Lipton**
**Wie wir werden, was wir sind**
*Eltern sind wichtiger als Gene – wie unser Bewusstsein das Wesen unserer Kinder bestimmt*

DVD, 120 min
€ 19,95
ISBN 978-3-86728-104-1

Die »Programmierungen« durch unsere Eltern haben fundamentale Bedeutung für unsere Gesundheit, unser Verhalten, unsere Einstellungen und unsere Beziehungen! In einem bildreichen, leicht verständlichen Vortrag erläutert der Zellbiologe und Pionier der prä- und perinatalen Entwicklung Dr. Bruce Lipton aus Sicht der neuen Wissenschaft den Mechanismus, durch den sich die Überzeugungen und Emotionen der Eltern auf die Entwicklung des genetischen Codes der Kinder auswirken.

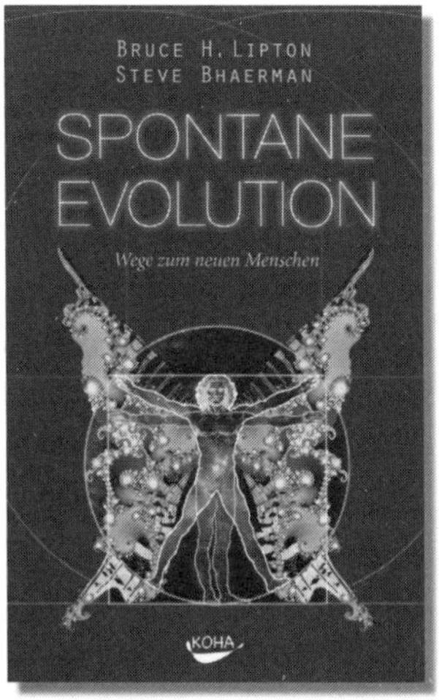


**Bruce H. Lipton, Steve Bhaerman**
**Spontane Evolution**
Wege zum neuen Menschen

gebunden, 512 Seiten
€ 21,95
ISBN 978-3-86728-103-4

Von Menschen, die auf wundersame Weise von einer Krankheit genesen sind, haben wir alle schon gehört. Aber ist diese Heilung auch für die ganze Welt denkbar? Nach Erkenntnissen des international bekannten Zellbiologen Dr. Bruce H. Lipton ist sie nicht nur möglich – sie geschieht bereits. Gemeinsam mit dem politischen Philosophen Steve Bhaerman präsentiert er eine erstaunliche, neue Sicht auf die Evolution, die Rolle der DNA, die Beziehung zwischen Geist und Materie und die Wirkungskraft unserer Überzeugungen. Dabei wird zweifelsfrei deutlich, wie wir durch eine Veränderung unserer Überzeugungen die spontane Evolution unserer Art beeinflussen und damit eine erfreulichere Zukunft gestalten können.

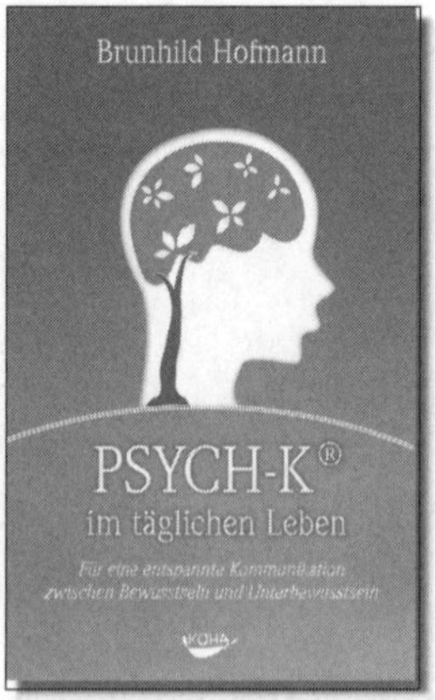


**Brunhild Hofmann**
**PSYCH-K im täglichen Leben**
*Für eine entspannte Kommunikation*
*zwischen Bewusstsein und Unterbewusstsein*
€ 9,95
ISBN 978-3-86728-062-4

PSYCH-K, eine Methode für jedermann, lässt uns direkt mit Körper und Seele Zwiesprache halten: Auf einfache Weise entdecken wir limitierende Überzeugungen und verwandeln sie in uns stärkende Glaubenssätze. Das Ergebnis ist die kraftvolle Ausrichtung unseres Unterbewusstseins verbunden mit dem Aspekt unseres Höheren Selbst auf unsere bewussten Ziele. Das Verschmelzen von Grundlagen der Kinesiologie und des Neuro-Linguistischen-Programmierens (NLP) mit Energie- und Atemarbeit tragen zur hohen Effizienz der Methode bei.
PSYCH-K ist eine Selbsthilfemethode, die beschleunigtes Wachstum mit Leichtigkeit und Erfolg verbindet. Für BeraterInnen, PsychologInnen, Coaches und Menschen aus heilenden Berufen ist Psych-K eine optimale Ergänzung.